健康ライブラリー　イラスト版

アスペルガー症候群（高機能自閉症）のすべてがわかる本

川崎医療福祉大学特任教授 佐々木正美［監修］

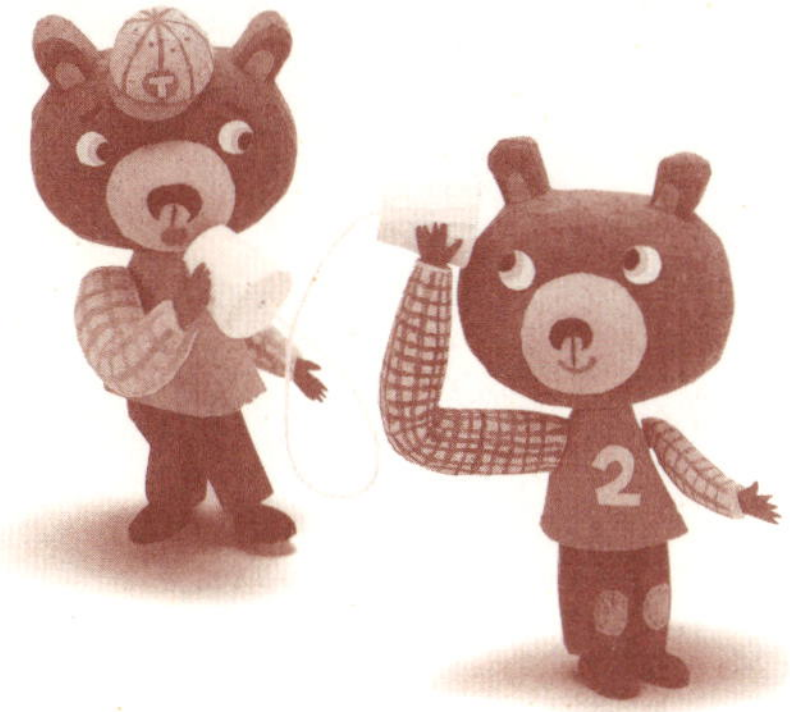

講談社

まえがき

アスペルガー症候群《しょうこうぐん》は、自閉症《じへいしょう》スペクトラム（連続体）障害の一群ですが、言葉や知的発達の遅れがないか、あるいは目立ちません。

言葉は流ちょうに使いこなせるのに、抽象的な表現や相手の気持ちに想像力を働かせることができないため、「自分勝手」「無神経」と誤解されがちです。本人も、どうして相手が自分と違う考え方をするのか、気持ちや会話がかみあわないのか、悩んでいることが多いのです。

それは、知的発達がよく、話し言葉が達者でも、自閉症の特性《とくせい》として想像力や社会性、コミュニケーションの障害をもっているからです。彼らはある意味では頭がよく、いいたいことはいえるため、周囲に悩みが理解されにくく、協力や支援を受けられずに苦しんでいます。

アスペルガー症候群は、自閉症と特性や問題の本質が同じでも、支援の仕方には異なるところがあり、創意工夫が必要です。まず家族や周囲の人が特性に気づき、理解しなくてはなりません。それから専門家の協力をえて、本人に特性をわかりやすく説明することが大切です。

本人が自分の特性や障害に気づけず、周囲も理解しないでいると、子どもは周囲との不調和に苦しみます。劣等感をいだいたり、不登校になったり、ときには攻撃的な感情を大きくして、二次的な情緒障害におちいります。

この本では、子どもの悩みに気づく方法、適切な養育・教育の仕方、二次障害を防ぐ対応などを解説しています。アスペルガーの子は、だれもがすぐれた能力をもっています。その力をみいだし、本来の才能を発揮できるよう、環境をととのえましょう。障害の弱点に目を向け、治療的修正をするのは、悲劇的なことです。彼らの人生を支援する正しい知識をもってください。この本は、そういう役立て方がされるように、願いと祈りをもって編集されているのです。

川崎医療福祉大学特任教授
佐々木 正美

アスペルガー症候群（高機能自閉症）のすべてがわかる本

もくじ

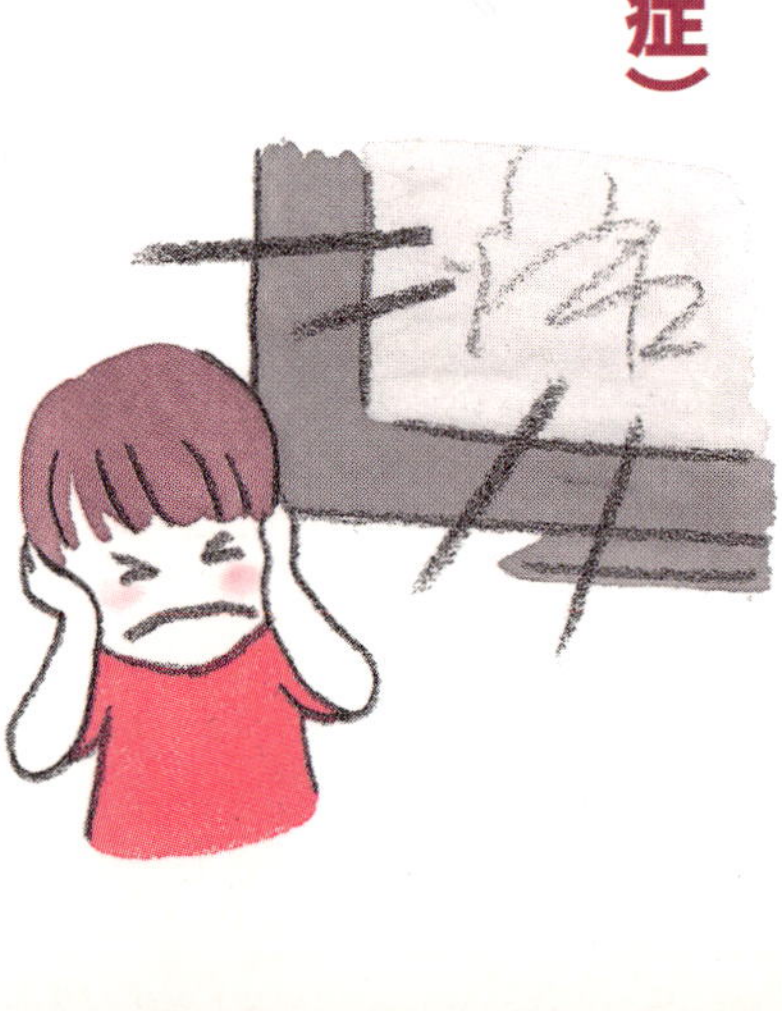

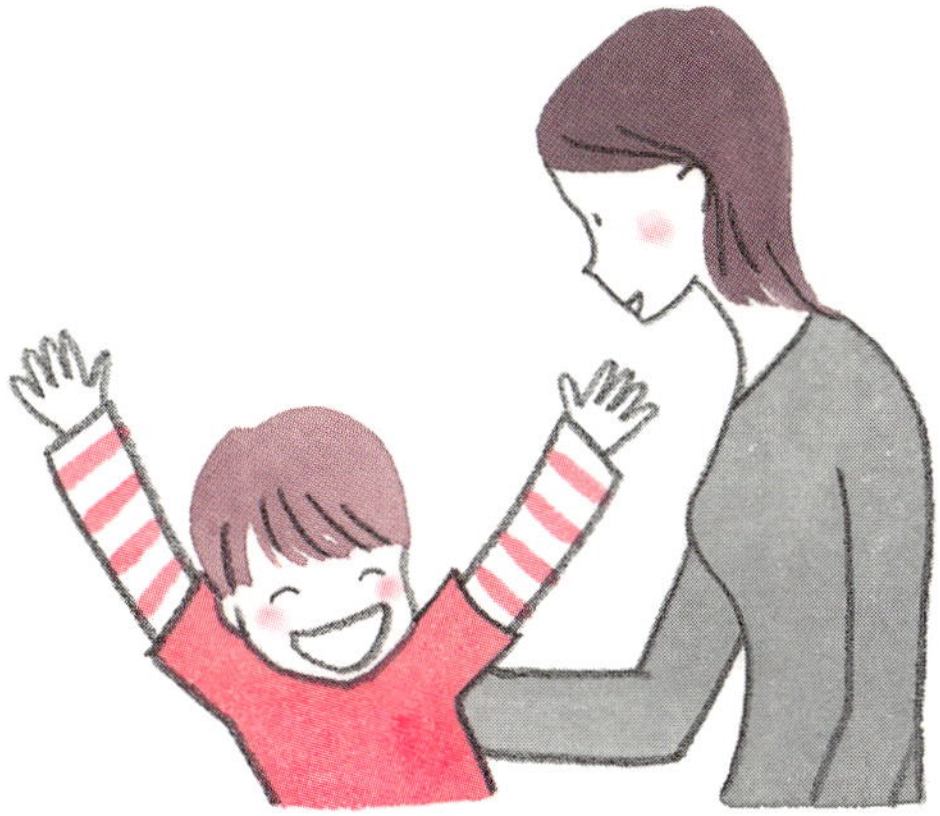

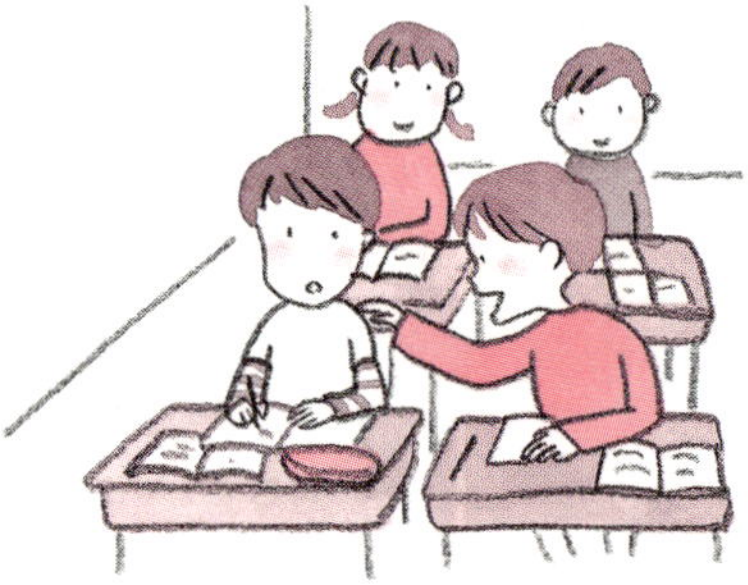

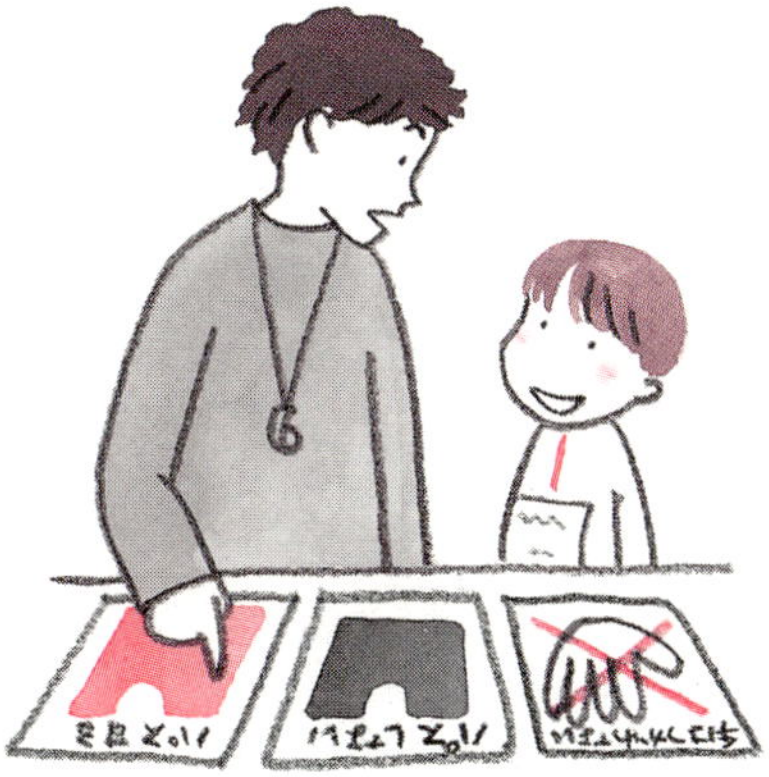

5 青年期に向けて、どんな準備が必要か……81

基礎知識

アスペルガー症候群、高機能自閉症ってなに?

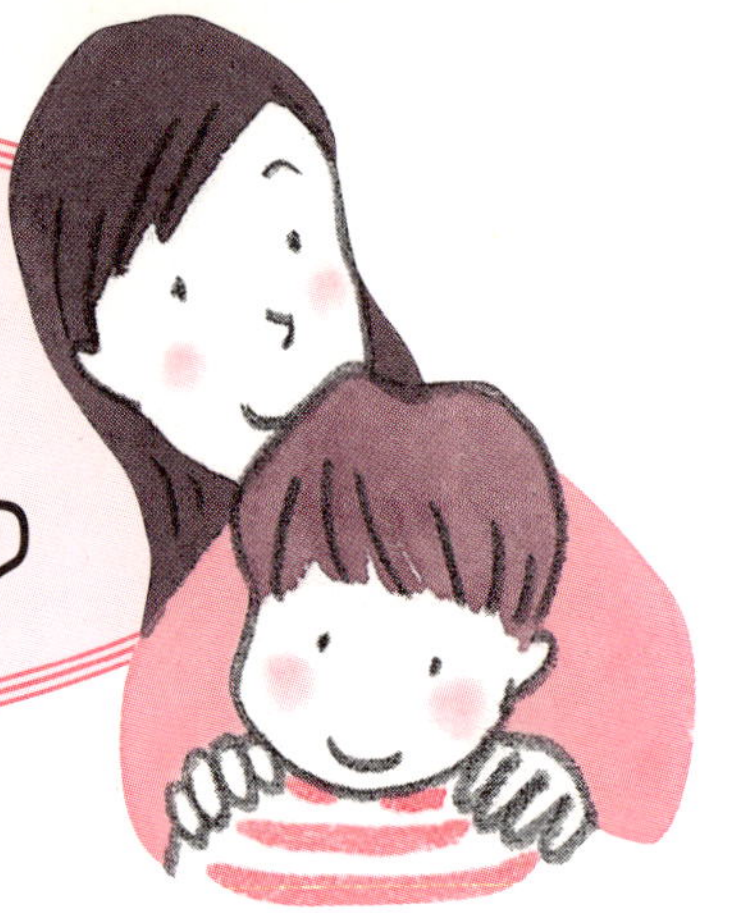

どちらも自閉症の一種

アスペルガー症候群も高機能自閉症も「広汎性発達障害」です。どちらも、自閉症のひとつの表れ方をさす診断名で、同じ特徴をもっています。

広汎性発達障害は幅広い概念。レット障害や小児期崩壊性障害など、自閉症以外の障害も含まれる

広汎性発達障害《こうはんせいはつたつしようがい》

広い範囲に発達の遅れがあること。
とくに社会性やコミュニケーション能力、
行動の偏《かたよ》りに問題がみられる場合をさす

アスペルガー症候群

自閉症と同じ特性をもちながら、
言語能力に関する遅れがみられない場合の
診断名。言葉を使えて、知的能力(IQ)が
高いので、高機能自閉症の一群である

自閉症

脳機能のなんらかの異常により、
コミュニケーション能力や知覚や認知に
偏りをもつ発達障害。診断名は知的能力(IQ)
によって、高機能、中機能、低機能の
3つのカテゴリーにわけられている

自閉症についてくわしく知りたい方は、健康ライブラリー・イラスト版『自閉症のすべてがわかる本』(佐々木正美監修)をご覧ください

自閉症の特性をもつが、言葉の発達はよい

アスペルガー症候群と高機能自閉症は、診断名こそ異なりますが、その特徴はよく似ています。どちらも自閉症の一種で、想像力や社会性の発達に遅れがみられます。知的発達に遅れがない点で、一般の自閉症とは区別されています。

両者を区別しない専門家もいますし、起こりやすい問題は同じで、望ましい対応も同じ方法です。

この本では主に「アスペルガー症候群」という名称を使っていますが、その表現には高機能自閉症も含まれると考えてください。

会話ができるため、周囲は障害に気づきにくい

アスペルガー症候群の子は、言葉を流ちょうに使うため、幼少期は発達の問題を疑われにくいのです。それが対応の遅れや、友達からの誤解につながります。保護者や教師が子どもの悩みに敏感であることが大切です。

行動に3つの特徴が表れる

アスペルガー症候群は、言葉を使える自閉症です。自閉症特有のこだわりや認知の障害が言葉のはしばしに表れ、ときにそれがトラブルにむすびつきます。

1 想像力が育ちにくい

想像力や応用力を働かせた、柔軟な対応ができない。予定外のことが起きると、急に混乱する

- ふだんと違う道を通ると怖がる
- 物事が予定通りに進まないと怒る

2 社会性が乏しい

対人関係をつくれない。友達をさけたり、初対面の人に親しく話しかけるなど、社会的な距離感をつかめない

- 集団行動をとる場面で混乱する
- 悪意なく、面と向かって友達に悪口をいう

3 会話がすれ違う

言葉は覚えるが、正しく使えない。人の話を誤解したり、質問と違う答えをすることが多い

- 質問に答えず、好き勝手に話す
- 場面にあわない丁寧な言葉を使う

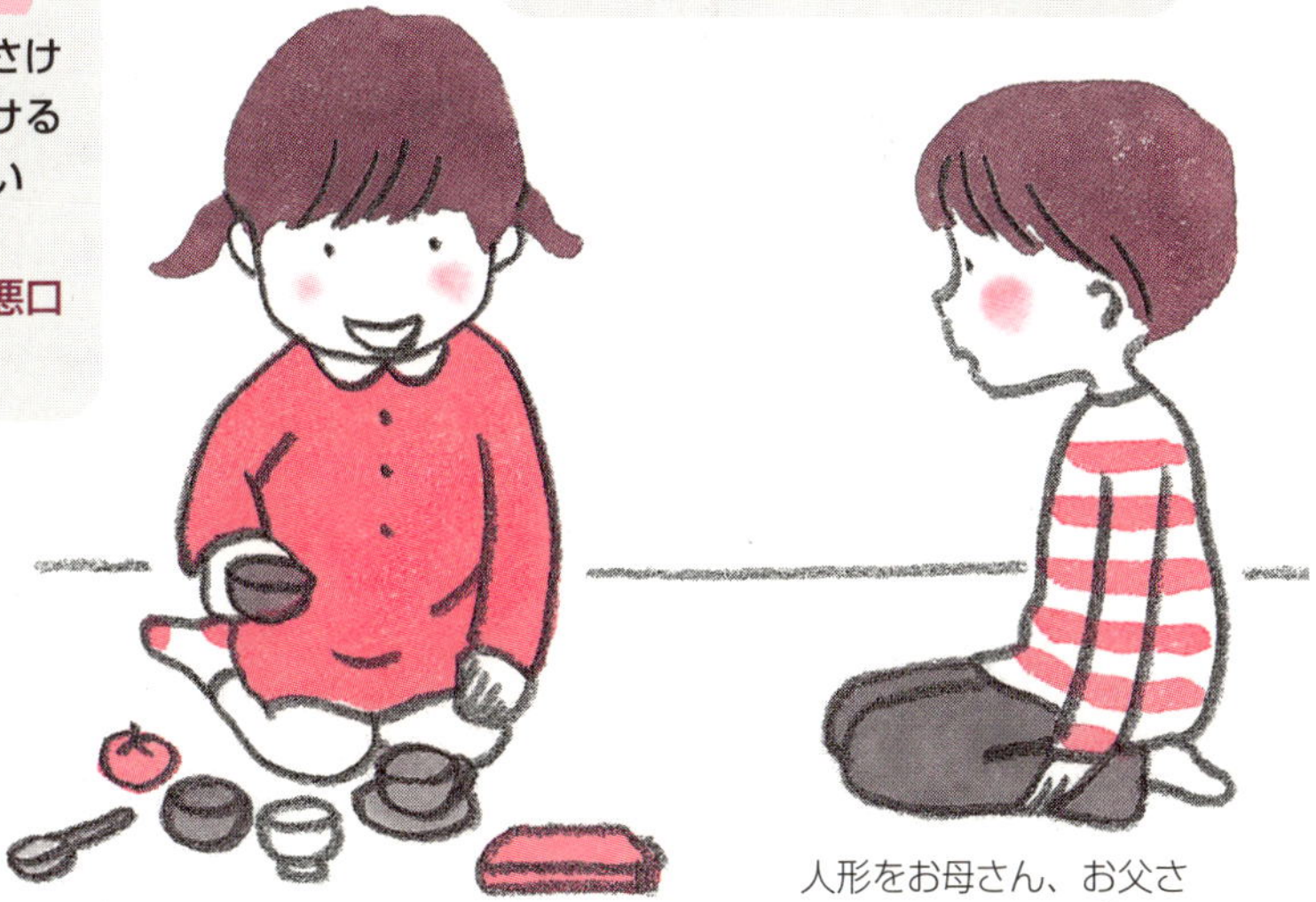

人形をお母さん、お父さんにみたてて遊ぶ「おままごと」が理解できない

基礎知識

アスペルガー症候群は、治せるの?

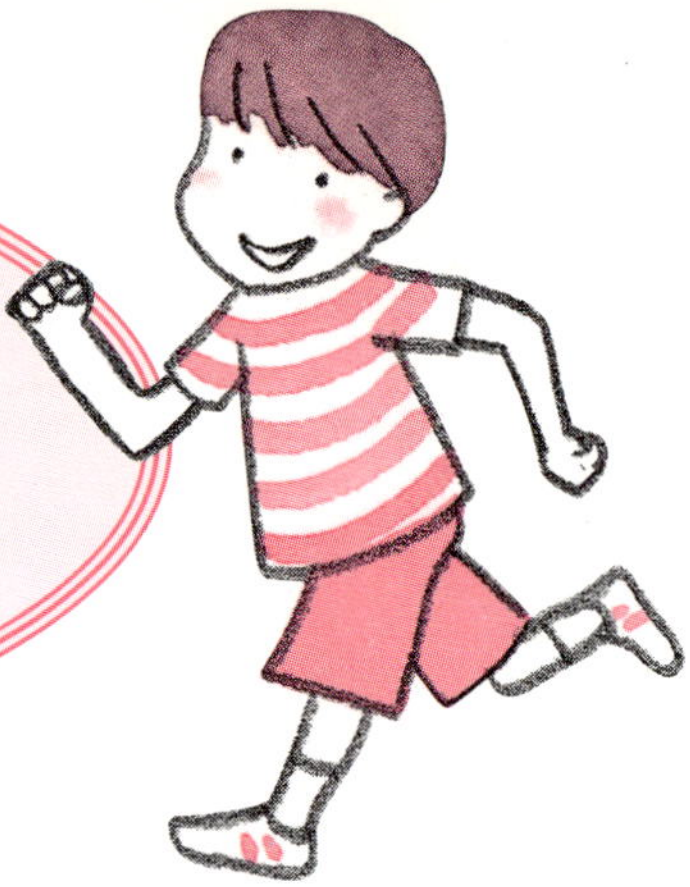

「治す」のではなく「対応」していく

アスペルガー症候群は、発達障害であって、病気ではありません。アスペルガーの子どもは、想像力や社会性の乏しさがあるいっぽうで、記憶力や正確性などはすぐれています。それらの特性は、治すべきものではなく、ひとつの個性としてとらえるべきものです。

必要なのは、治療ではなく、障害と向きあい、長所をのばすように生活を送っていくことです。

子どもに寄りそうような接し方を

子どもたちは、ひとりひとり違う個性をもって生まれてきています。同じアスペルガー症候群の子どものなかにも、さまざまな性格、特性の子がいます。それぞれの個性を見極め、それにあった対応をしていくことが大切です。

子どもを「アスペルガー」という枠に当てはめて考えるのはやめましょう。まず、子どものありのままの姿を受け入れてください。そして、その姿に寄りそうように、大人が歩み寄って対応をしていきます。そのとき参考になるのが、アスペルガー症候群の一般的な対応法だと考えてください。

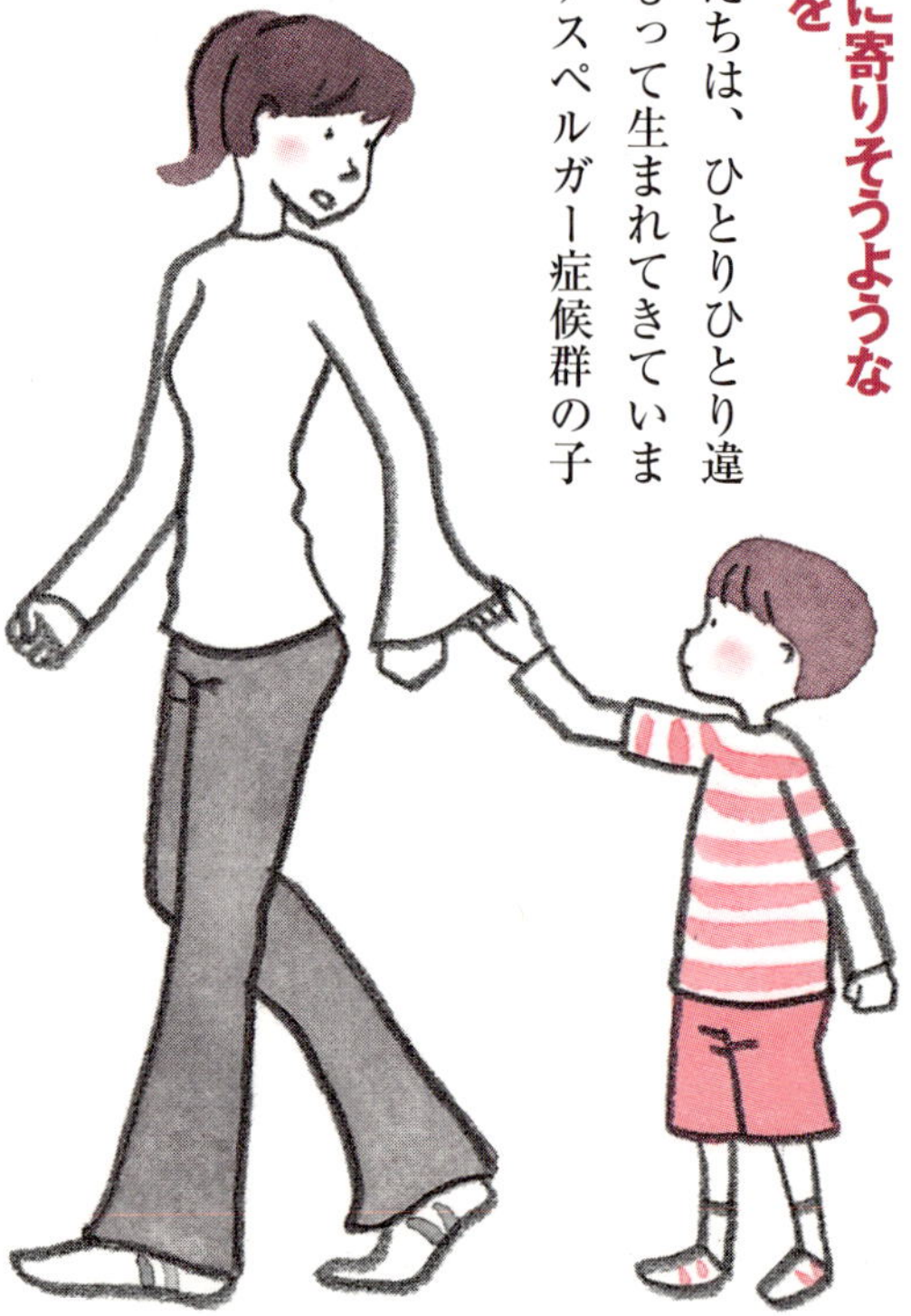

子どもが興味をもっていること、望んでいることに、大人が気づくことが大切

1
子どもはこんなことに困っている

アスペルガー症候群の子どもたちは、
勉強や運動がうまくいかなかったり、
友達とうまくつきあえなかったりして、悩んでいます。
それらの悩みにどんな特性が関係しているか、
どんな方法で解決できるのか、いっしょに考えていきましょう。

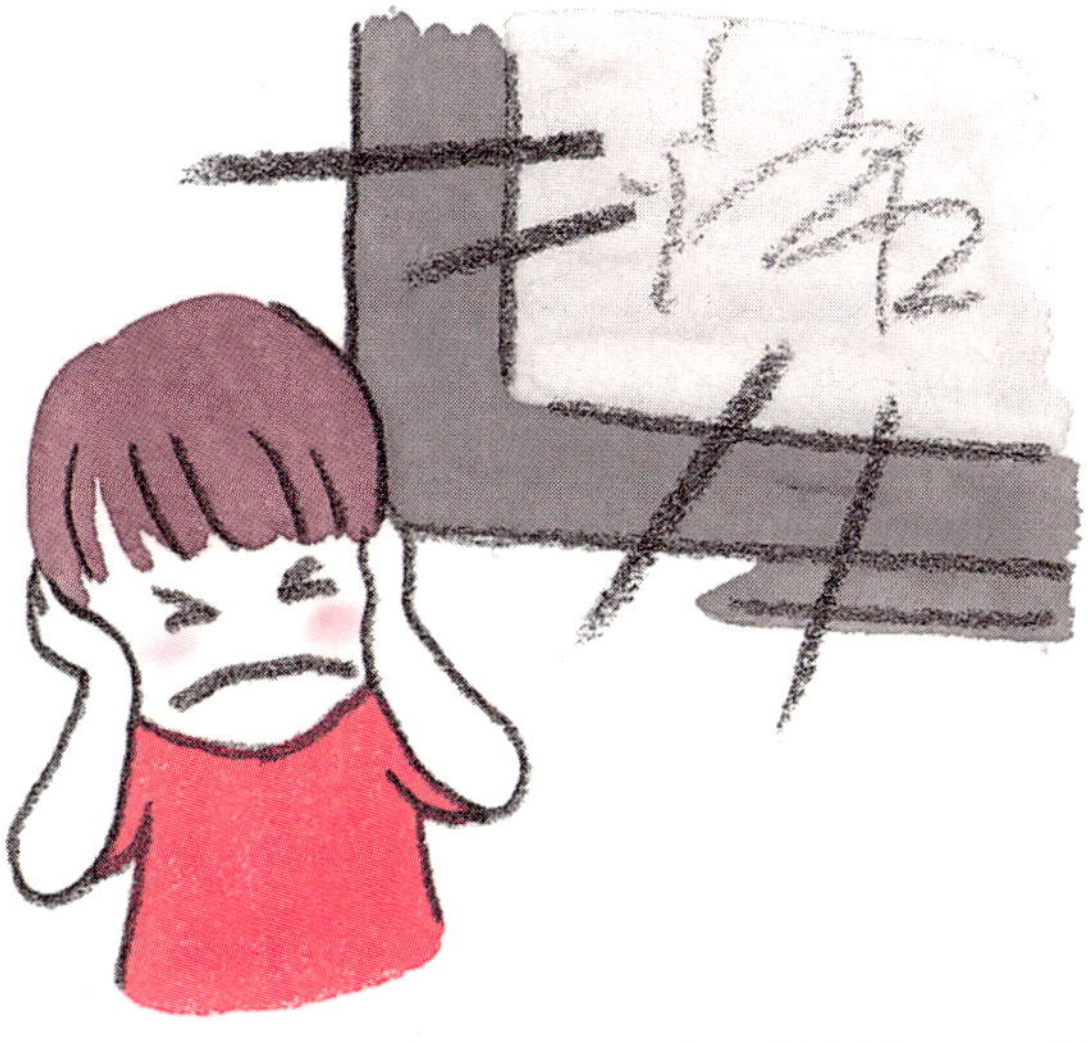

ストーリー

まわりから「わがままな子」といわれる

1 わが家のひとり息子はいま小学4年生。のびざかりの元気な子です。まじめな性格なのですが、ときどき、まとはずれなことを口にします。ちょっと変わった子なんです。

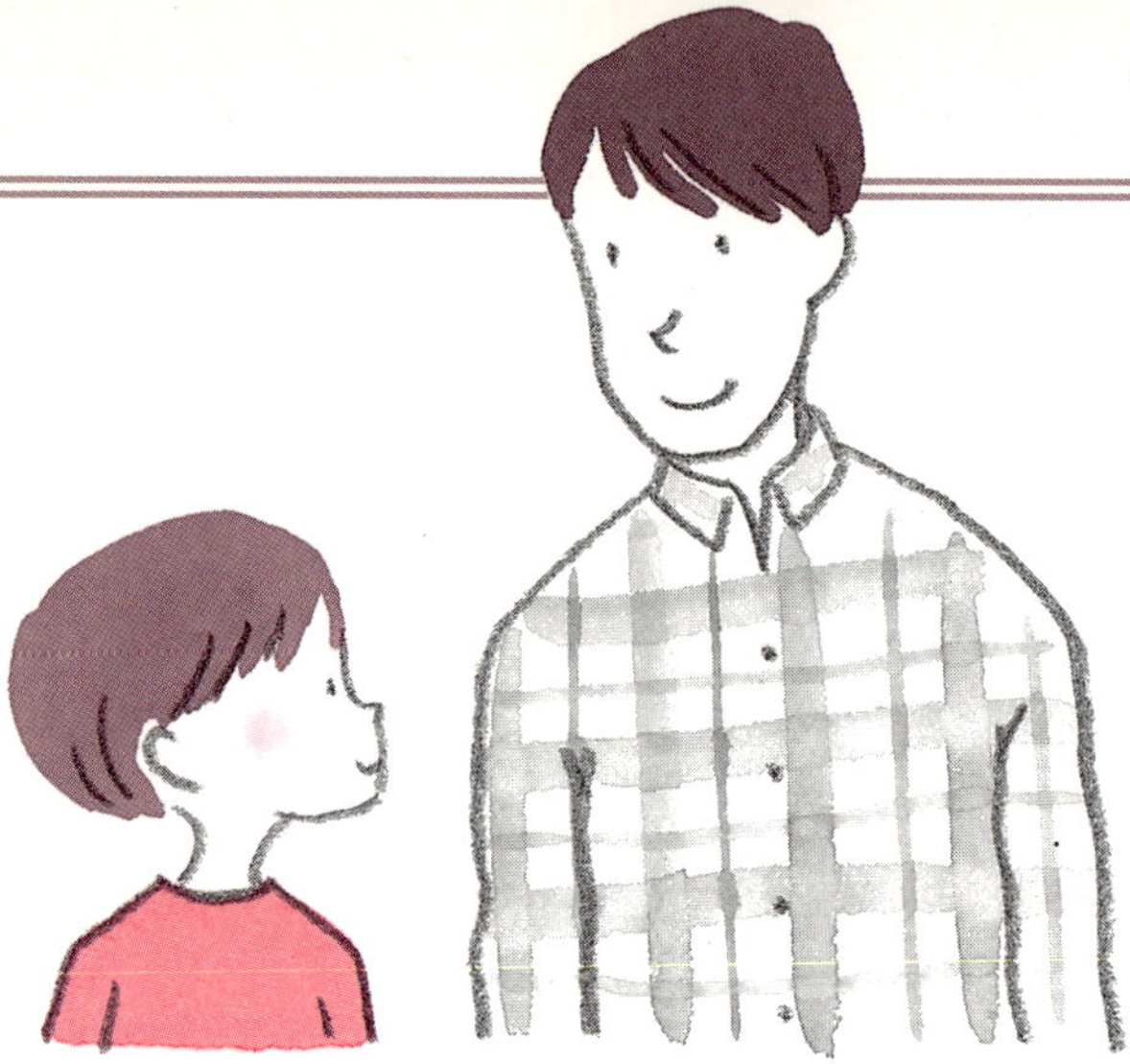

2 うちの子は思ったことをその通りにいってしまうため、トラブルのもとになることもあります。学校に呼び出されたことも、一度ならず……。困ったものです。

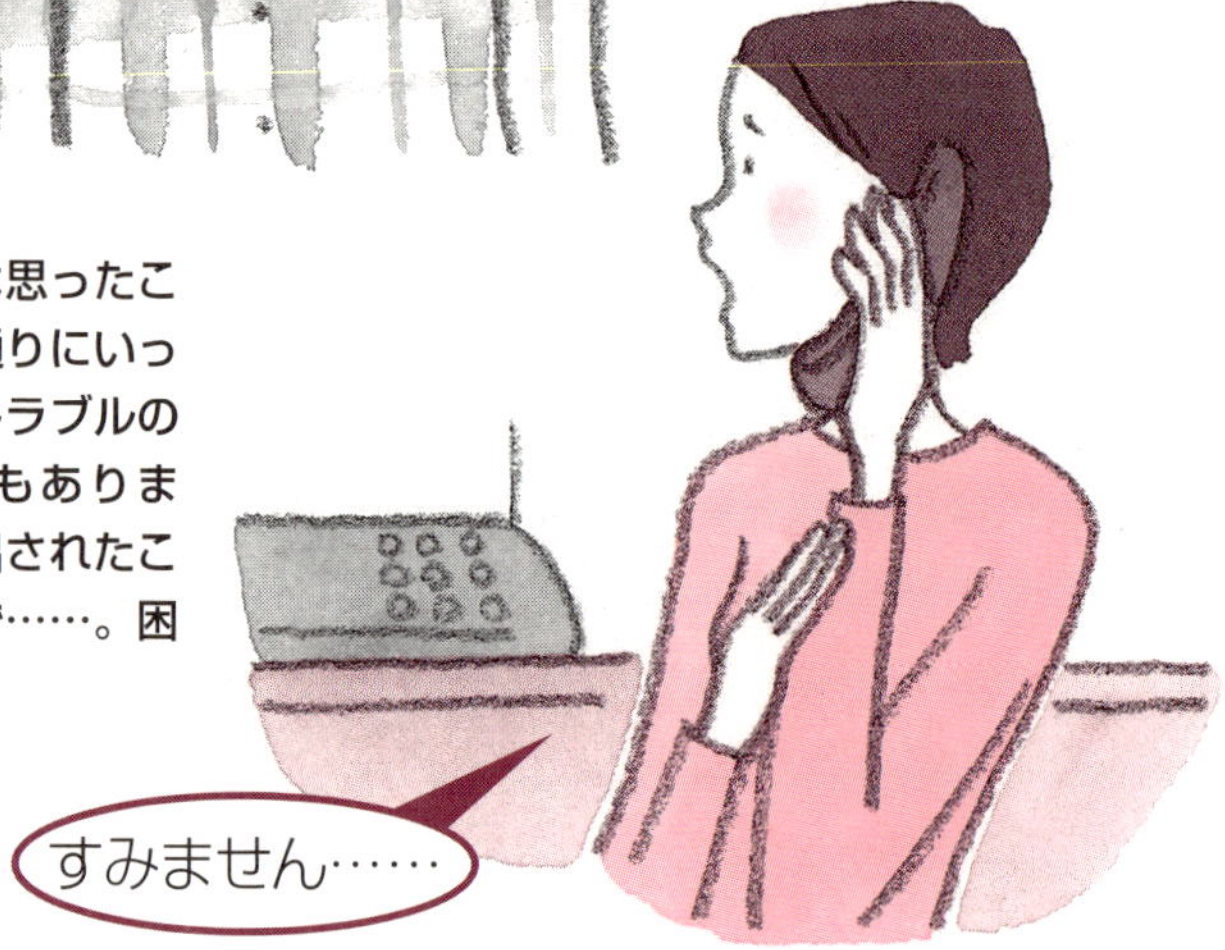

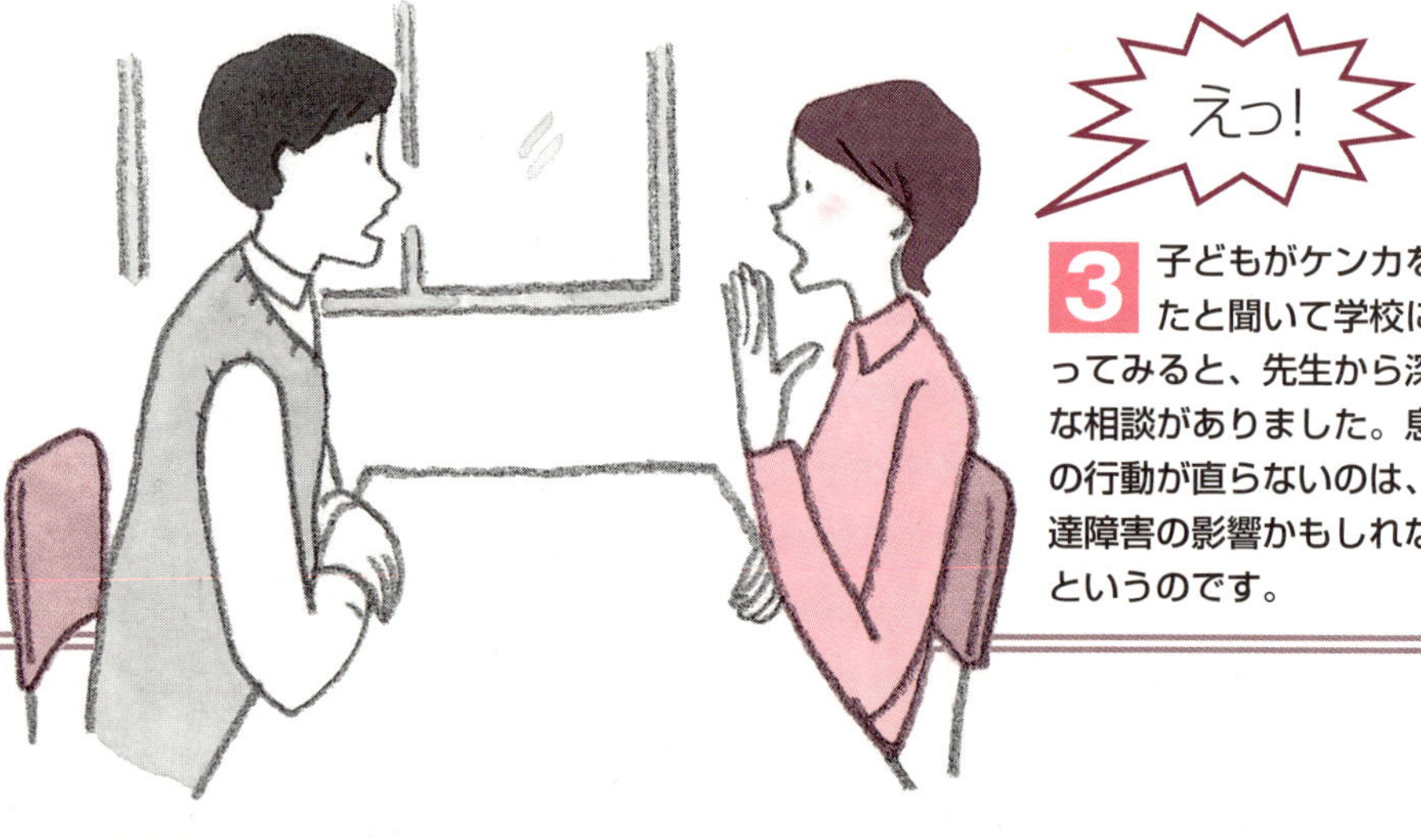

3 子どもがケンカをしたと聞いて学校に行ってみると、先生から深刻な相談がありました。息子の行動が直らないのは、発達障害の影響かもしれないというのです。

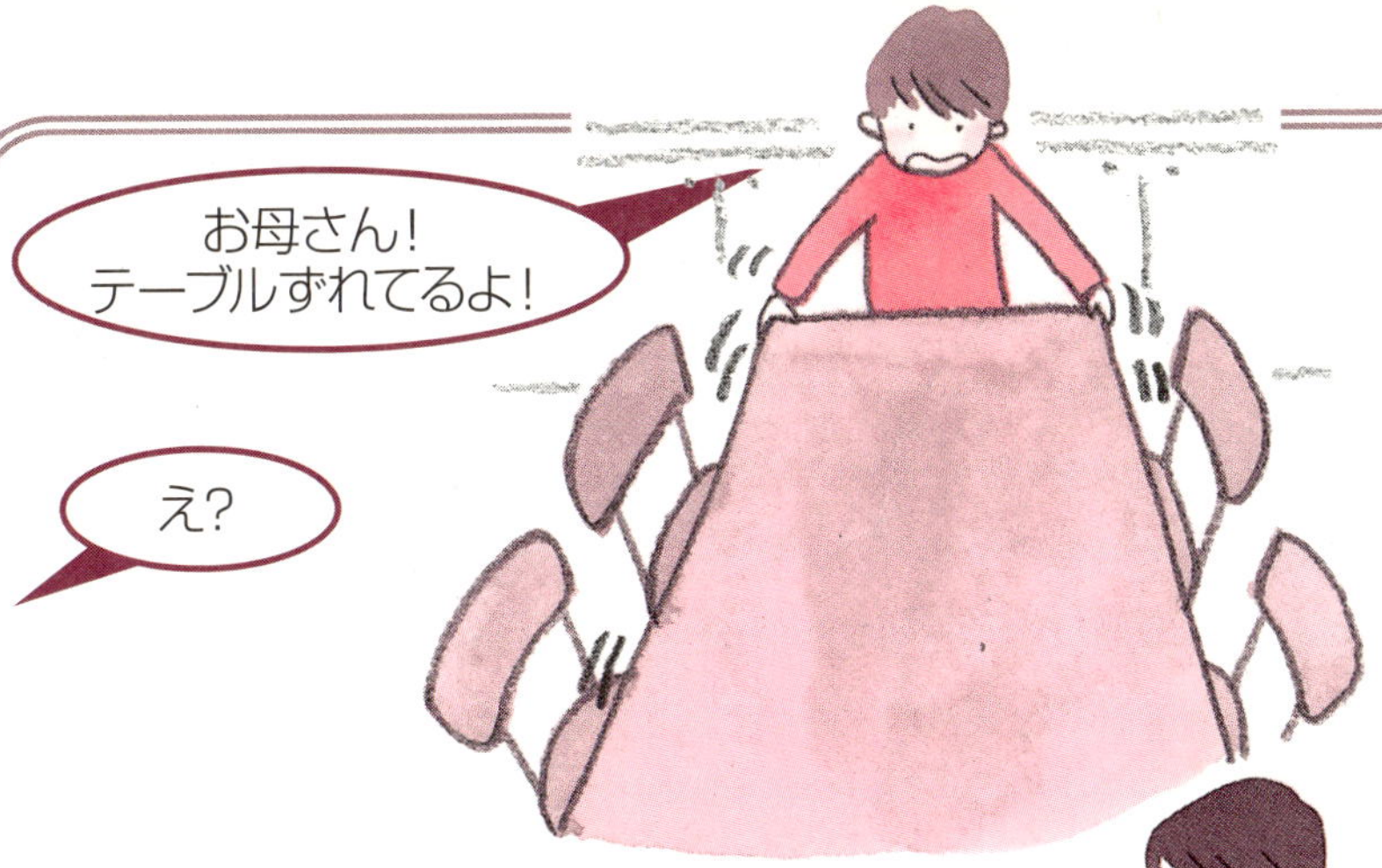

4 昔から変わった子どもではあったけれど、発達障害だなんて、信じられない。こまかいこだわりや、興味の偏りはありますが、この子の個性だと思っていました。

5 ひょっとして、友達が少ないのも、発達障害の影響？　人づきあいが苦手なだけじゃないんだろうか。仲のいい子が何人かいるようだから心配はしていませんが……。

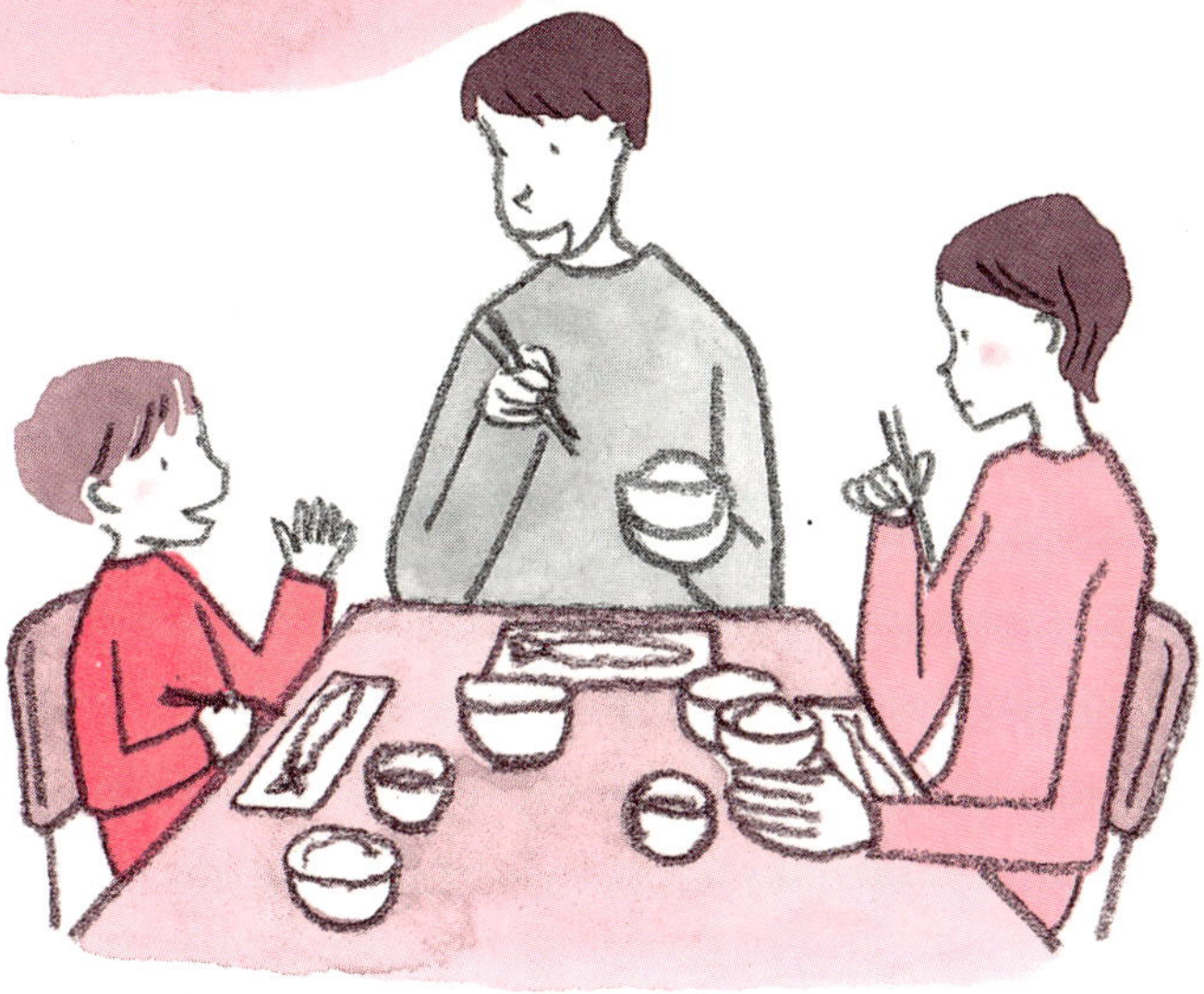

うちの子の行動には、問題があるのだろうか。もしも本当にアスペルガー症候群なのだとしたら、私はどんなことをしてあげればいいんだろう？

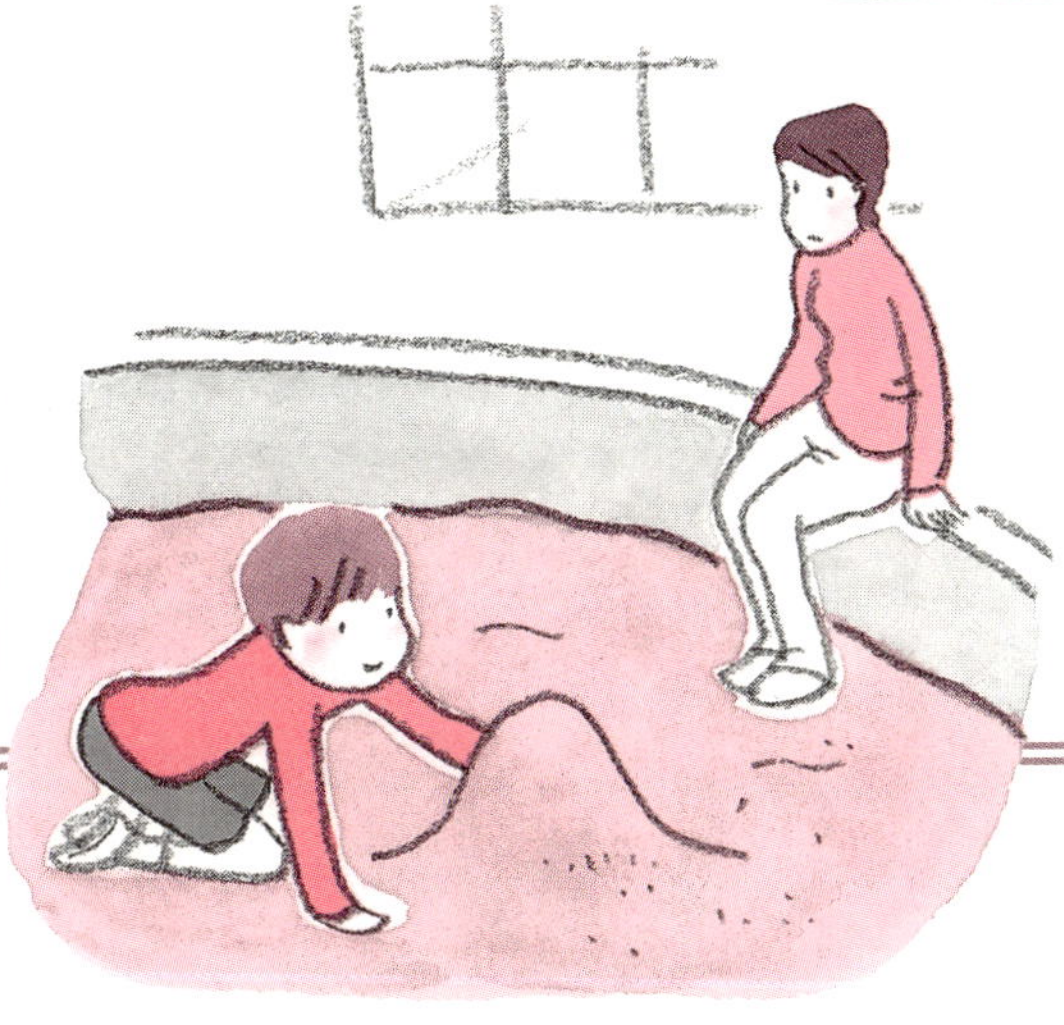

6 先生は「アスペルガー症候群の可能性がある」といっていました。アスペルガーってなんだろう。私はどうすればいいの？　突然の話で、混乱しています。

コミュニケーション

いいたいことを一方的に話してしまう

アスペルガー症候群の子どもは、話し相手にあわせることが苦手です。人の話を聞かず、自分が話したいことを語り続けてしまうことがあります。

よくあるトラブル

話し出すと止まらない。止めると怒り出す

好きなテレビ番組について話し出すと、いつまでも止まりません。話の途中で割りこまれることを嫌い、周囲が困っていても、おかまいなしにひとりで話し続けてしまいます。

楽しくしゃべっているんだから、邪魔しないでよ!

本人の気持ち

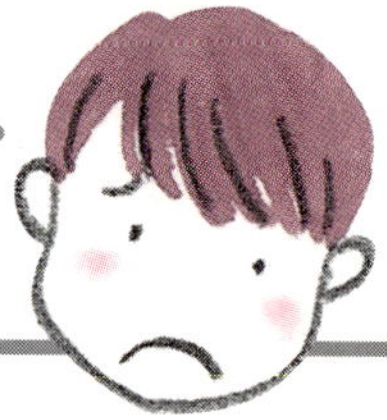

好きなことに夢中になりやすい

自分の気持ちに正直で、好きなことに熱中できるのはよいことですが、いっぽうで、相手の気持ちに鈍感になりやすい特性があります。

相手の様子は目に入らない

遊び相手の反応にはあまり興味が向かない。相手の気持ちを察することができない

- 友達が困っても気づかない
- 遊び相手の話を聞かない

好きなことに一方通行

ゲームや遊び、趣味など、自分の好きなものだけに集中する。極端にのめりこむため、周囲から孤立しやすい

- 一方的に話しかけ、理解を求める
- 相手にあわせて待つことができない

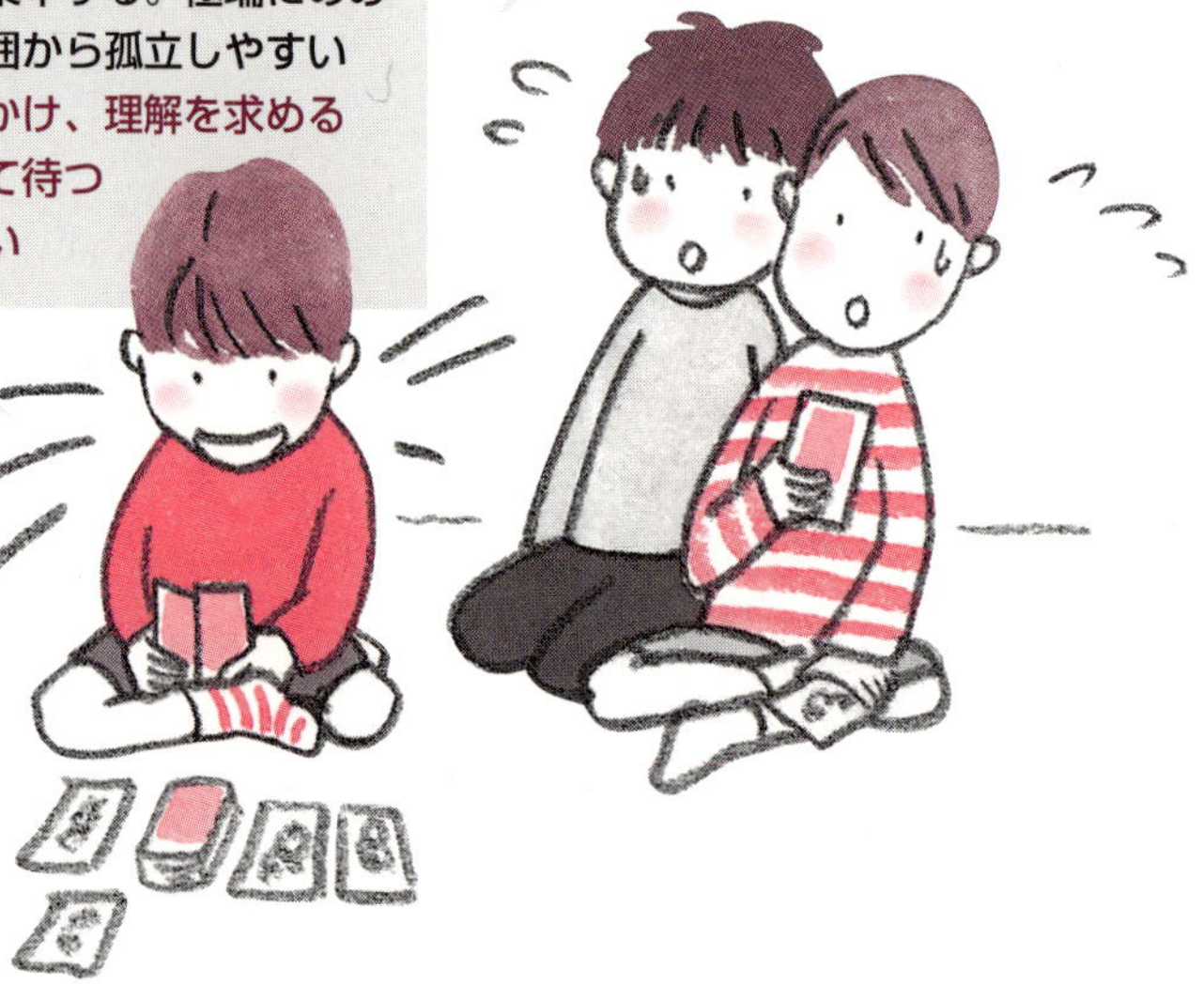

カードゲームに熱中してひとりで話し続け、友達がたじろいでいても気にしない

この対応で解決!

話していい状況と悪い状況をはっきり区別する

趣味をもつのはよいことです。話したいという意欲をいかせるような対応をしましょう。話す時間や場面を決めて、あらかじめ子どもに伝えます。言葉よりも文字や絵、写真を使ったほうが具体的でわかりやすくなります。話せる時間や場面をはっきりとさせることで、意欲を維持したまま、忍耐も身につきます。

時間を決める

学校の休み時間や、テレビ番組の放映後など、思う存分話せる時間帯をもうける

話に答えない

決めた時間や順番以外に話をはじめたら、受け答えをひかえて、次の時間を待つように伝える

興味を広げる

趣味以外のことを積極的に話しかけて、子どもの興味を引き出す。興味の幅を広げる

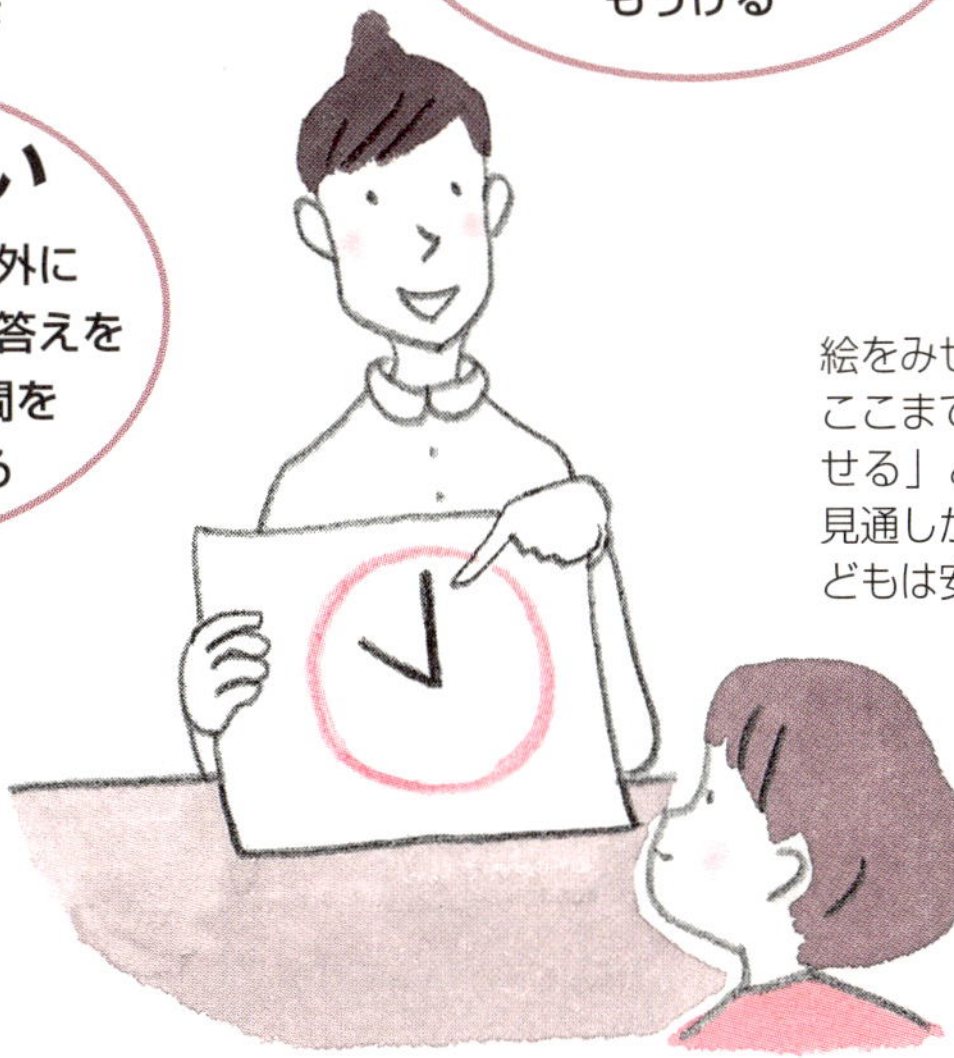

絵をみせて「針がここまできたら話せる」というと、見通しが立って子どもは安心する

興味の幅がせまく、一点に熱中しやすい

自閉症の特性のひとつに、興味・関心の幅のせまさがあります。視点をひとつのものごとに集中して、それ以外のものには目を向けないという行動特徴です。

テレビ番組をみていて、ひとつの道具に関心をよせたり、日付にだけ注目するなど、焦点を一点にしぼります。話の展開や番組の全体像は、なかなか把握できません。

まわりが目に入らず、ひとりで行動してしまう

一点に集中することから、この特徴をシングル・フォーカス、モノトラックなどと表現することがあります。それほど、まわりが目に入りにくいということです。

友達や先生の言葉に耳をかさず、ひとりで行動することには、シングル・フォーカスの特性が関係しています。わがままだと腹を立てず、人にあわせることの重要性を教えるようにしましょう。

コミュニケーション

人の気持ちを読みとれない

口に出しにくいことは、遠回しな表現や態度で表すものです。ところが、アスペルガー症候群の子どもには、それが理解できません。

よくあるトラブル

しかられているのが理解できず、場違いなことをいう

ゲームに夢中で、何度注意しても上の空。大声で怒ると、きょとんとした顔で、どうしたのかと聞き返します。人が怒っていることが、わからないようです。

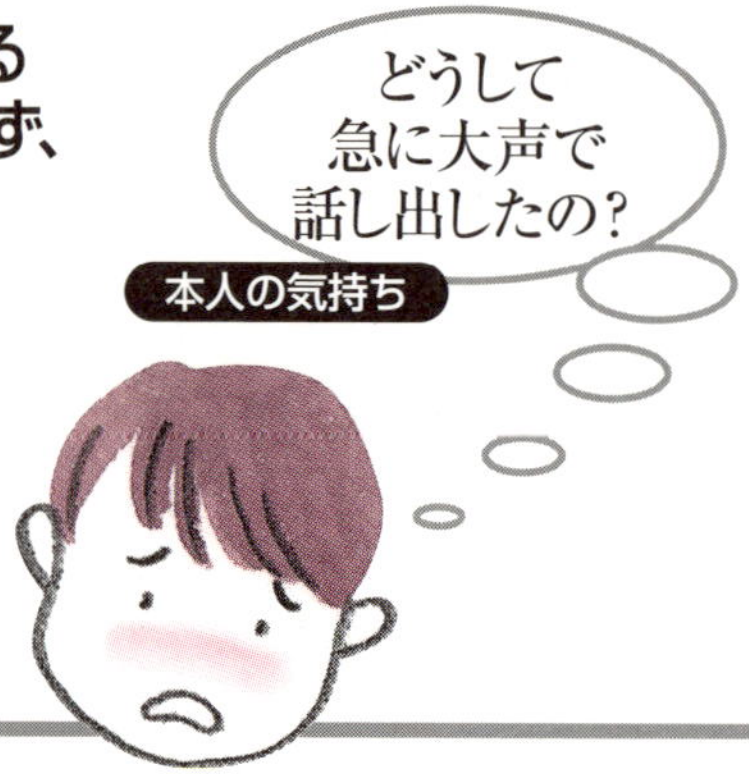
どうして急に大声で話し出したの？
本人の気持ち

表情、ボディランゲージがわからない

人間は言葉だけでなく、表情や身振りなども使って、意思や感情の表現をしています。笑顔をみせたり、手を振ったりすることに、気持ちをこめます。アスペルガーの子は、そうした表現を理解することが苦手です。

表情

目や口などの動きで、喜びや怒りを表していることがわからない。表情の変化を読みとれない

- 相手が怒った顔をしても気づかない
- 笑顔に笑顔で応えない

口調

口調から相手の気持ちを察することができない。語り口のやわらかさなど、あいまいな表現がわからない

- やさしく話しても怖がる
- 怒鳴られても平然としている

しぐさ

首をたてに振る、横に振るなどのボディランゲージを理解できない。本人も身振り手振りを使わない

- 身振りで伝えたことを無視する
- 手でダメだと制しても伝わらない

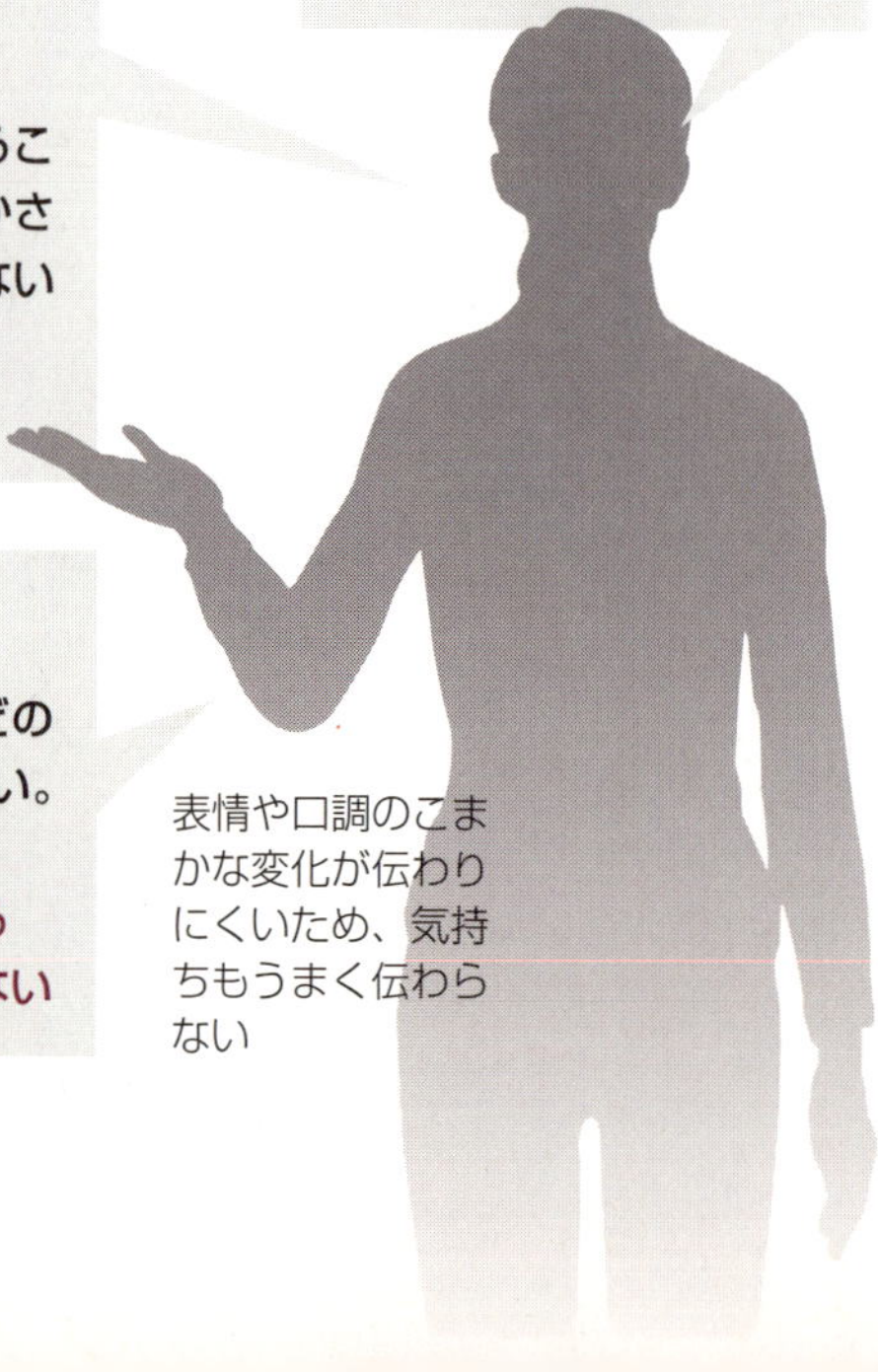

表情や口調のこまかな変化が伝わりにくいため、気持ちもうまく伝わらない

「暗黙の了解」がわからない

遊びにきた友達に「そろそろ帰って」とはいいづらいもの。はっきり告げることはさけ、遠回しな言い方をする人が多いでしょう。そのとき、発言には言外の意味が含まれ、表情や態度にも、感情がこめられています。

社会経験をつんだ子は、人の様子をみて、気持ちを察することができます。しかしアスペルガーの子は、そうした「暗黙の了解」を読みとることがうまくできません。

はっきりと伝えれば理解できる

複雑な感情表現を理解することは苦手ですが、反対に、言葉を素直に受けとることは得意です。アスペルガーの子には、言葉ではっきりと伝えたほうがよいのです。

明解な言葉で短く話しながら、その気持ちを表す表情やそぶりをみせて、ボディランゲージも理解できるように支援しましょう。

この対応で解決!

わかってほしいことは具体的な表現で伝える

口調の変化やジェスチャーで遠回しな表現をすると、真意が伝わりにくくなります。日ごろから具体的な表現を心がけましょう。必要に応じて絵や文字を使い、人の表情を読みとることを少しずつ教えていくことも大切です。

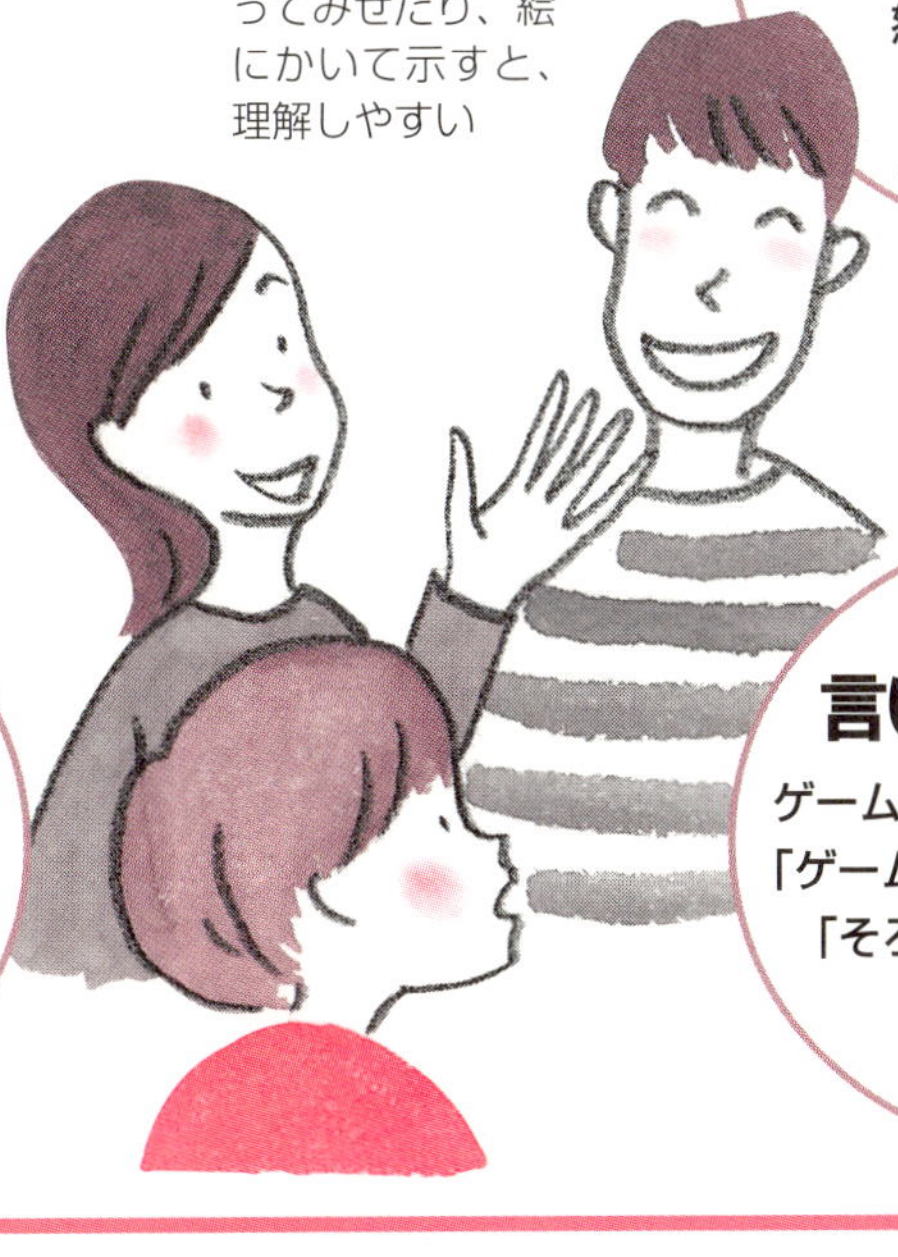

実際に表情をつくってみせたり、絵にかいて示すと、理解しやすい

表情の意味を教える

口のはじがあがったら笑っている、さがったら怒っているなど、表情の意味を具体的に伝える

身振りで合図しない

言葉をいわずに身振りだけで合図をすることはさける。話しながら身振りをみせて理解をうながす

遠回しな言い方をしない

ゲームをやめさせたいときは「ゲームは終わり」と告げる。「そろそろごはんよ」と、表現をぼかすと誤解をまねく

コミュニケーション

慣用句や冗談を理解できない

五歳、一〇歳と成長していき、コミュニケーションの幅が広がると、周囲では慣用句や冗談などの誇張表現《こちょうひょうげん》が増え、会話のすれ違いが多くなりがちです。

言葉の裏の意味を読みとれない

私たちが人に言葉をかけるとき、必ずしも用件があるとはかぎりません。たわいのない冗談をいいあったり、ほとんど意味のないあいさつをすることもあります。

アスペルガー症候群の子は、そうした冗談やあいさつ、慣用句などを大まじめに受けとり、誤解してしまうことがあります。言葉の裏を想像することが苦手なのです。

会話のすれ違いを見逃さないで

言葉の裏を想像することはなかなかできませんが、言葉の意味や使い方を教えれば、慣用句や冗談が出てくる会話を理解できる場合

対応できない応用表現

言葉の意味を字義通りにとらえる傾向があり、慣用句やことわざ、冗談などをいわれたときに、相手の意図をくみとれません。冗談だと説明されれば、理解できます。

冗談

「学校まで3秒で行ける」などと冗談をいうと、それを真に受けてしまう。誇張していっていることがわからない

敬語

必要な場面で敬語を使えなかったり、不必要に丁寧な言葉づかいになったりする。場面に応じて調整できない

慣用句

「手が回らない」「空気を読む」など、文字と別の意味をもつ慣用句を理解できない。または、それらの言い回しを不自然にひんぱんに使う

決まり文句

「がんばって」「気をつけて」など、決まり文句やあいさつのように何気なく使う言葉を、本気にとってしまう

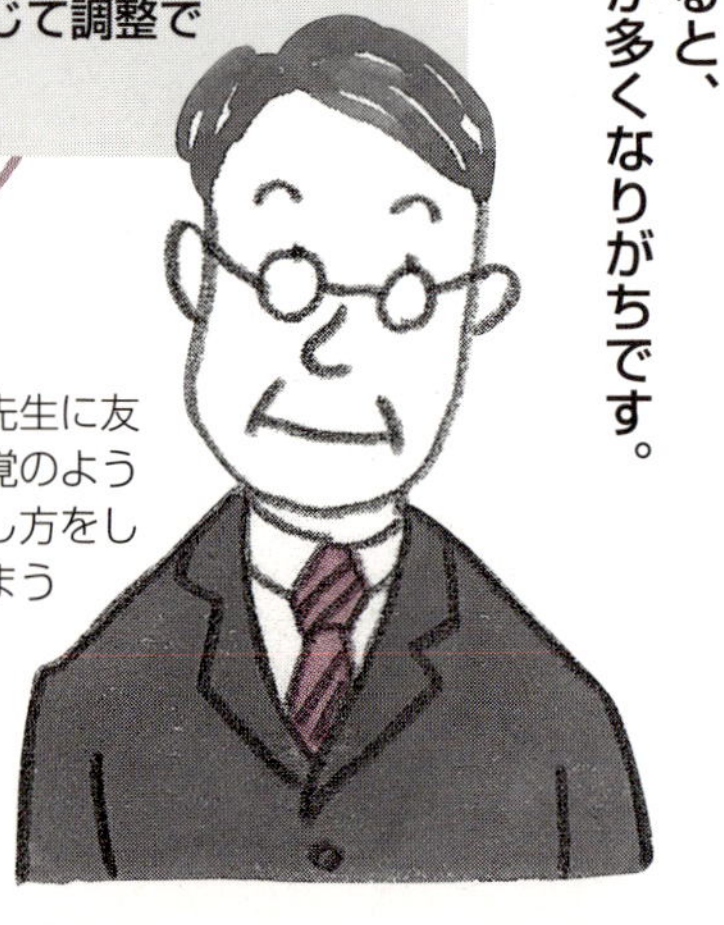

校長先生に友達感覚のような話し方をしてしまう

もあります。難しい言葉や敬語はもちろん、冗談やあいさつなども丁寧に教えましょう。
いっぽうでは、子どもが言葉にほんろうされ、困っていることに気づくことも大切です。

よくあるトラブル

「顔が広い」「足をのばす」などというと、混乱してしまう

顔が広いといったら、信じたり驚いたり、「顔が広いの？　重たくないの？」と聞き返してきたり。慣用句にかぎらず、冗談やオーバーな表現にも、そのつど真剣に反応します。

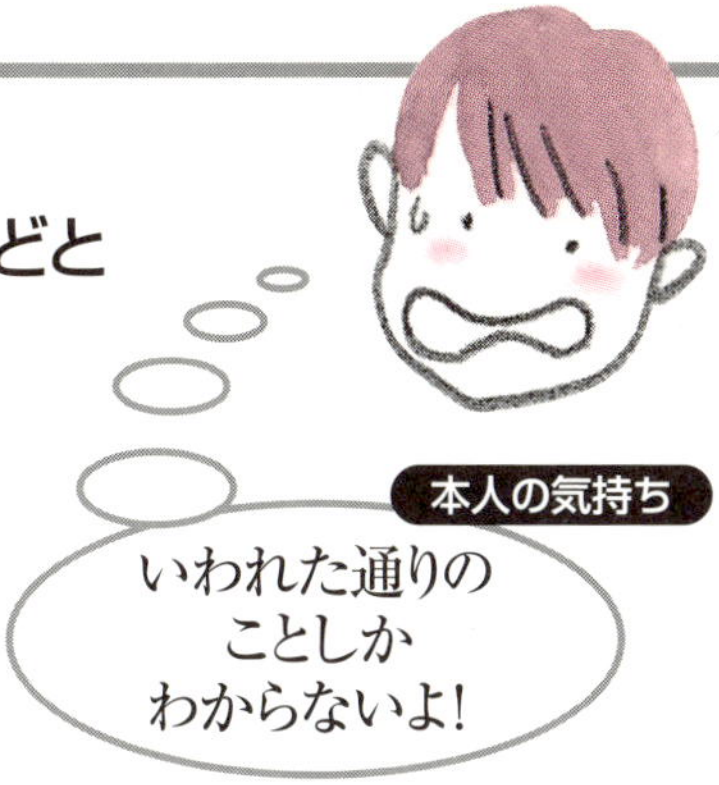
本人の気持ち
いわれた通りのことしかわからないよ!

この対応で解決!

過剰な反応をしないで、間違いだけ直していく

子どもが言葉の意味を間違え、おかしなことをいったとき、まわりが笑ったり怒ったりすると、子どもにショックを与えてしまいます。正しい理解ができるよう、丁寧に教えていくことが大切です。

裏のある言葉をさける

大げさな冗談や、本心と異なる言葉はなるべく使わない。使う場合は、冗談だということを告げる

言葉の意味を教える

慣用句やことわざは、伝え方によっては理解できる。感情的にならず、やさしく教える

間違いを笑わない

笑われると、ショックを受けたり、反対に調子に乗ったりして、いつまでも直らない。落ち着いて対応する

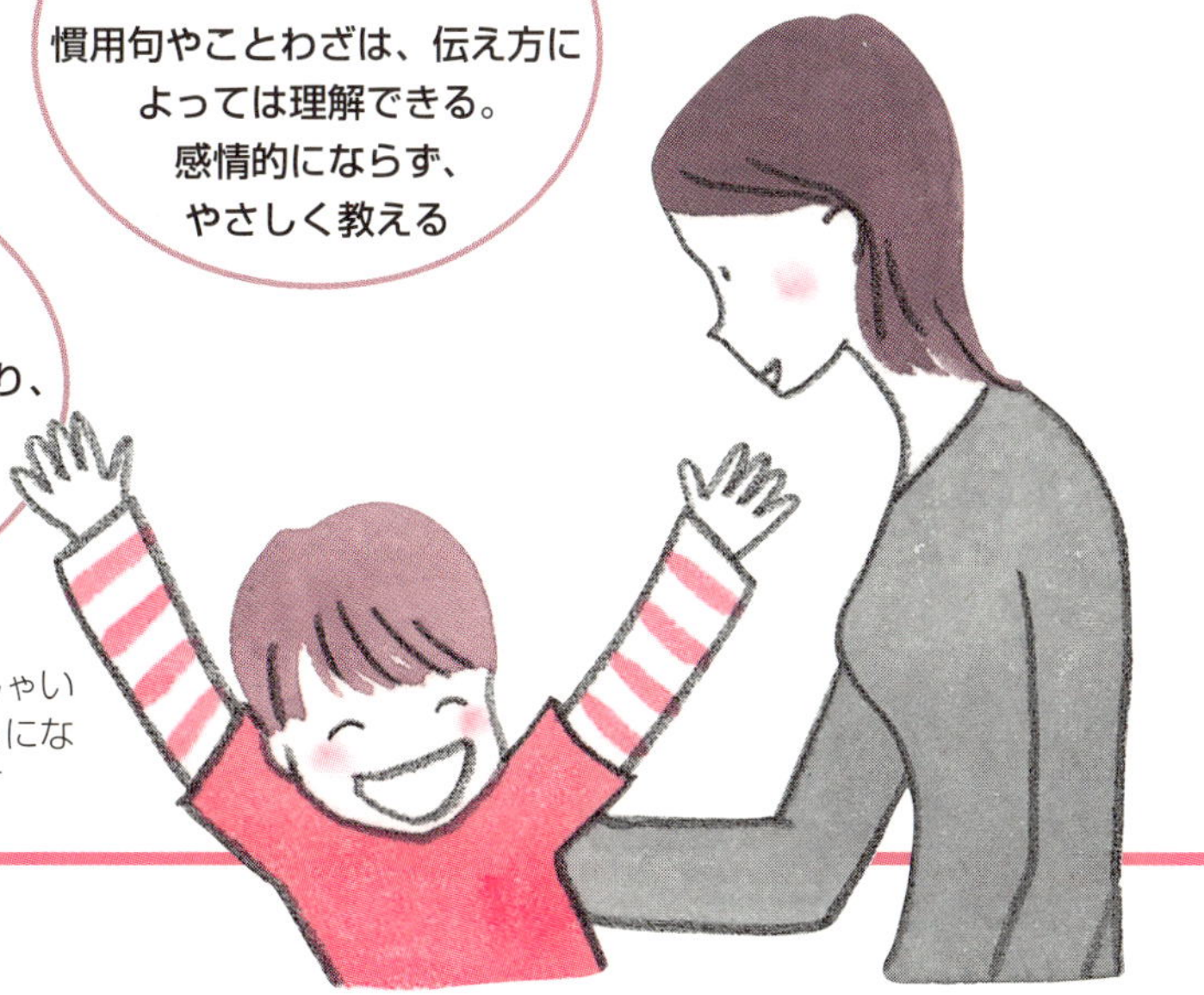

笑われたことを喜んで、はしゃいでしまう子もいる。いっしょになって騒がずに、間違いは直す

こだわり

さわられることを極端に嫌がる

広汎性発達障害の特性のひとつに「強いこだわり」があります。こだわりには、本人にもどうしようもない、感覚の偏りがかかわっています。

感覚が過敏で悩んでいる

人はだれでも、嫌いな音や、さわられるのが苦手なところがあるものです。しかし、アスペルガー症候群の子どもでは、それが顕著《けんちょ》です。嫌いな音楽があったり、機械の音を苦痛に感じたりします。

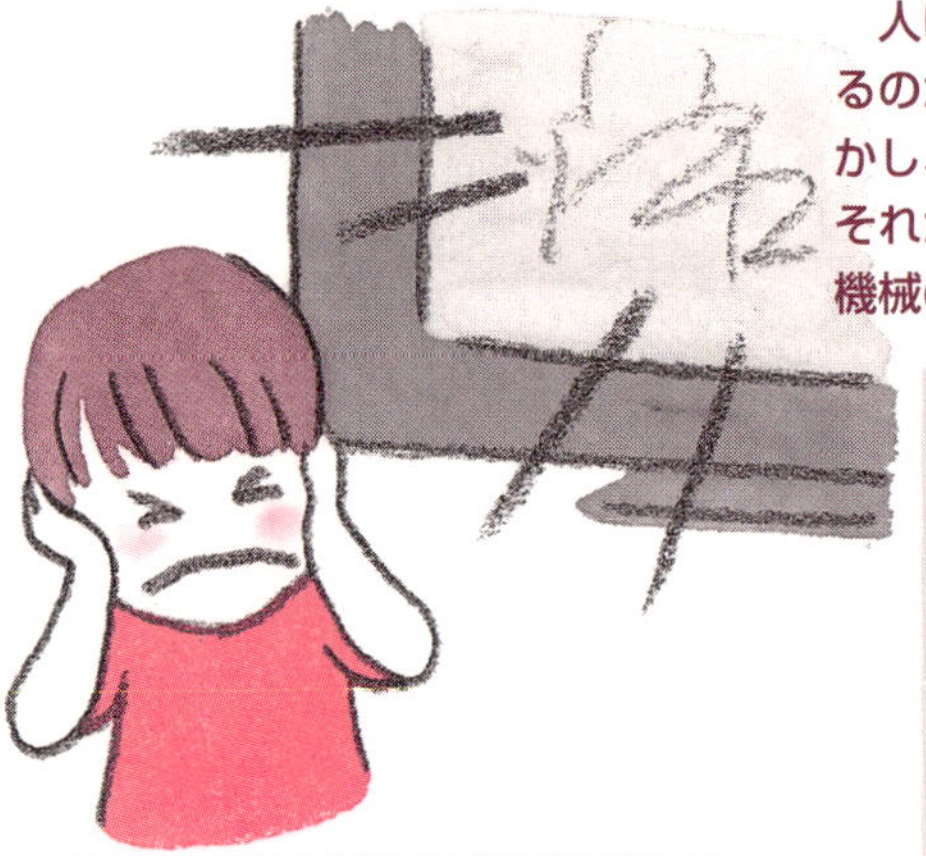

大声や大音量の音楽を聞くと、耳をふさいでしまう

触覚

さわること、さわられることに過敏な反応を示す。家族にさわられることを嫌がる子も、少なくない

- 入浴、洗髪を嫌がる
- 手がベタベタすることを嫌う

聴覚

音に対して敏感な子が多い。耳に障害があるわけではなく、感じ方の違いがある

- 大きな音を嫌がる
- 機械音に不快感をもつ

感覚過敏の表れ方は、人によってまったく異なる。さまざまな要素が組みあわさっている人もいる

そのほか

視覚や嗅覚、味覚に偏りがみられる子もいる。感覚のどの面に特性があるか、本人の話をよく聞かないとわからない

- 目に入るものを追ってしまう
- 特定の食べ物以外食べない

よくあるトラブル

髪や肌にふれようとすると、嫌がって騒ぎ出す

朝起きて顔を洗うときや、夜に風呂に入るとき、肌にふれられることを嫌がります。ふだんから、手を握ったり、ほおをなでたりすることも、できるだけさけようとします。

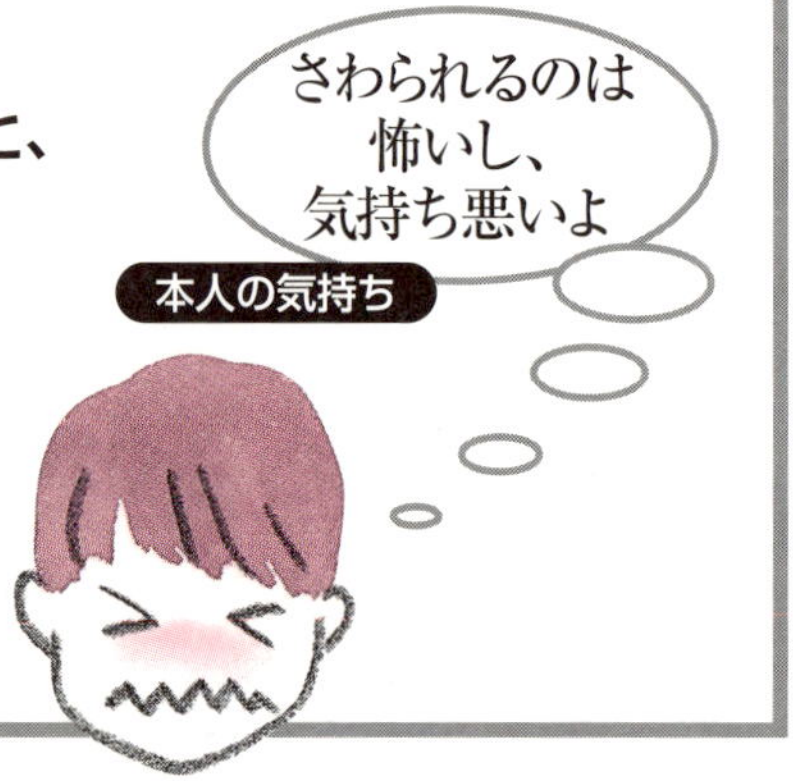
さわられるのは
怖いし、
気持ち悪いよ
本人の気持ち

この対応で解決！ 体にふれる前に、予告する

子どもの体にふれずに生活をしていくことはできません。しかし、無理をすれば本人が傷つきます。子どもの苦手意識を理解したうえで、ふれる前に一言告げたり、絵で示したり、ふれ方を工夫して、少しずつ慣れさせましょう。

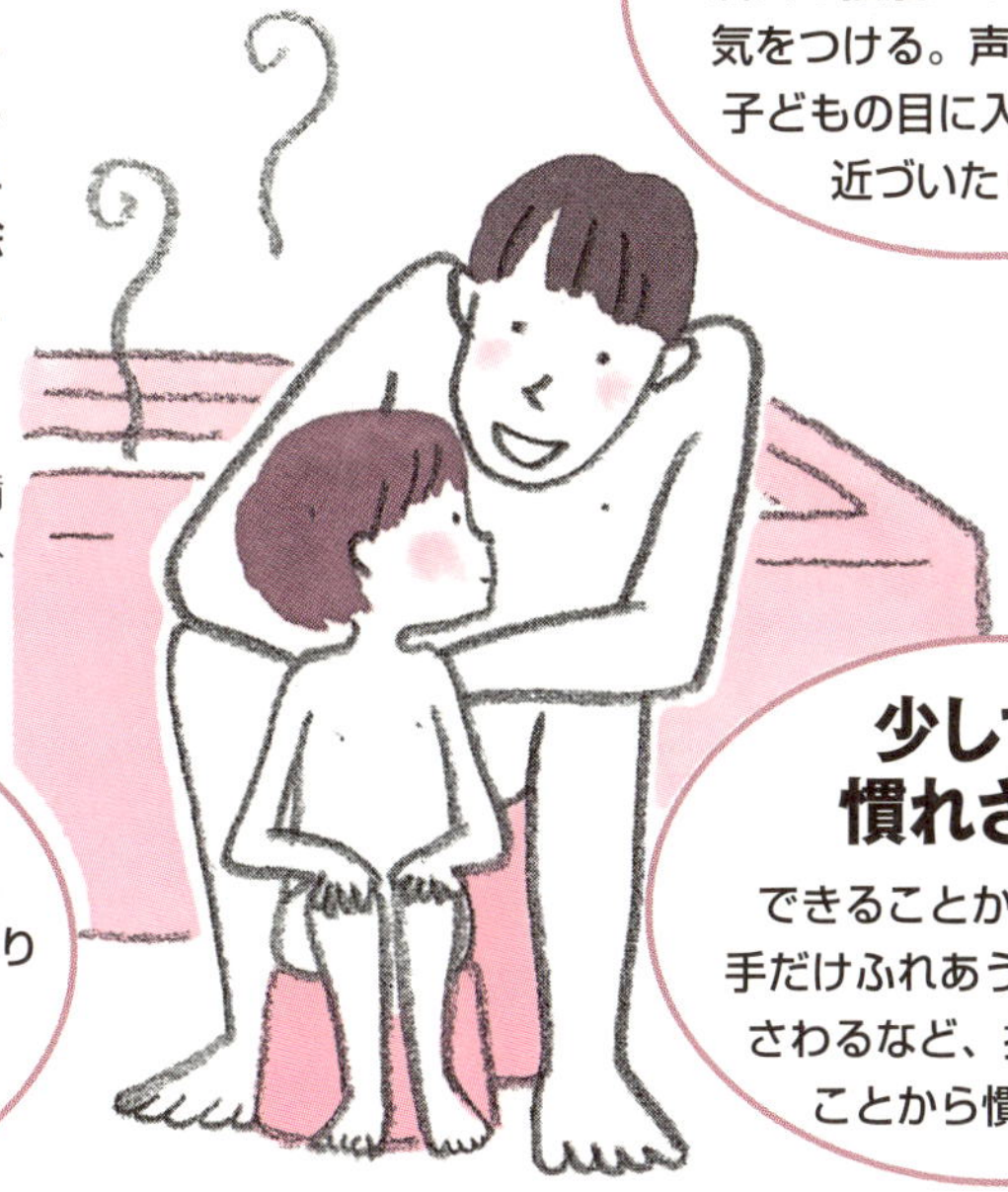

一言呼びかければ、心の準備ができて、さわられることへの抵抗がやわらぐ

急にさわることはさける

唐突な接触にならないよう、気をつける。声をかけたり、子どもの目に入る位置から近づいたりする

自分でやらせる

自分で洗髪したり、体を洗ったりできるように教える。洗い方を自分で調整できるようになる

少しずつ慣れさせる

できることからはじめる。手だけふれあう、短時間だけさわるなど、抵抗の少ないことから慣れていく

ひとりひとり、独特の感覚をもっている

冬でも薄着で平気な人がいるかと思えば、部屋の中にいても寒がる人もいるなど、感覚は人それぞれ大きく異なります。

そのような感じ方の違いが、アスペルガー症候群の子どもでは極端になります。それを意識しないで暮らしていると、生活に支障をきたす場合があります。

本人も自覚がなく、悩んでいる場合が多い

とくに多いのが、聴覚と触覚の過敏性です。テレビの音を嫌がったり、ほっぺにさわられると逃げるなど、拒否反応を示します。テレビをみられない、入浴できないなど、トラブルにつながります。

神経質な子どもだと誤解されがちですが、それは発達障害のひとつの特性です。本人もわけがわからず、困っています。嫌がることは強要せず、子どもの感覚にあった育て方を考えましょう。

こだわり

同じ道順、同じ手順にこだわる

よくあるトラブルのひとつに、道順へのこだわりがあります。毎日通っている道順を変更すると、不安を感じて歩けなくなってしまいます。

よくあるトラブル

いつもと違う道を通ると立ち止まって拒む

ふだん使っている道が工事中で、別の道を使おうとすると、泣いたり騒いだりして、拒みます。いつもと違うことに対して、過剰な嫌悪感を表します。

知らないところを歩くのは不安でたまらないんだ

本人の気持ち

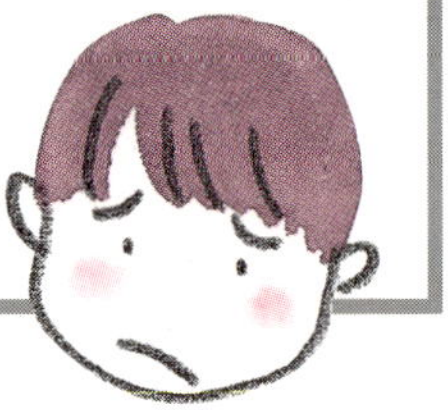

予定外のことには戸惑ってしまう

毎日の生活ルーチンからはずれることをすると、アスペルガー症候群の子どもは、戸惑いや不安を感じて、パニックになりがちです。予定を変更するときは注意が必要です。

生活ルーチン

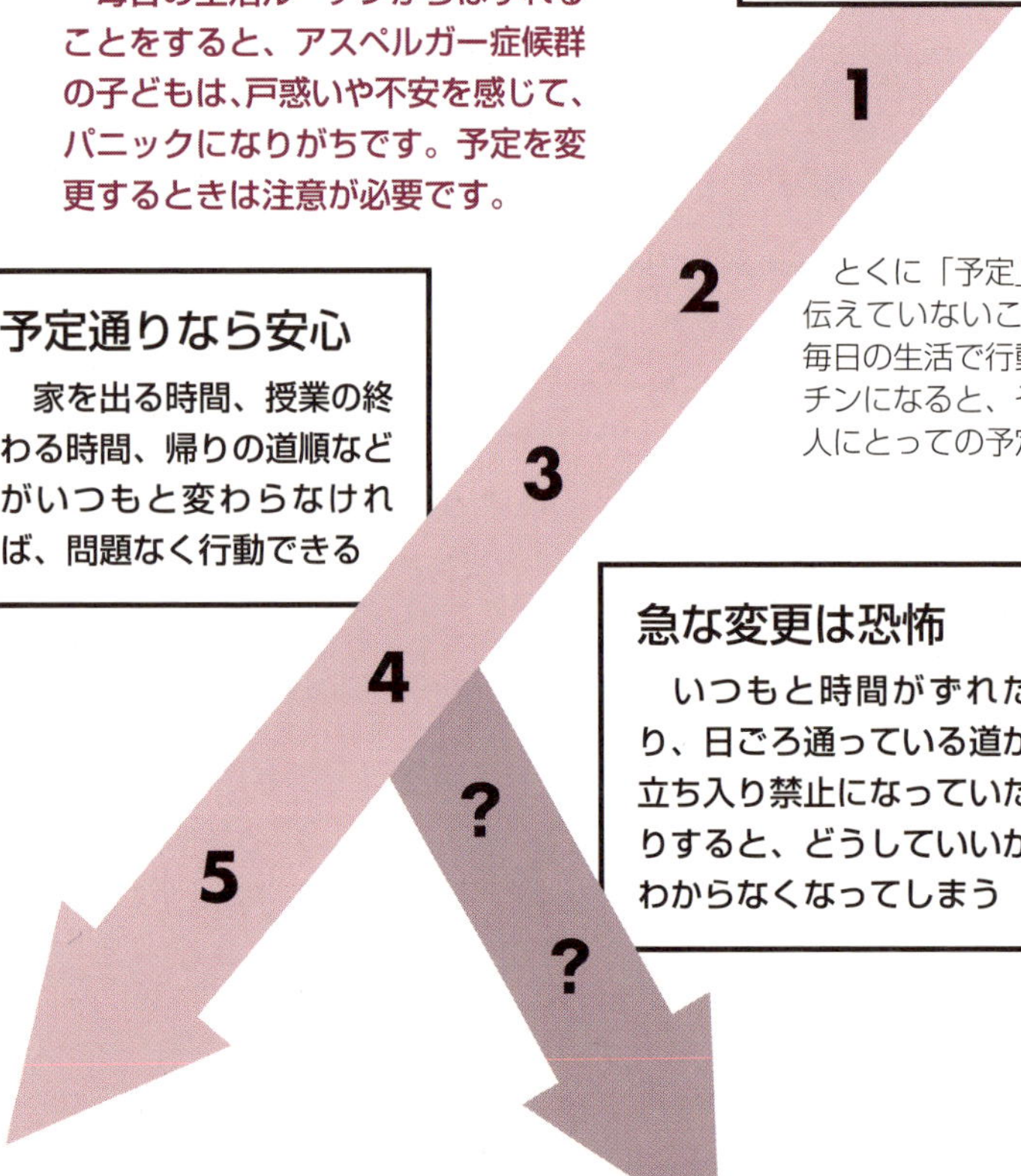

とくに「予定」として伝えていないことでも、毎日の生活で行動のルーチンになると、それが本人にとっての予定になる

予定通りなら安心

家を出る時間、授業の終わる時間、帰りの道順などがいつもと変わらなければ、問題なく行動できる

急な変更は恐怖

いつもと時間がずれたり、日ごろ通っている道が立ち入り禁止になっていたりすると、どうしていいかわからなくなってしまう

この対応で解決！ 行動予定を紙に書いて、事前に説明しておく

予定の変更が事前にわかっている場合は、それを紙に書いて、子どもに説明します。急に変更することになったら、予定が変わることと、それにあわせてなにをすればいいのかということを、具体的に指示します。

スケジュール表をみせる

文字や数字、イラストを使って、スケジュールを形にしてみせる。先の見通しが立って安心できる

どこを通るか伝える

道順を変更する場合は、落ち着ける時間をとり、どこを通ることになるか、ゆっくり説明する

模様替えはいっしょに

家具の位置を変更することも戸惑いのもとになる。黙って模様替えをせず、子どもに位置の変化を伝える

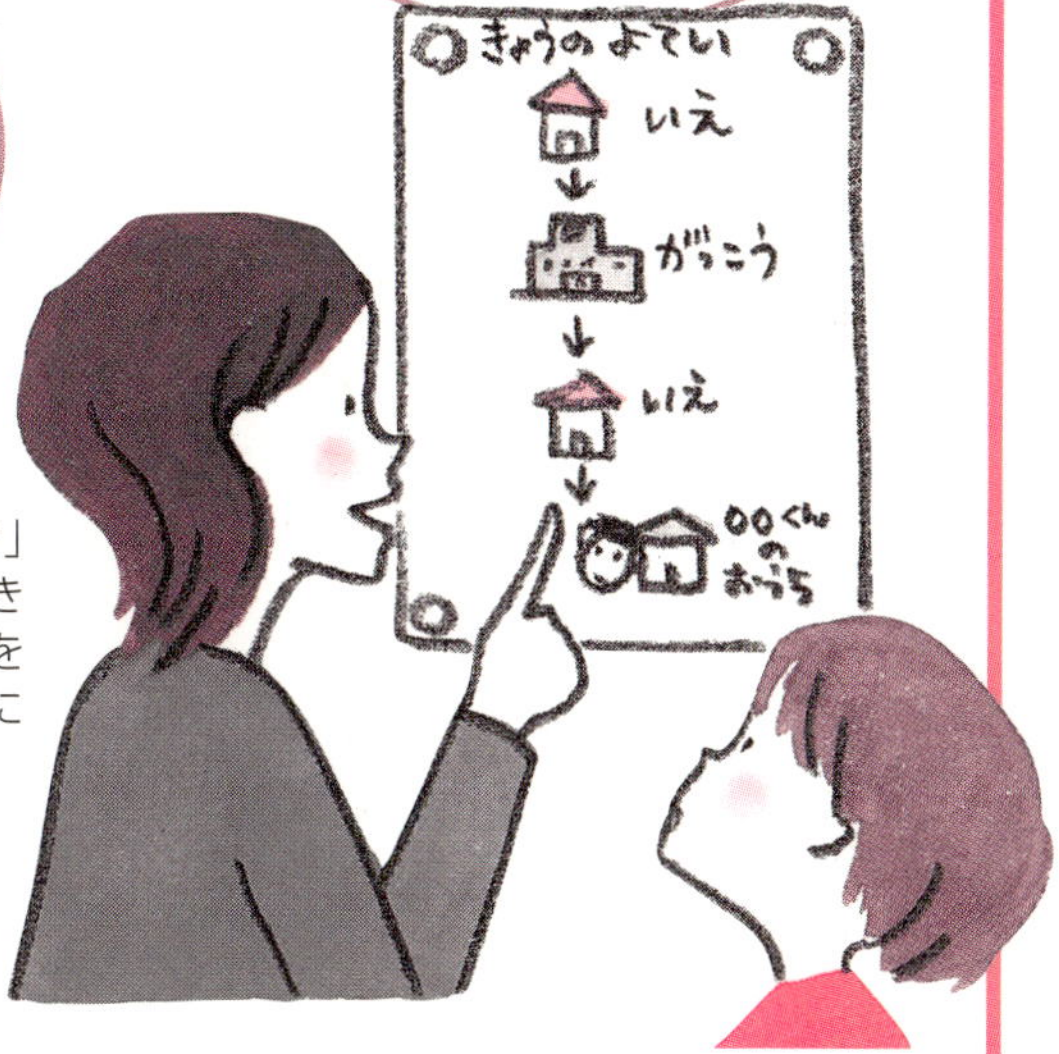
きょうのよてい
いえ
がっこう
いえ
○○くんのおうち

「今日の予定」を図にして書き出せば、不安をかかえず元気に一日を送れる

認知の障害があり、細かいことが気になる

スケジュールの変更に戸惑ってしまうのは、想像力の障害や、認知の偏りがあるからです。

予定が変わったとき、その後の変化を想像できれば、戸惑うことはありません。未体験の状況を想像できないために、混乱するのです。また、ひとつのスケジュールだけを受け入れているという、偏った認知の仕方も、混乱の原因となっています。

あらかじめ伝えればこだわりがやわらぐ

混乱を引き起こすのは「ふだんと違う状況」です。道順や手順だけでなく、時刻、家具の位置、役割など、さまざまなことが当てはまります。

たとえ小さなことでも、いつもと違うやり方をする場合は、事前に子どもに伝えましょう。その一言が弱い想像力の助けになり、不安をやわらげることができます。

学習

記憶することは得意だが、想像するのは苦手

アスペルガー症候群の特性には、長所と短所があります。記憶力がよく、想像力はよくありません。それが学習能力に影響しています。

得意・不得意がはっきりしている

アスペルガー症候群の子どもには、得意なことの傾向があります。漢字テストや計算、暗記など、答えがはっきりしていることを好みます。人によって違いはありますが、記憶することは得意だといえます。

できること

覚えることや、決まりを守ることが得意。法則性のある問題や科目では周囲をしのぐ結果を出す

- 難読漢字のテスト
- 計算問題
- 歴史年号や地名の暗記
- 公式を使う問題
- ルールを守ること

苦手なこと

想像力や社会性の発達障害があるため、自由な発想を求められることや、応用問題は得意ではない

- 文章の意味を考える問題
- 課題作文
- 自由研究
- テーマを応用する問題
- ルールにとらわれない発想

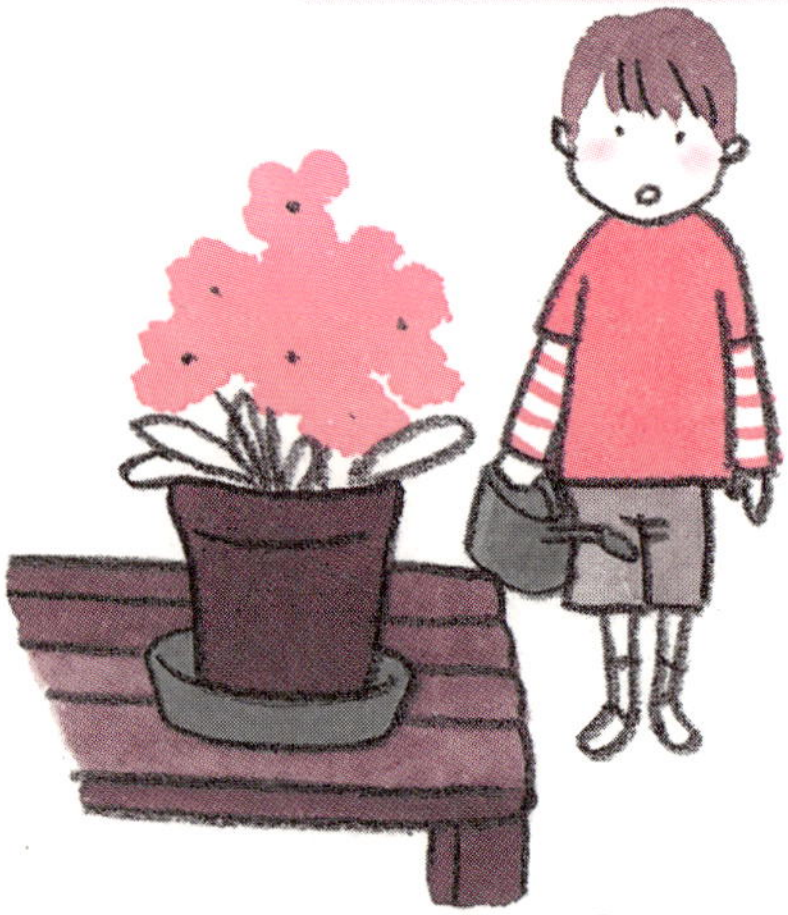

花の名前はたくさん覚えているのに、花が枯れそうなときの対処法は想像できない

よくあるトラブル

好きなキャラクターの名前を大人が驚くほど覚えている

学校の勉強は特別すぐれてはいないのに、好きなテレビ番組や鉄道路線などのことは、まわりを驚かすほどの記憶力を発揮します。難しい漢字や英語がまざっていても、難なく覚えます。

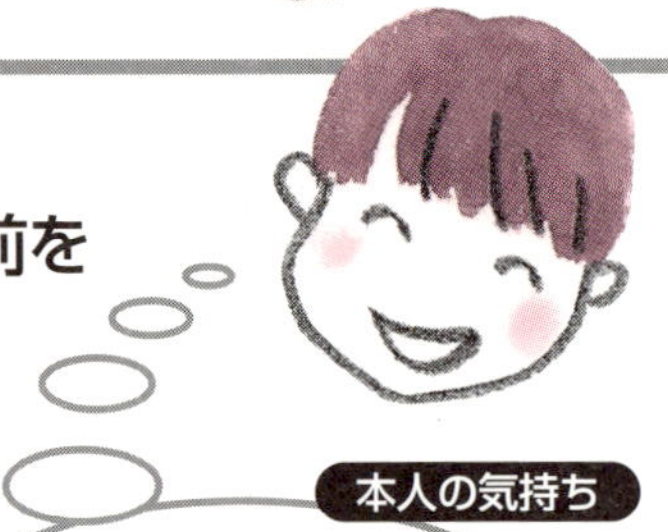

本人の気持ち

無理をして覚えているわけじゃないよ

得意分野の学習能力が突出している

興味の対象を一点にしぼって集中するシングル・フォーカスの特性が、学習能力にさまざまな影響をおよぼします。

自分の好きな分野については、学ぶ力も覚える力も、強く発揮します。しかし、理解が全般的にすぐれているわけではありません。歴史の年号は暗記しているのに、できごとの内容は理解していないなど、学び方に偏りが出ます。

少しずつでも幅を広げることが大事

興味のおもむくまま、本人にまかせていると、学習の幅がせまくなりがちです。関心のないことは学習しない傾向があります。好きなことだけでなく、ほかのことにも興味をもてるよう、無理のないサポートをしましょう。

なにもかも学ばせる必要はありませんが、幅をせばめすぎないように注意はしてください。

この対応で解決!

新しいことに興味をもたせ、好奇心をはぐくむ

記憶力にすぐれているのは、いいことです。その力をいかしながら、別のことへの興味や関心も育てていければ、より豊かな発達にむすびつきます。興味をのばすきっかけをつくってあげましょう。

本人の興味をいかす

年号を覚えることから歴史に興味をもったら、その興味をのばす。古い時代の調査や、人物研究などをおこなわせる

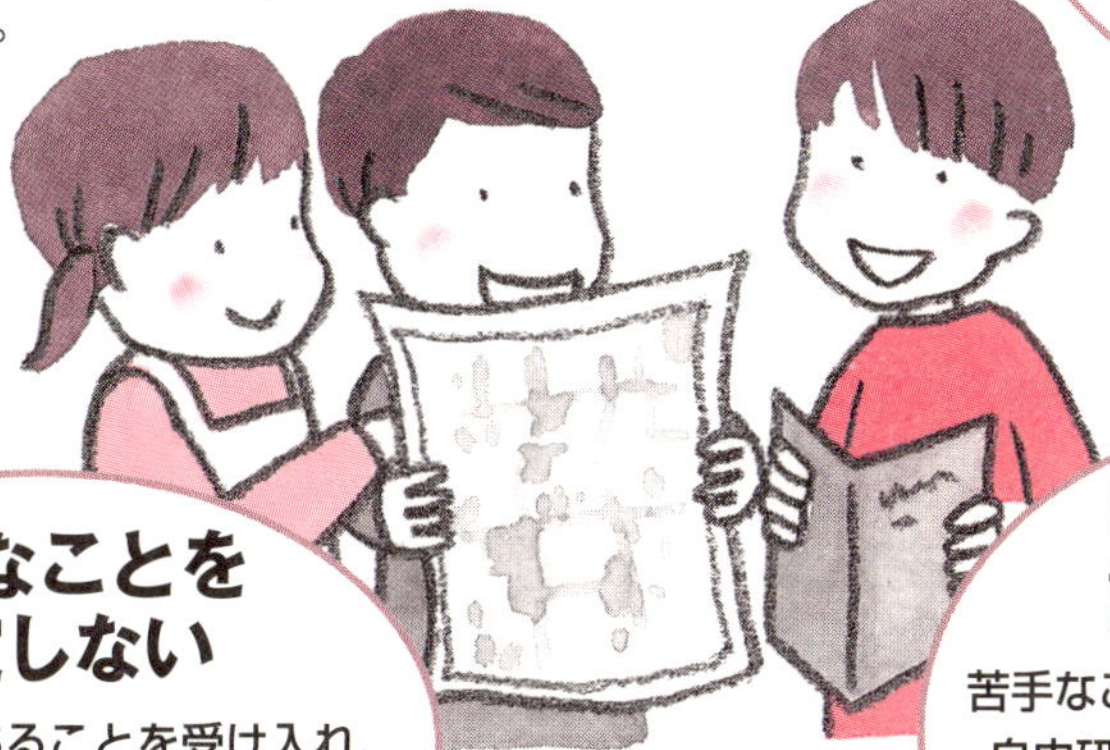

地図や資料を使うことで、目的、予定がはっきりすれば、自由研究でも混乱しない

好きなことを否定しない

分野の偏りがあることを受け入れ、そのなかですぐれた点をほめる。自信がつくと、苦手な分野にも手を出せるようになる

いろいろな課題を出す

苦手なことも上手に体験させる。自由研究に具体的手順を示し、美術で具体的な課題を出すなど、子どもがとりつきやすいことをやらせる

学習

スポーツの動作、ルールを応用できない

体育や音楽、図工など心身を応用的に使う学習では、動きが全体的にぎこちなくなります。とくに、同時に複雑なことをする動作、柔軟な対応を必要とするルールの理解が遅れます。

よくあるトラブル

サッカーで手を使ったりゴールを間違えたりする

球技のルールを、なかなか覚えられません。ひとつのルールを覚えても、同時にほかのことを指示されると、混乱して間違えてしまうことがあります。運動が苦手な子だと思われがちです。

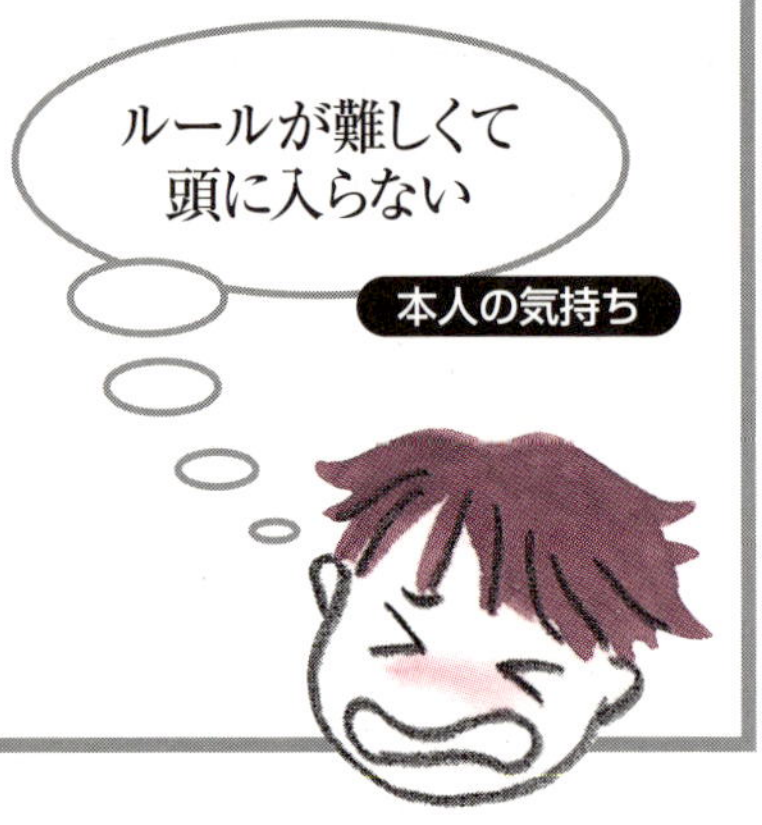
ルールが難しくて
頭に入らない
本人の気持ち

頭も体も混乱してしまう

スポーツをするときは、ほかの人の動きをみたり、ルールを考えたりしながら、体を動かします。また、とっさの判断を必要とすることが多く、アスペルガー症候群の子どもにとっては、対応しにくいことです。ルールの難しいサッカーより、簡単なボーリングを好みます。

頭の混乱

基本的なルールは覚えられるが、それを場面にあわせて応用することは苦手。状況の変化についていけない

- 選手交代に戸惑う
- 指示が多いと混乱する

考えながら体を動かすのは、本人にとっては大変なこと

体の混乱

複雑な動作を苦手とする子が多く、体を動かすこと自体に混乱しがち。また、ほかの人の動きをまねすることが得意でない

- ボールになかなか慣れない
- 動作がぎこちない

運動やスポーツが嫌いなわけではない

体を動かす授業のなかでも、とくに困難なのが体育です。音楽や図工はゆっくりと作業できますが、運動はそういきません。瞬時の判断を求められ、混乱します。

アスペルガー症候群の子は、体を動かすことが得意ではありませ

この対応で解決!

ルールを簡単にして、必要なことだけ説明する

　スポーツの動作やルールについていけないのは、それが複雑だからです。ルールを簡略化して、考えることを減らせば、グループでの運動もできるようになります。周囲が歩み寄ることが大切です。

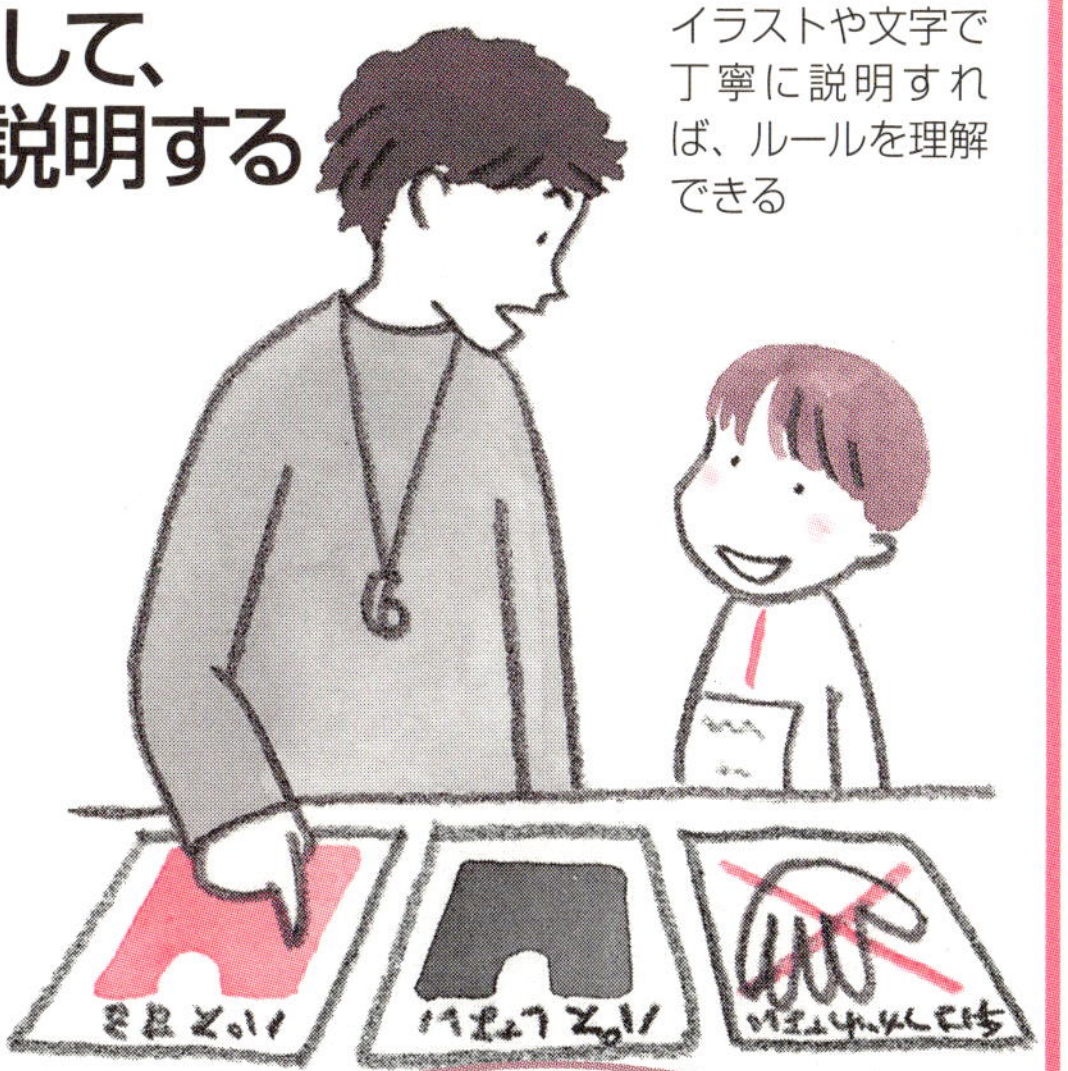

イラストや文字で丁寧に説明すれば、ルールを理解できる

道具でサポート

ゼッケンやカラーコーンで色分けして、ルールを理解しやすくする。情報をわかりやすくまとめ、混乱を減らす

まわりの協力をえる

ルールを変更すればみんなが楽しめるようになると説明する。グループ活動には協力が必要不可欠

イラストで説明

味方と相手の違い、正しい動作と反則の動作などを、イラストで説明する。競技中に指示するよりも、伝わりやすくなる

ん。また、競技の勝敗やルールを理解するのも苦手です。ルールを守り、勝敗を競うことに意味をみいだせないまま運動して失敗し、傷つくことが少なくありません。

　最初は運動やスポーツが嫌いではなかったのに、失敗をくり返すことで恐怖症になってしまう子どももいます。丁寧な教え方が必要なのだということを、周囲が理解する必要があります。

クラブ活動に参加することはできる?

　クラブ活動での注意点も、授業と基本的には変わりません。決まりを簡単にして、丁寧に伝えれば、トラブルは防げます。

　ただし、クラブ活動の場合は生徒の自主性にまかせる活動が増えます。授業以上に、友達の理解と協力が重要になってきます。

　グループ行動や共同作業、上下関係など、理解するために支援を必要とすることが多くなります。家族もしくは教師から、友達に説明をしたほうがよいでしょう。

学習

ふたつのことを同時におこなうと混乱する

学習面での苦労の一因に、作業の同時進行が苦手だということがあります。ふたつ以上のことを同時に考えたり実行することが、難しいのです。

複数の情報を一度に処理できない

アスペルガー症候群の子は、複雑な作業をこなすことが苦手です。とくに、いくつかの動作を同時進行することや、状況に応じて作業を変化させていくことが、上手にできません。

先生の話を聞きながらノートに文字を書いたり、話の重要性を判断してマークをつけたりすることが困難です。複数の情報を同時に処理することができず、どちらかに気をとられてしまいます。

これは特性のひとつなので、やり方を教えても、すぐにはできません。それよりも、作業を簡略化して、子どもがやりやすい方法を提示する方法がよいのです。

この対応で解決! 作業をいくつかにわけ、ひとつずつ進めていく

話を聞きながら、黒板に書かれたことをノートに書き写すためには、ふたつの活動を同時進行しなければいけません。話しを聞く時間と書く時間をわけることで、作業が簡単になり、対応しやすくなります。

段階にわける

話を聞く、ノートに字を書く、ペンで色をつけるなど、段階にわけ、順を追って作業をしていくことは得意

作業を減らす

伴奏を聞きながら歌い、踊ることは難しい。行動が重なって理解しにくいため、歌か踊りを減らすとよい

見本をみせる

まねをすることが苦手な子もいるが、見本をみせることで理解が早くなる子もいる。話しながら、実際にやってみせる

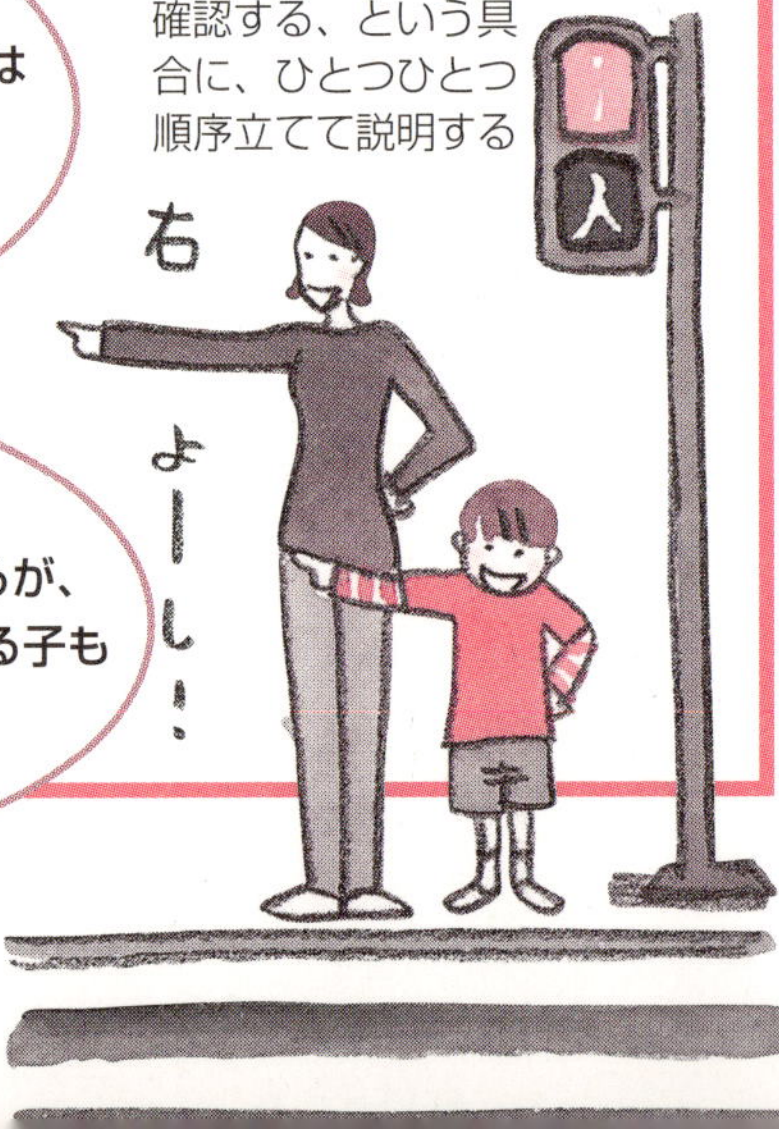

信号をみる、左右を確認する、という具合に、ひとつひとつ順序立てて説明する

2
周囲の理解が、二次障害を防ぐ

アスペルガー症候群の子どもは、言葉を理解できるため、
とくに障害のない子として育てられがちです。
しかし本人は自分の行動特徴に悩み、ときに周囲の期待に苦しみます。
そのすれ違いが、自信喪失や不登校などの二次障害をまねきます。
本人も周囲も、障害の特性を正しく理解することが求められます。

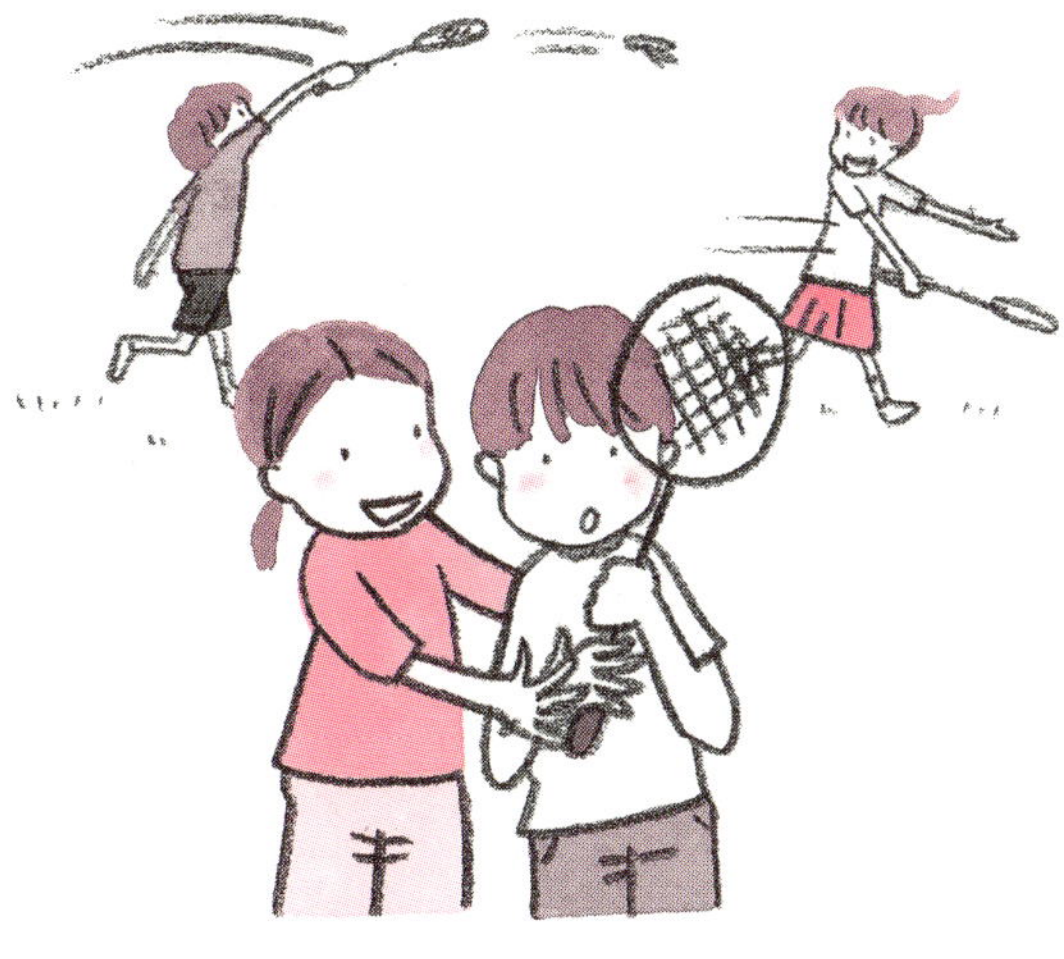

ストーリー

みんなと仲良くするにはどうしたらいい？

1 子どものこれまでの行動や問題点を、保健師に相談しました。やはりアスペルガー症候群の行動特徴に一致するようです。その可能性が高いといわれました。

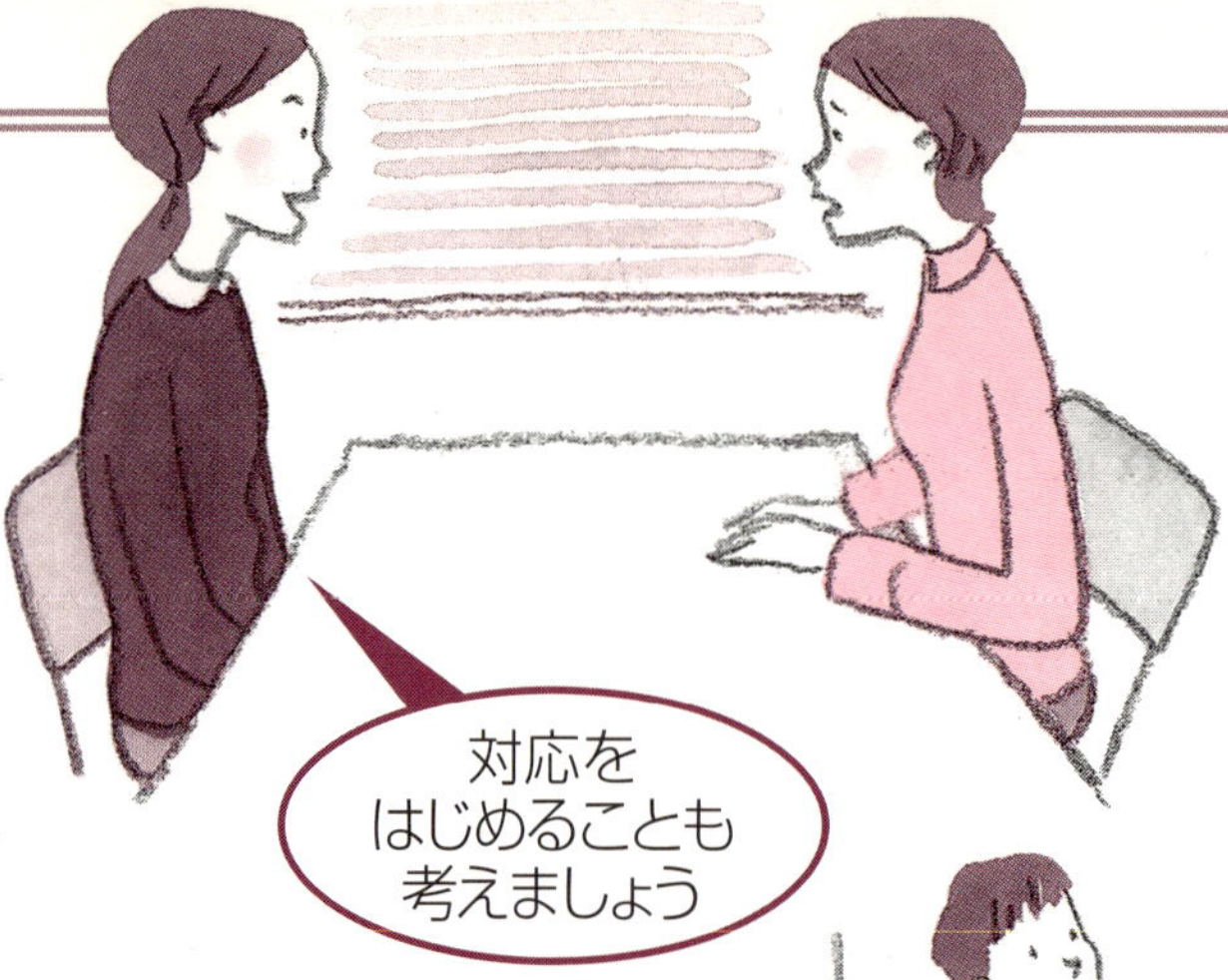

対応を
はじめることも
考えましょう

2 いままでは私ひとりで悩んできたけれど、本当に発達障害があるのなら、夫やまわりの人たちにも理解してほしい。ひとりで抱えこんではいけない問題だと思います。

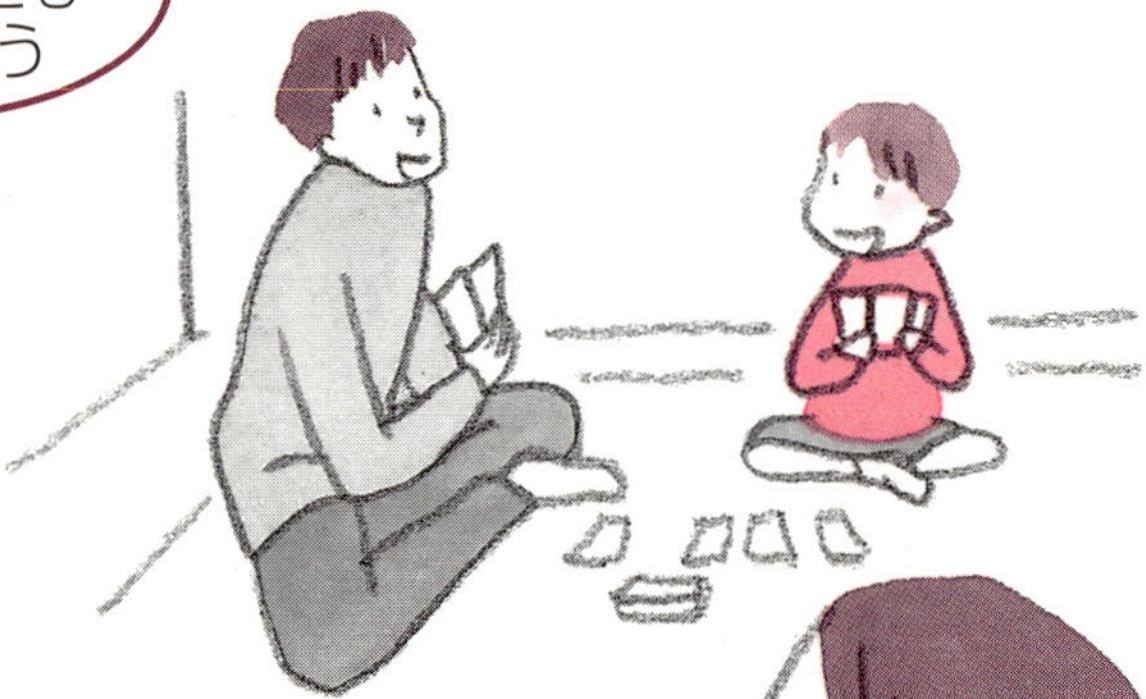

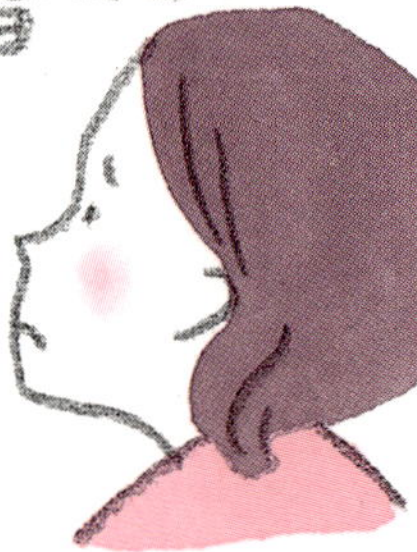

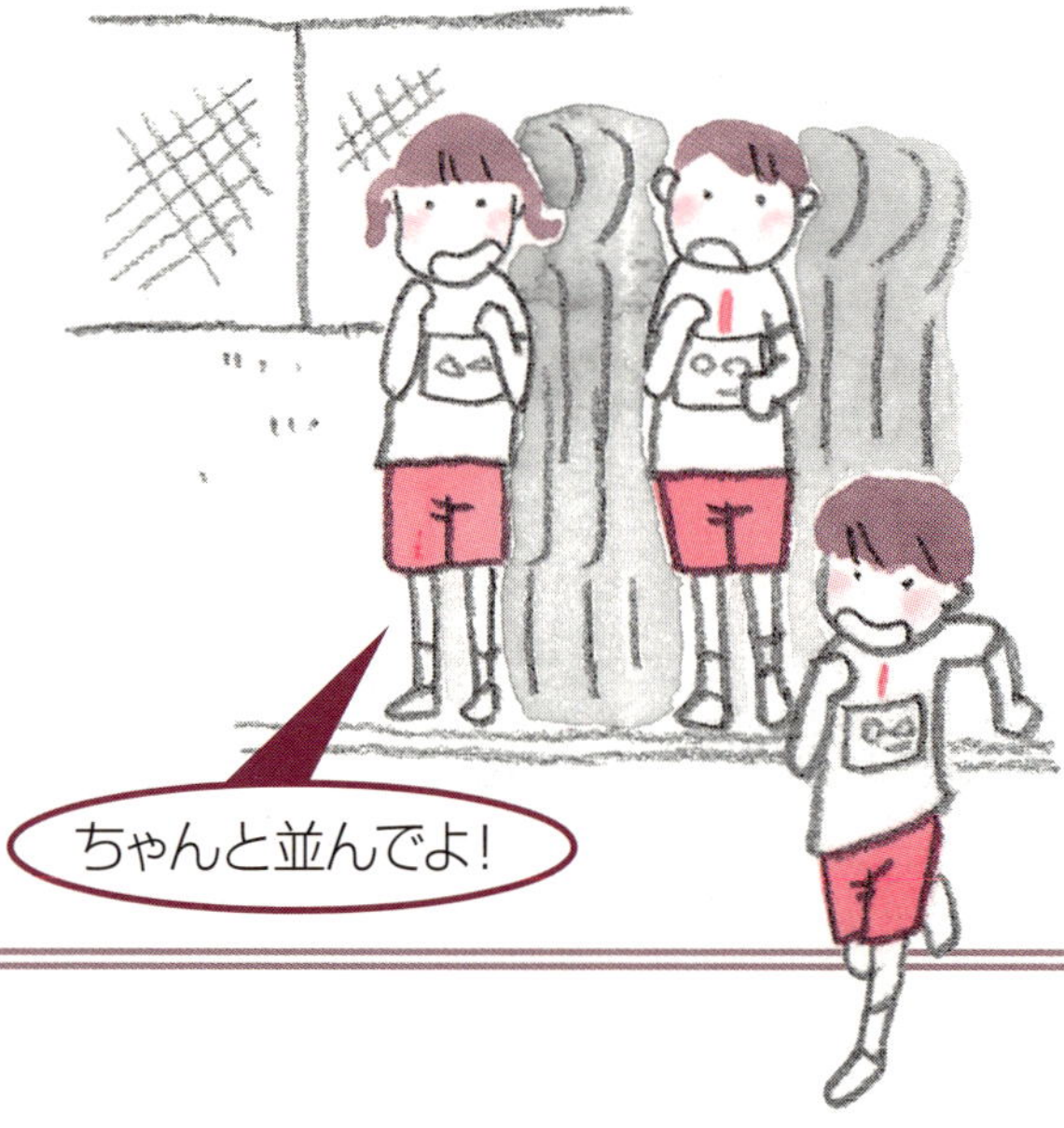

ちゃんと並んでよ！

3 まわりの理解をえられれば、パニックや問題を起こすことが減って、友達も増えるんじゃないかな。みんなと仲良くしてほしい。そう思います。

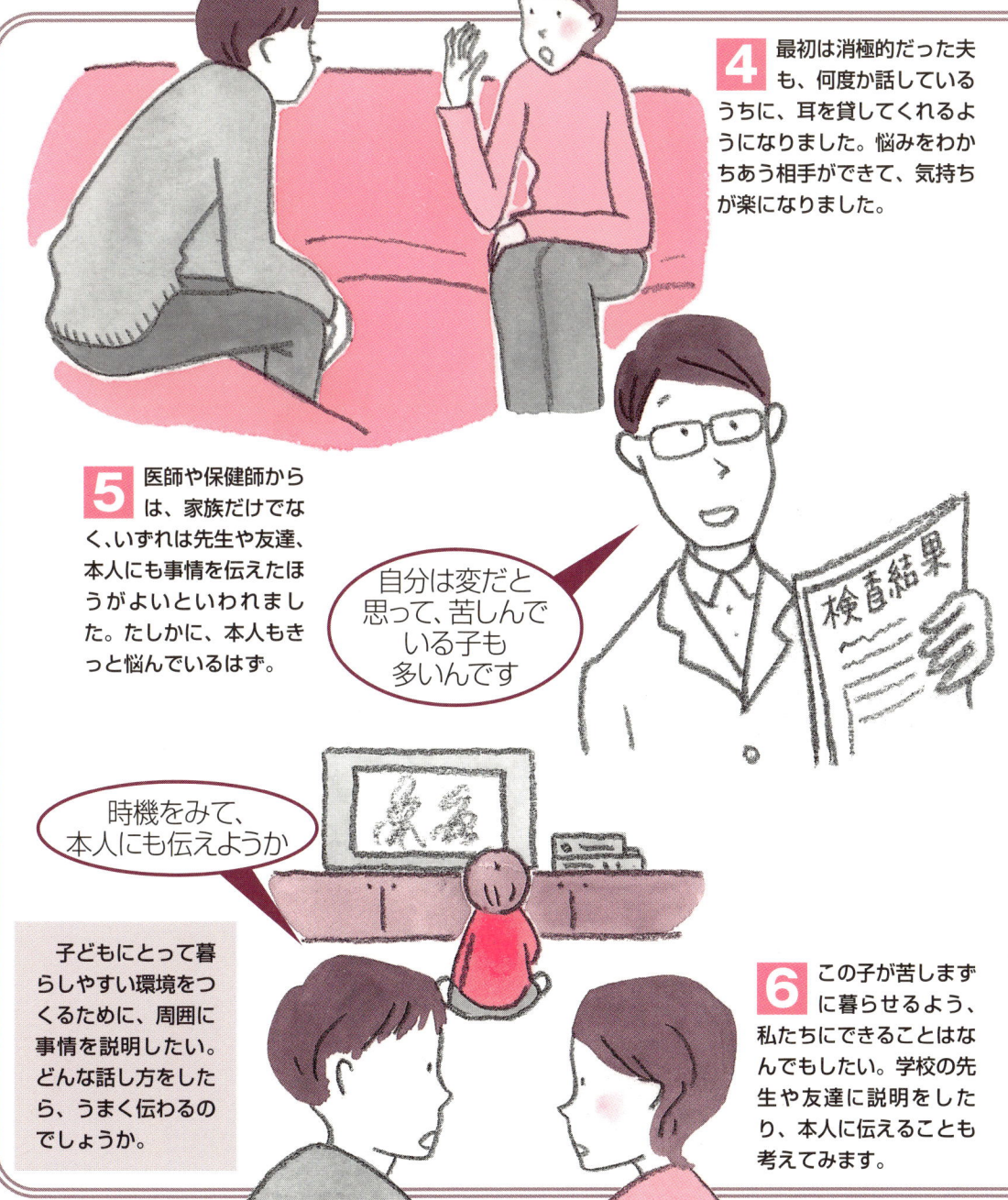

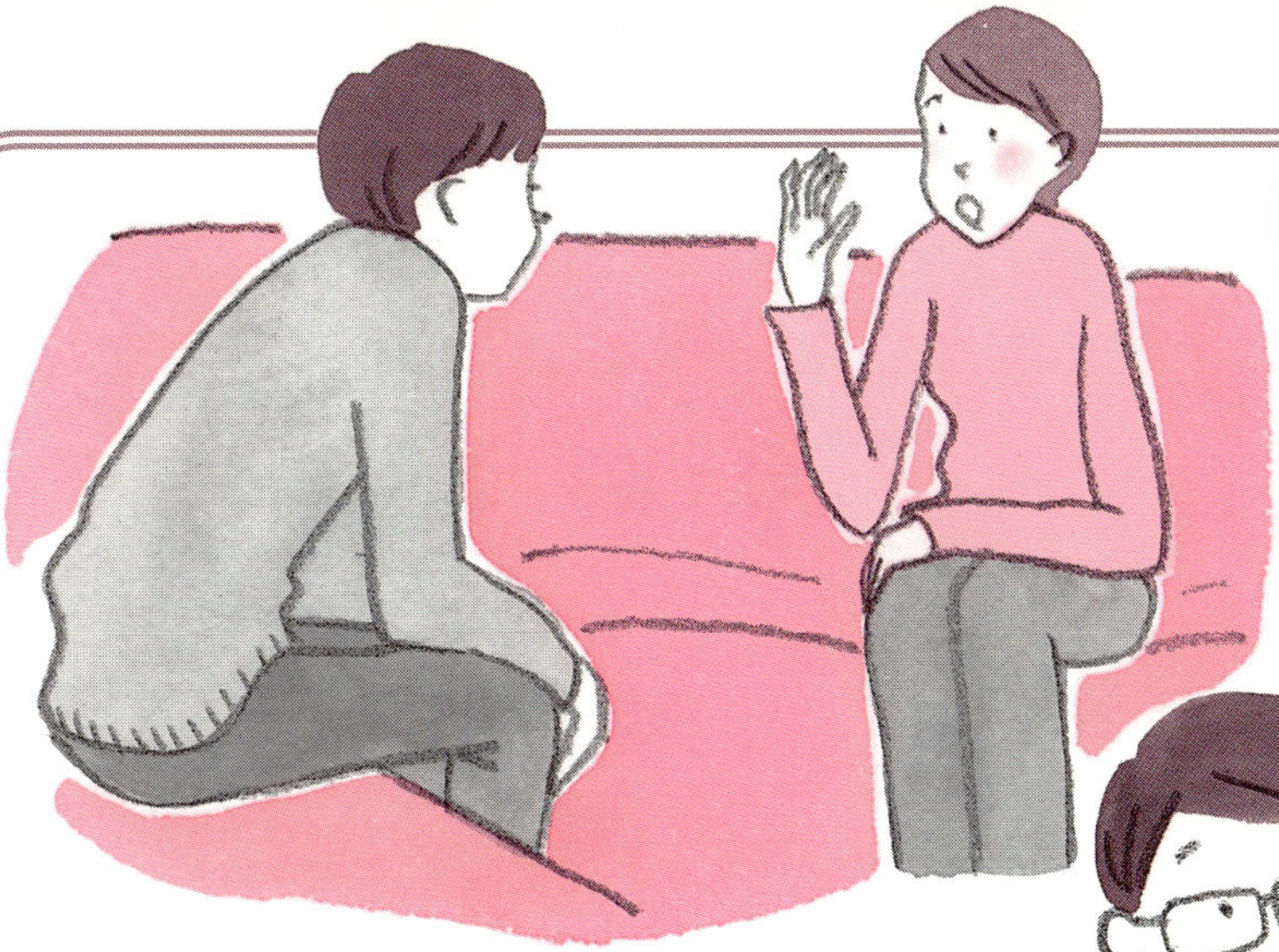

4 最初は消極的だった夫も、何度か話しているうちに、耳を貸してくれるようになりました。悩みをわかちあう相手ができて、気持ちが楽になりました。

5 医師や保健師からは、家族だけでなく、いずれは先生や友達、本人にも事情を伝えたほうがよいといわれました。たしかに、本人もきっと悩んでいるはず。

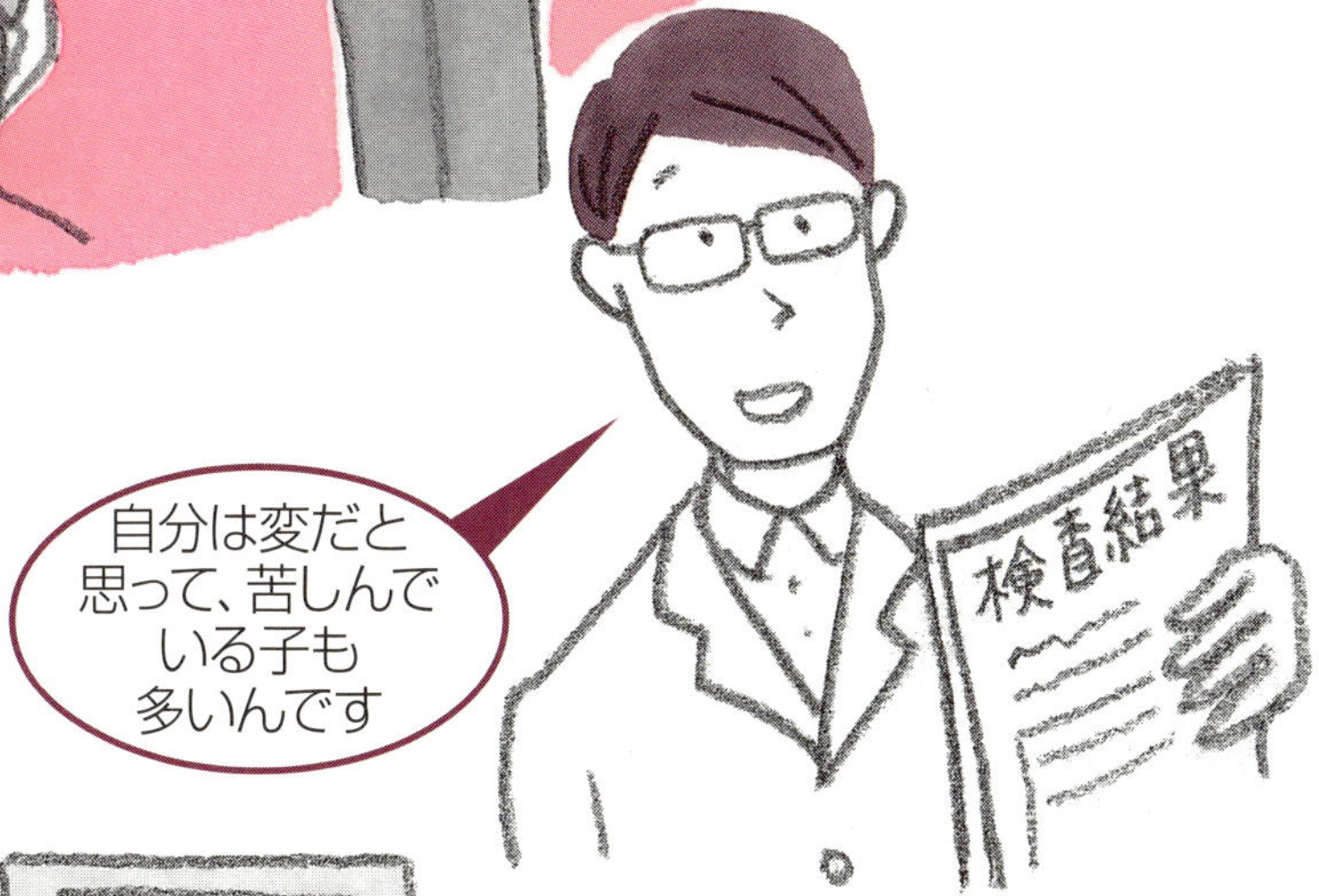

自分は変だと思って、苦しんでいる子も多いんです
検査結果

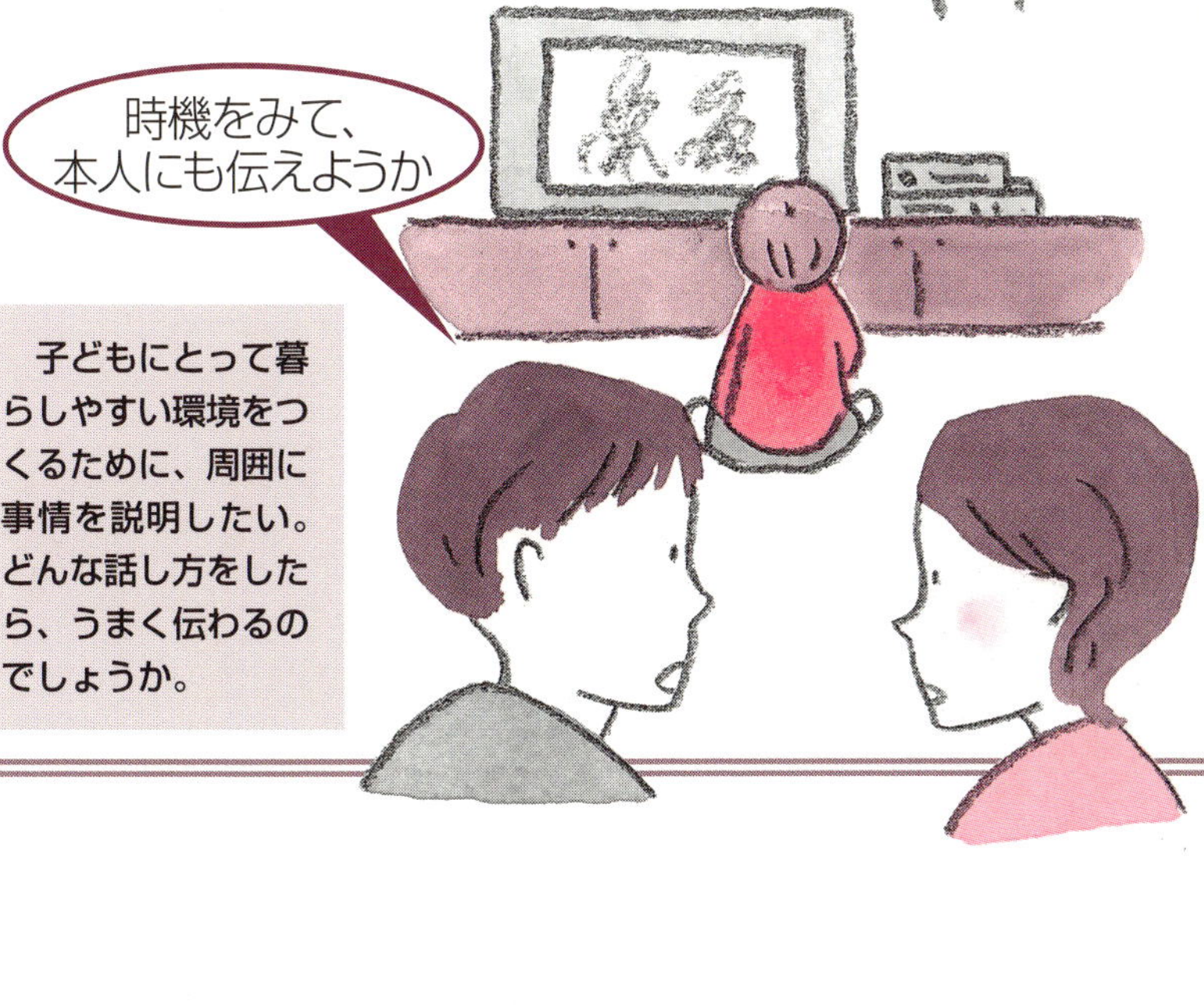

時機をみて、本人にも伝えようか

子どもにとって暮らしやすい環境をつくるために、周囲に事情を説明したい。どんな話し方をしたら、うまく伝わるのでしょうか。

6 この子が苦しまずに暮らせるよう、私たちにできることはなんでもしたい。学校の先生や友達に説明をしたり、本人に伝えることも考えてみます。

周囲の理解

人間性を直そうとせず、受け入れる

発達障害への対応で大事なことは、がんばればできると思わないこと。がんばってもできないことがあるのを理解し、子どもを受け入れましょう。

周囲の対応が重要な役割をもつ

アスペルガー症候群の子どもは、さまざまな特性を抱え、暮らしにくい環境のなかで必死に生きています。それを周囲が理解しサポートできるかどうかによって、子どもの発達は大きく変わってきます。

欠点を直させる
欠点と思われることのなかには、特性もある。直そうとしても、完全にはなくならない

障害を隠す
隠していると、本人も周囲も特性を理解できず、問題点への対処が遅れる

しつけのせいにする
発達障害はだれの責任でもない。原因や責任の所在を探ることには意味がない

性格をとがめる
話を聞かない、グループ行動ができないなどの問題を性格のせいにすると、子どもが傷つく

特別扱いする
サポートは必要だが、過剰な特別扱いはよくない。必要最低限度に

無理解・非難
発達障害への理解を欠く対応や、特性への非難は、子どもに不可能を要求することになり、やがては彼らのゆき場を奪うことにつながっていきます。子どもにとって必要なのは、矯正しようとする大人ではなく、受け入れてくれる大人です。

↓ 理解されないつらさが、社会への不信感になり、二次障害にむすびつく

二次障害
（32ページ参照）

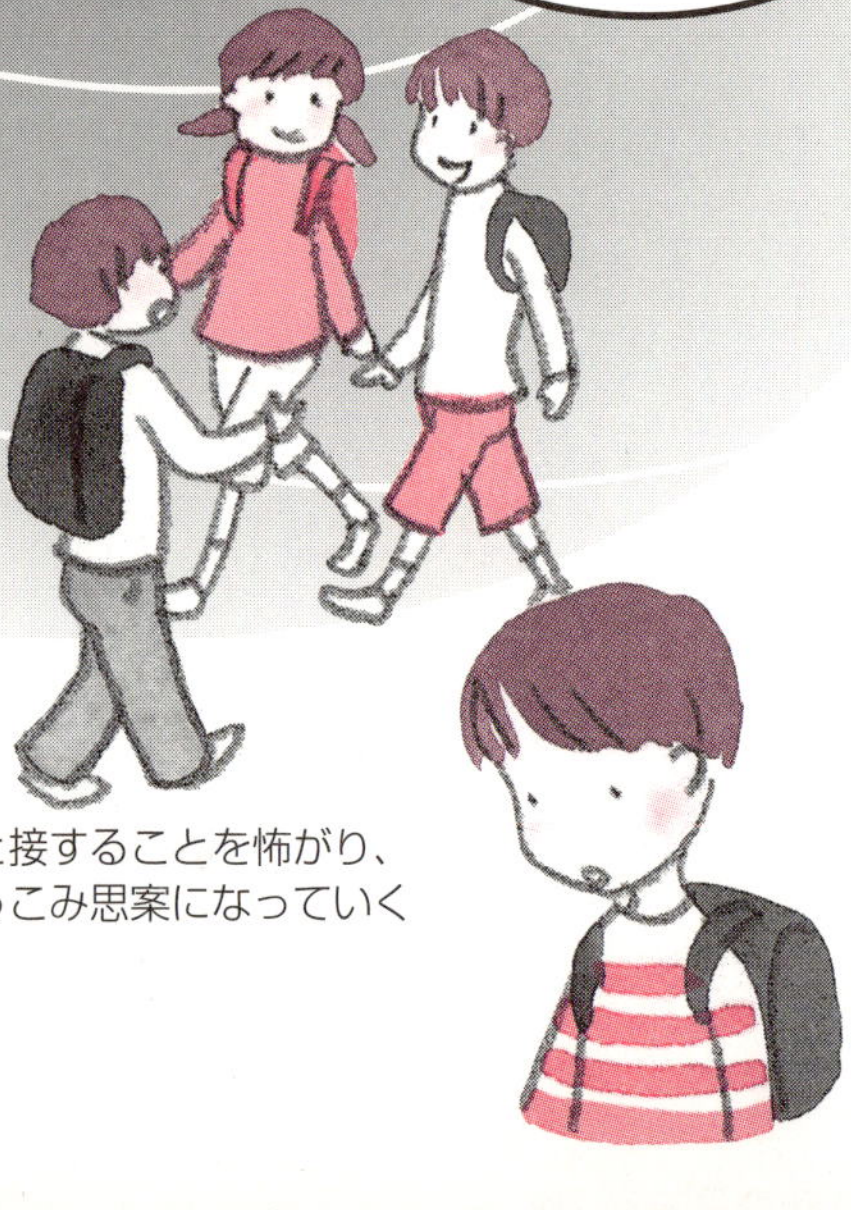

人と接することを怖がり、引っこみ思案になっていく

理解・協力

得意なことと不得意なこと、その両方が受け入れられれば、子どもの悩みは軽減します。不得意なことには協力を、得意なことには評価をしましょう。ありのままを受け入れ、サポートをすれば、あとは自分で成長していきます。

受け入れられることが自信と安心につながり、成長の一歩となる

豊かな発達

計算問題が得意なことをほめられて、自信がつくと、ほかのことにも意欲をもてる

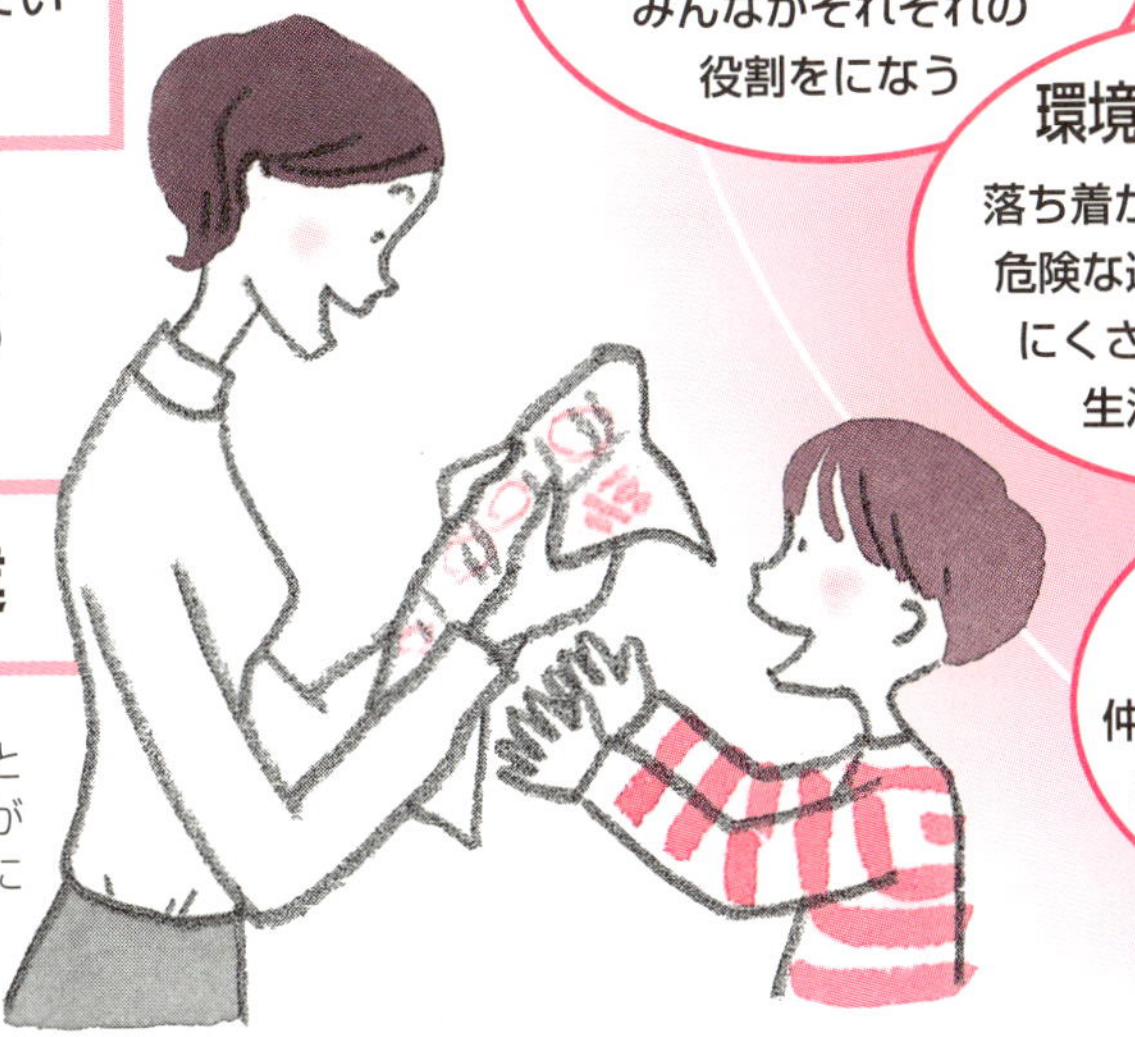

できたことをほめる
欠点や問題があっても、そのなかによい点があったら、それをほめる。喜びを共有する

共通理解をもつ
保護者も教師も、共通の理解と意識をもって子どもと接する。一貫した対応が安心感をうむ

全員で協力する
ひとりがリーダーとなって子どもと対するのではなく、みんながそれぞれの役割をになう

環境をととのえる
落ち着かない部屋、騒音、危険な道具など、暮らしにくさに通じる要素を生活からなくす

仲間をつくる
子どもが孤立しないよう、仲間と出会う機会をもうける。無理をせず、本人の希望にあわせた交流を

理想に子どもを当てはめない

発達障害は、ただ発達が遅れる障害ではありません。発達に偏りがあり、苦手なことは、正しい教え方をしても、すぐに覚えられるとはかぎりません。

それを理解せずに、理想の成長を頭に描いて育てていると、必ず壁に当たります。理想に子どもを当てはめるのではなく、まずありのままの姿を受け入れましょう。

あせらずに成長を信じて待つ

理想の形にとらわれず、あせらずに子どもの成長を待つ。それがアスペルガー症候群への望ましい対応の基本です。

さまざまな苦手意識をもつ子と共に暮らすのは、忍耐のいることです。しかし、その忍耐と信頼こそが、成長を支える土台になります。保護者が信じて待つことで、子どもの自信が強まり、すぐれた能力が必ず広がっていくのです。

二次障害とは

悩みごとが、劣等感や対人恐怖にむすびつく

アスペルガー症候群の二次的な問題には、いじめを受けることや不登校などがあります。特性についての悩みが劣等感やストレスにつながり、被害をまねくのです。

精神的なダメージにむすびつきやすい

発達障害の自覚がない場合、子どもは対人関係や勉強が思い通りにできないのを自分のせいだと思いこみ、ひとりで悩んでしまうことがあります。

不登校

自意識をもつ年代になると、自分の行動に違和感や恥ずかしさを感じ、外出をしぶる

対応　告知や対応の変更で、違和感をやわらげる

劣等感

さまざまな学習への苦手意識を、才能や努力が足りないと考えて、劣等感をいだく

対応　だれにでも得意、不得意があることを伝える

心身症

さまざまな悩み、ストレスがたまり、体に影響が出る。頭痛や腹痛などをうったえる

対応　生活環境を見直し、ストレスのもとを減らす

いじめ

会話のすれ違いや突飛な行動が続き、友達に敬遠される。いじめに本人が気づかない場合も

対応　友達に、悪意がないことを説明し、理解を求める

対人恐怖

失敗をからかわれたり、友達ができなかったりすると、周囲の人に恐怖感をいだく

対応　嫌われやすい行動を具体的に示し、直していく

攻撃感情

周囲の人に対して、敵意や攻撃的な感情をもつことがある

対応　身近に安心して親しく交流できる人をつくる

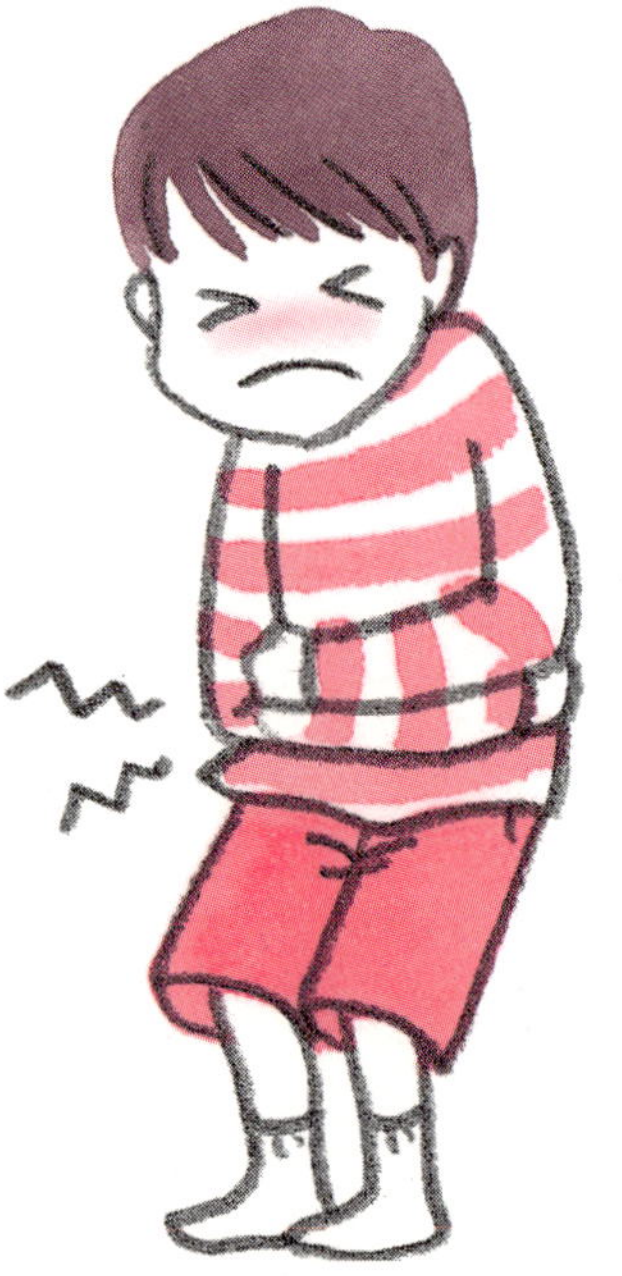
ひとりで悩み、体調を崩してしまう子も多い

トラブルが続くと自信をなくしてしまう

苦手科目はだれにでもあるものです。多くの人は、それを努力や工夫によって克服します。

ところがアスペルガーの子は、がんばっても特性を変えることはできません。そのため、苦手科目に対処できず、人によっては、ずっと悩みを抱え続けています。

イラストや図を使う学び方が自分にあっていると気づけば、ぐんぐん成長していきます。しかしそれは簡単ではありません。なかには独学で学ぶ子もいますが、通常は周囲のサポートが必要です。

サポートが足りなかったり、あやまったしつけをして、トラブルや失敗をくり返すと、子どもの心に苦手意識と自分への不信がめばえます。少しでも早く、支援をはじめてください。

周囲が受け入れることで被害を防げる

支援は、家族や友達、教師がアスペルガーの子どもの特性を理解し、その言動の裏に悪気がないと知ることからはじまります。

その背景を理解したうえで、アスペルガーの子とのコミュニケーションや対応を考えていきます。正しい理解が広がれば、二次障害は防げるのです。

共通認識が必要

二次障害を防ぐためには、子どものまわりにいる人が協力態勢を築くことが大切です。家族と教師が同じような意識で受け入れてくれれば、子どもは常に安心できます。

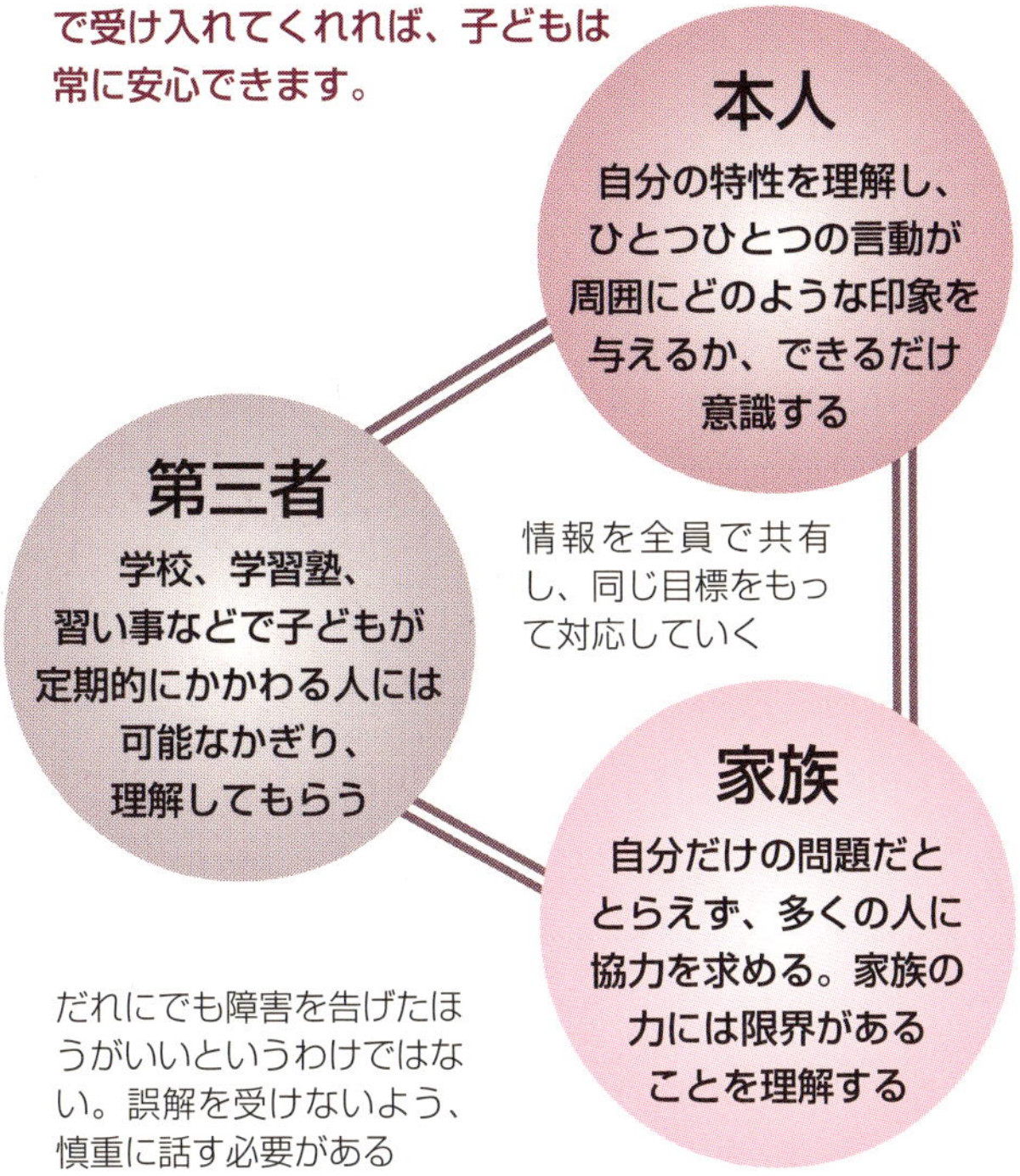
本人
自分の特性を理解し、ひとつひとつの言動が周囲にどのような印象を与えるか、できるだけ意識する
第三者
学校、学習塾、習い事などで子どもが定期的にかかわる人には可能なかぎり、理解してもらう
家族
自分だけの問題だととらえず、多くの人に協力を求める。家族の力には限界があることを理解する
情報を全員で共有し、同じ目標をもって対応していく
だれにでも障害を告げたほうがいいというわけではない。誤解を受けないよう、慎重に話す必要がある

強いショックがフラッシュバックをまねく

広汎性発達障害の子どもは、しかられたり、友達に怒鳴られたりして強いショックを受けると、その経験を忘れられなくなる場合があります。その後、同じような状況になるとつらかった体験を思い出し、ショックを再体験するようになります。その現象を「フラッシュバック」といいます。

子どもが心の傷を負い、フラッシュバックに襲われないよう、二次障害を起こさない育て方を心がけなければなりません。

家族の役割

家族に愛着をもちにくいことを理解する

子どもの家族に理解してほしいことのひとつが、家族関係の難しさです。アスペルガー症候群の子は、家族の愛情を受けとる方法がわからずにいます。

両親の呼びかけを雑音と感じる場合もある

母親のやさしい呼びかけにまったく答えず、黙ってテレビをみている子どもがいたら、感情の乏しい子だと思われてしまうでしょう。

アスペルガー症候群の子どもは、そのようにして、家族の言葉を無視してしまうことがよくあります。しかし、けっして感情が乏しいわけではありません。

彼らには感覚の偏りがあるため、家族の言葉を雑音と感じたり、自分の邪魔をする音だと思ったりしてしまうのです。それを知らずに何度も呼びかけていたら、ますます嫌がられる場合もあります。

愛情を伝えるときにも、特性にあわせた工夫が必要なのです。

感情表現をうまくできない

会話のやりとりや、人とのふれあいを苦手としている子どもは、愛情が伝わりにくい子だと思われがちです。感情表現をうまくできないことを、周囲が理解する必要があります。

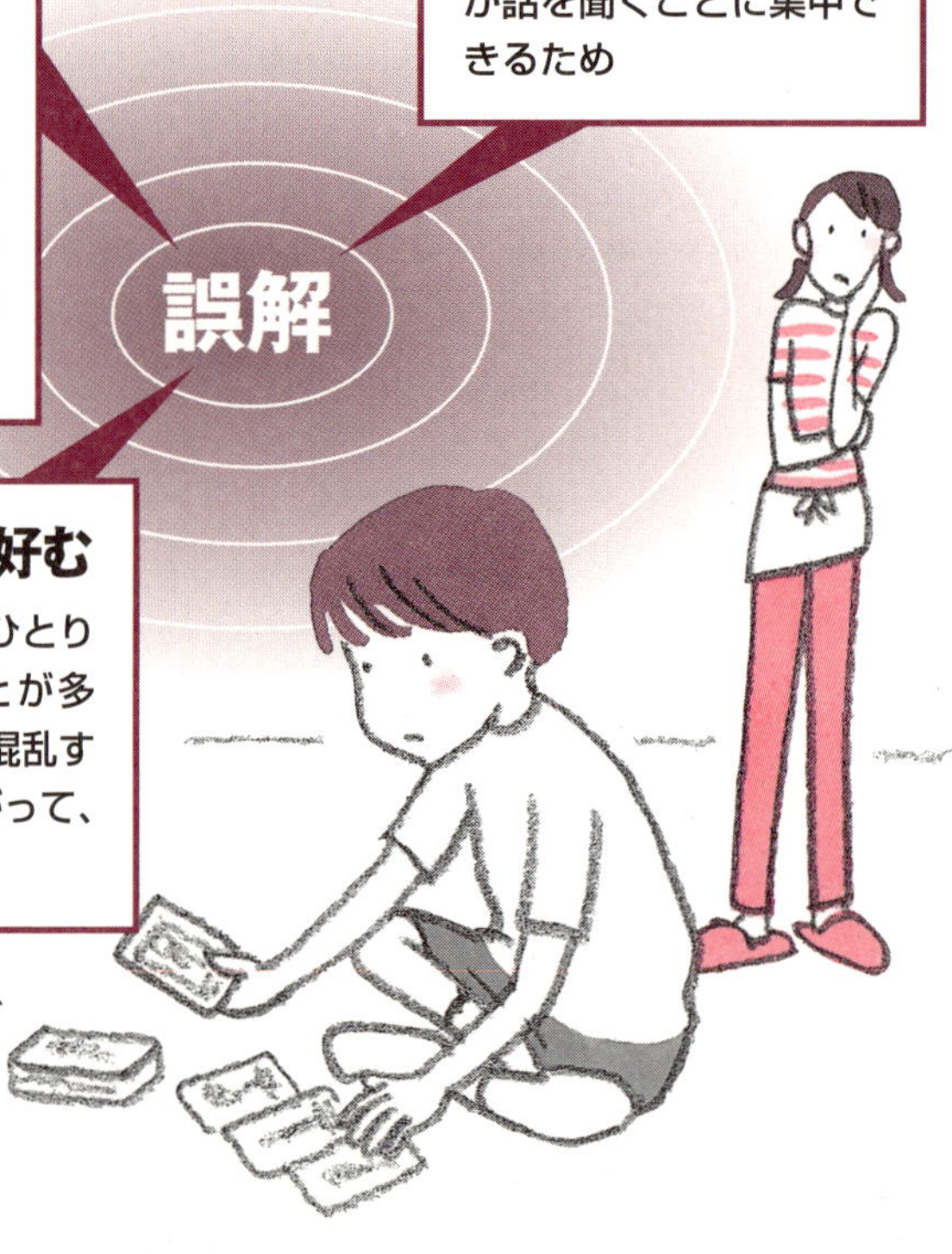

笑顔を返さない

人が笑いかけながら話すと、目をそらす。相手を拒んでいるのではなく、目をあわせないほうが話を聞くことに集中できるため

親戚を嫌がる

家族には慣れても、たまにしか顔をあわせない親戚には、なかなか慣れない。嫌っているわけではない

ひとり遊びを好む

誘いを断って、ひとりで遊んでいることが多い。集団に入ると混乱するため、それを嫌がって、ひとりでいる

親に背中を向けて遊ぶのは、遊びに集中しているから

子どもの気持ちに寄りそうことが大切

子どもの気を引こうとばかりしていては、気持ちはなかなか通じません。それよりも、子どもが興味を寄せているものに目線をあわせてみましょう。気持ちが伝わりやすくなります。

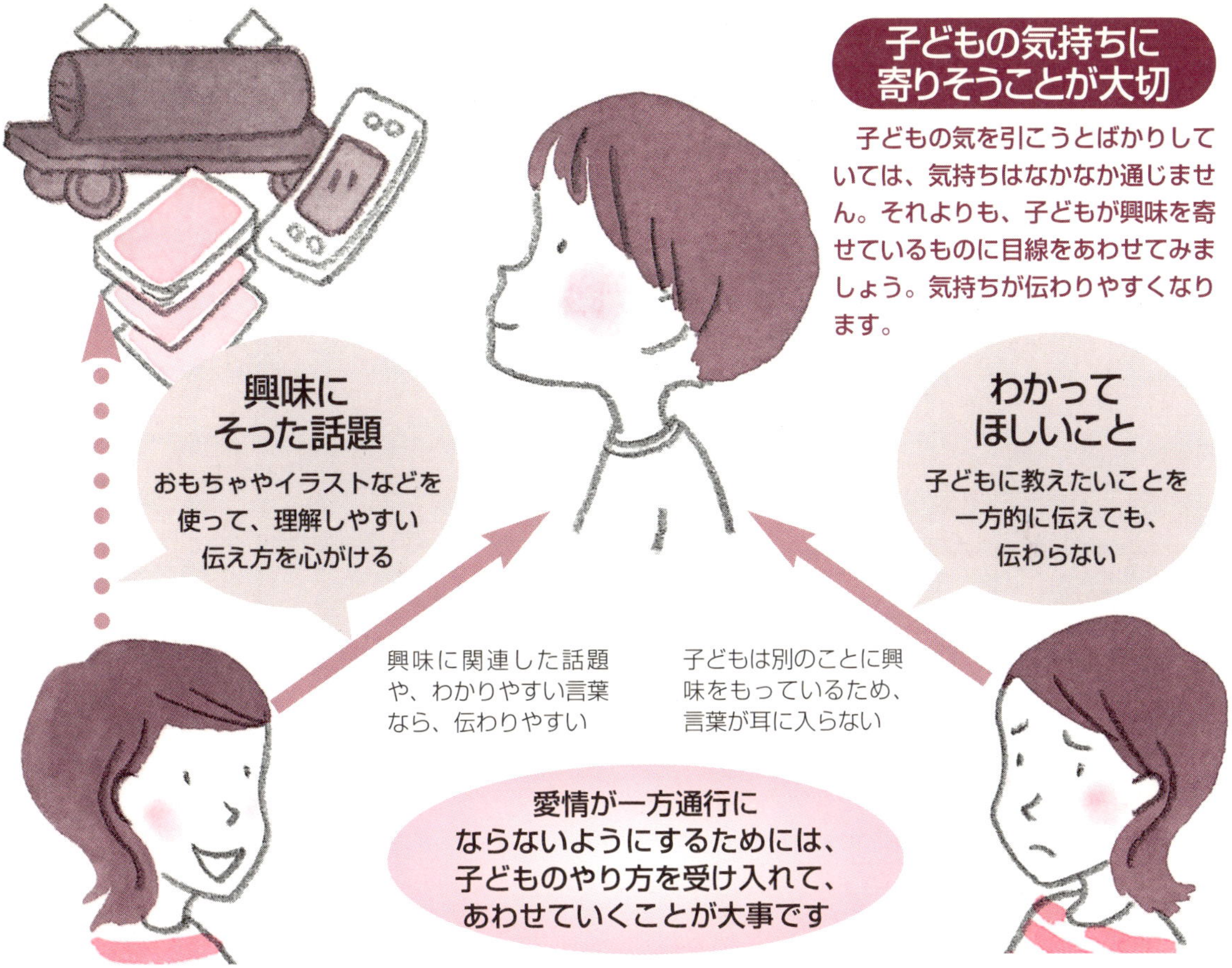

興味にそった話題
おもちゃやイラストなどを使って、理解しやすい伝え方を心がける
わかってほしいこと
子どもに教えたいことを一方的に伝えても、伝わらない
興味に関連した話題や、わかりやすい言葉なら、伝わりやすい
子どもは別のことに興味をもっているため、言葉が耳に入らない
愛情が一方通行にならないようにするためには、子どものやり方を受け入れて、あわせていくことが大事です

家族ができること

感じ方の違いを受け入れる

「みつめあうこと」「笑いあうこと」など、両親にとっての希望にとらわれないことが大切です。子どもがなにを喜びと思い、なにを苦痛と感じているのか、様子をよくみて、気持ちを理解しましょう。

× 愛情が伝わらないと、嘆《なげ》き悲しむ

↓

受け入れる

↓

○ 子どもなりの表現を読みとるようにする

家族の役割

時機をみて、本人に発達障害を告知する

本人は、成長とともにほかの人との違いに気づき、違和感をいだきます。場合にもよりますが、悩みが深まるようであれば、発達障害を告知します。

まわりとの違いに悩んでいる子も多い

多くの場合、小学校高学年くらいになると、本人が発達障害の存在に気づきはじめます。友達との会話にすれ違いが生じたり、自分だけスポーツが極端に苦手だったりして、なにかおかしいと思う場合が多いようです。

しかし、大きなトラブルが起きないかぎり、本人は周囲にそれをくわしく伝えようとはしません。

努力しても周囲から遅れ、原因もわからないのでは、人生自体が嫌になってしまいます。

そのような事態をまねく前に、子どもに障害のことを伝えましょう。そのためにも、保護者が発達障害と向きあうことが必要なのです。

誕生～乳児期

うまれてから数年は、
とくに問題なく成長する場合が多い。
おとなしく、育てやすい子となる
●告知する必要はない

幼児期

3～4歳になると、マイペースが
目立ちはじめる。迷子になったり、
いいつけを拒んだりする
●告知する必要はない

周囲とのギャップはだんだん大きくなる

保育園や幼稚園に通う幼児期までは、特性はあまり目立ちません。言葉が達者になり、コミュニケーションが高度になるにしたがって、周囲との違いが表れはじめます。

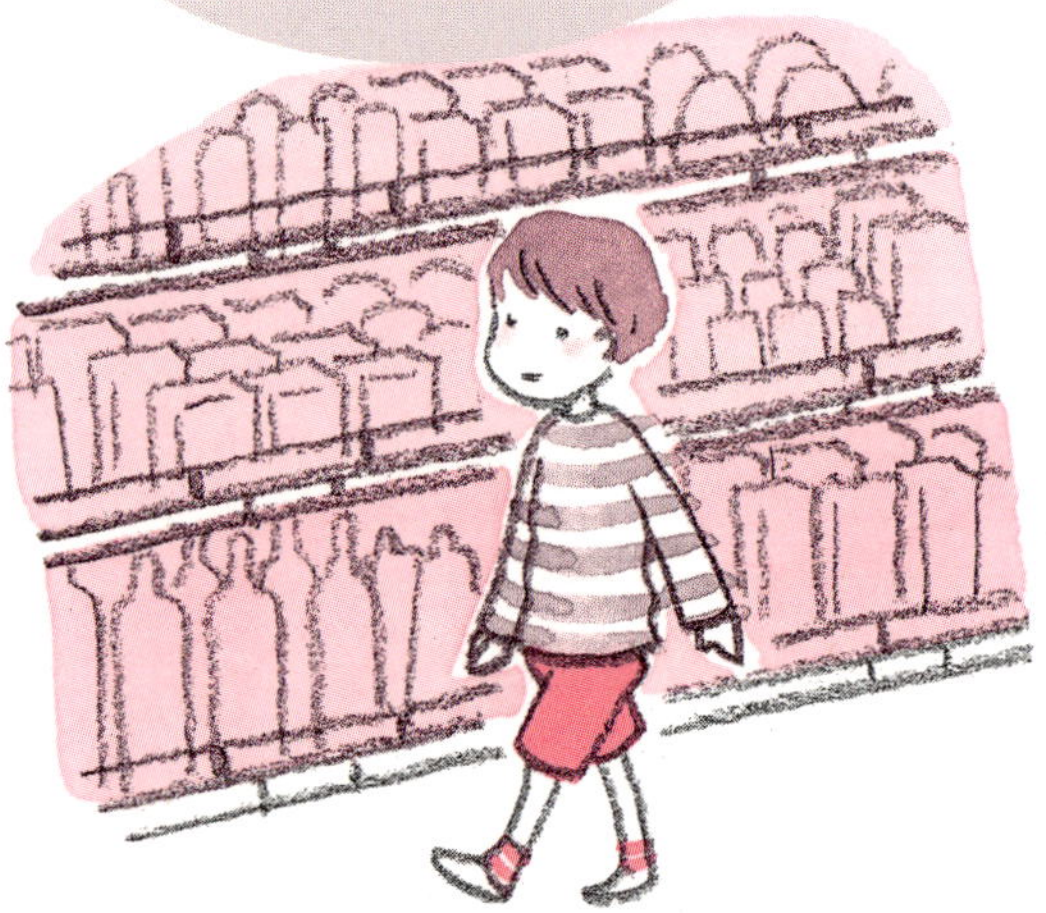

スーパーで両親から離れ、ひとりで歩きまわってしまう

家族ができること

特性を正しく伝えて本人を悩みから救う

発達障害について、正しい知識を伝えましょう。治る、家族の努力でどうにかするなど、必要以上に期待をいだかせる伝え方はさけます。特性と向きあって、適切な対応をとることをめざします。

✕ 都合のよいことだけ伝える

↓

正しく伝える

↓

○ 悪いことではないとはっきり告げる

学童期に悩みが深まり、告知の必要性が出る場合が多い

学童期
会話や学習面に問題が起きるようになり、ほかの子どもとの違いを意識しはじめる
●悩みに応じて告知を考える

青年期に入り、仕事をはじめてから違和感をいだく人もいる。告知を受けることで自覚がめばえ、失敗が減る

青年期
受験勉強や仕事、人間関係がうまくいかず、ストレスを感じやすい。原因を知ることで楽になる
●告知をしたほうがよい

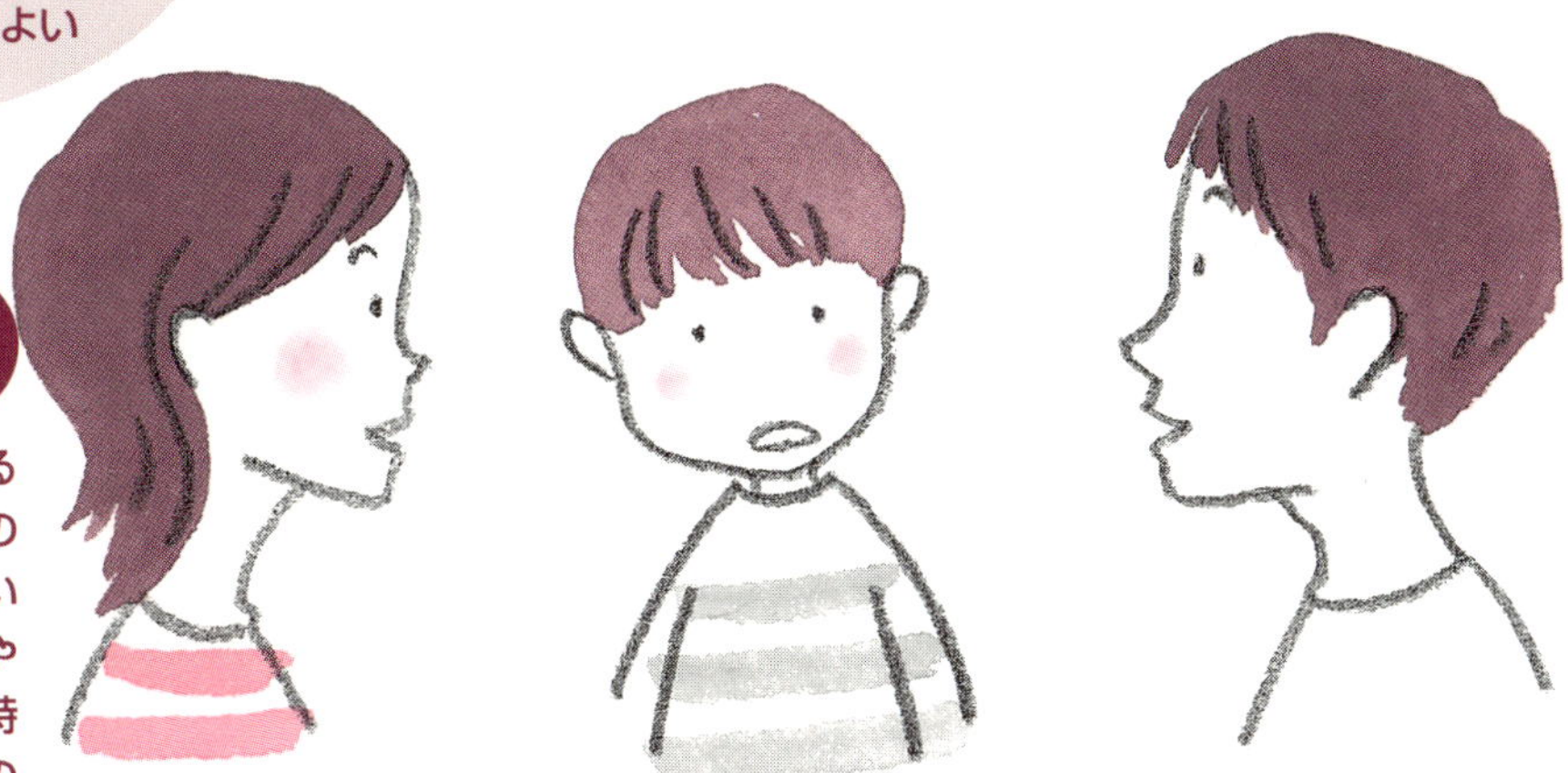

欠点ではなく長所で告知する

アスペルガー症候群であることを告げるとき、大切なのは子どもの特徴を否定しないことです。まず得意なことやすぐれている面から話し、特性を肯定的に伝えます。そのあとで、苦手なことの話をします。必要に応じて、専門家の協力もえましょう。

まわりよりすぐれていること → まわりについていけないこと

本人が自分の問題を受け止められる年齢になったとき、家族で真剣に話しあう

きょうだいや友達にも、特性のことは伝える

発達障害を子どもに伝えるのは難しいことですが、さけては通れません。きょうだいや友達の協力を求めるのは、意義のあることです。

無自覚でいることがトラブルのもとに

子どもの周囲に発達障害への無理解が広がっていると、トラブルが起きやすくなります。きょうだいはもちろん、学校の友達にも、特性を理解してもらいましょう。

ケンカ

順番を待たないことや、失礼な発言などが、ケンカの発端に。わざとではないことを周囲に伝える

ケンカが二次障害を引き起こすことも

二次障害を引き起こす原因としてもっとも多いのは、子ども同士の衝突です。発達障害の特性をきっかけにケンカをしたり、いじめを受けて、傷つけあってしまうことが、少なくありません。

こうした体験は、障害をもつ子

仲間はずれ

運動や音楽などを苦手としていると、仲間はずれにされやすい。時間とサポートが必要だと説明する

順番を待てず、ひとりでケーキを食べはじめる。先を越された友達は嫌な思いをする

からかわれる

間違いや突飛な行動が多く、よくからかわれる。本人も困っているのだから、からかわないようにと、周囲に徹底する

アスペルガー症候群は遺伝する？

広汎性発達障害が生じる原因は、まだわかっていません。遺伝的要因も関係するといわれていますが、それだけが原因ではありません。さまざまな要因が関係しています。

子孫への遺伝を心配したり、遺伝のせいで障害になったのだと気にやむ必要はないといえます。

の心に深い傷を残します。たったひとつのケンカから、不登校に発展する場合もあります。
ケンカやいじめをできるかぎり防ぐために、きょうだいや友達にも発達障害の特性を理解してもらいましょう。悪気がなく、わがままな子でもない、そして本人がいちばん苦しんでいるとわかれば、多くの人があたたかく迎えてくれます。

できること、できないことを周囲にも伝える

だれにでも、長所と短所があります。アスペルガー症候群の特性も同じで、長所をいかせば、きょうだいや友達との衝突がぐんと減ります。

できる

予定や決まりを守ることは得意。順番も、前もっていわれればしたがえる

↓

守るべきことを、事前に伝えるようにする。間違えても感情的に反発せず、決まりとしてひとつずついい聞かせる

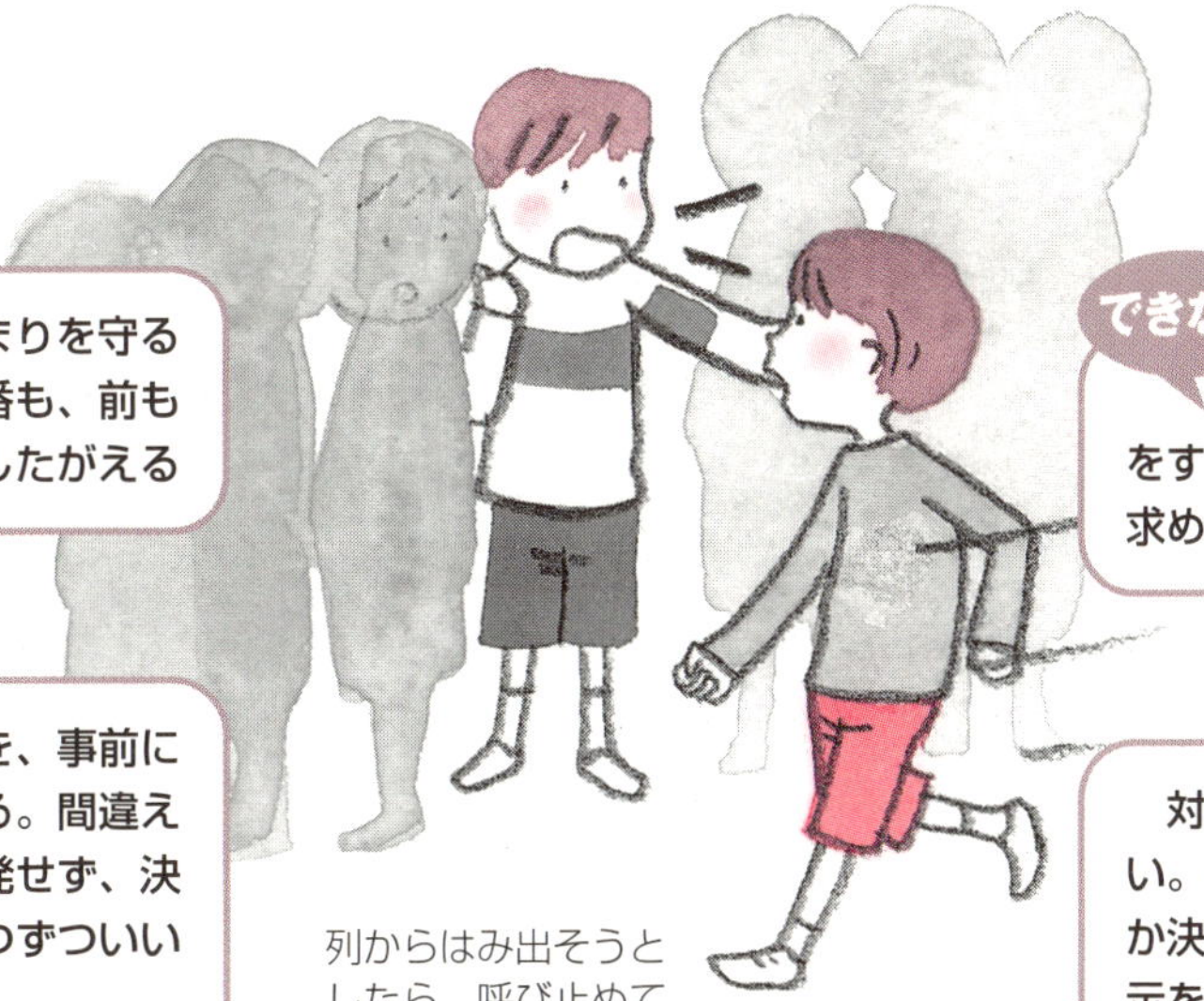

列からはみ出そうとしたら、呼び止めて守るべきことを話す

できない

場面にあわせた対応をすることが苦手。判断を求められると困ってしまう

↓

対応を本人まかせにしない。なにをどうしてほしいか決めてから、具体的に指示をすると、うまく伝わる

家族ができること

子どもとまわりの人のつなぎ役になる

本人ときょうだい、友達が、特性のことを理解できれば、お互いに上手なつきあい方ができます。家族が積極的につなぎ役になり、必要に応じて接し方を説明するようにしましょう。

× 障害のことをまわりに一切伝えない

↓

必要なことは伝える

↓

○ まわりに理解を求め、子どもをサポート

友達の役割

グループでの遊びに、無理に誘わない

友達がほしいけど、集団行動は苦手。それがアスペルガーの子の悩みです。場面を工夫し、丁寧に誘って、友達の輪に入りやすい状況をつくりましょう。

友達づきあいに悩むことが多い

一般的に、子どもには友達が多いのがよいことだといわれています。アスペルガー症候群の子どもも、友達をたくさんつくろうとします。

仲良く会話をしたり、遊んだりできていればよいのですが、なかには、友達をつくりたいばかりに無理をする子がいます。

同級生のいうことになんでもしたがったり、ストレスを感じながらスポーツをするなど、本当はしたくないことを、友達づくりのためにがまんしてしまうのです。

友達づきあいが苦痛にならないよう、周囲の人が、遊び方や誘い方を工夫するとよいでしょう。

集団行動は苦手

複数の友達といっしょに遊ぶときは、場面や相手にあわせて行動しなくてはなりません。アスペルガー症候群の子どもにとっては、非常に難しい作業といえます。

トランプのように、相手の気持ちを読みとりながら遊ぶことは苦手

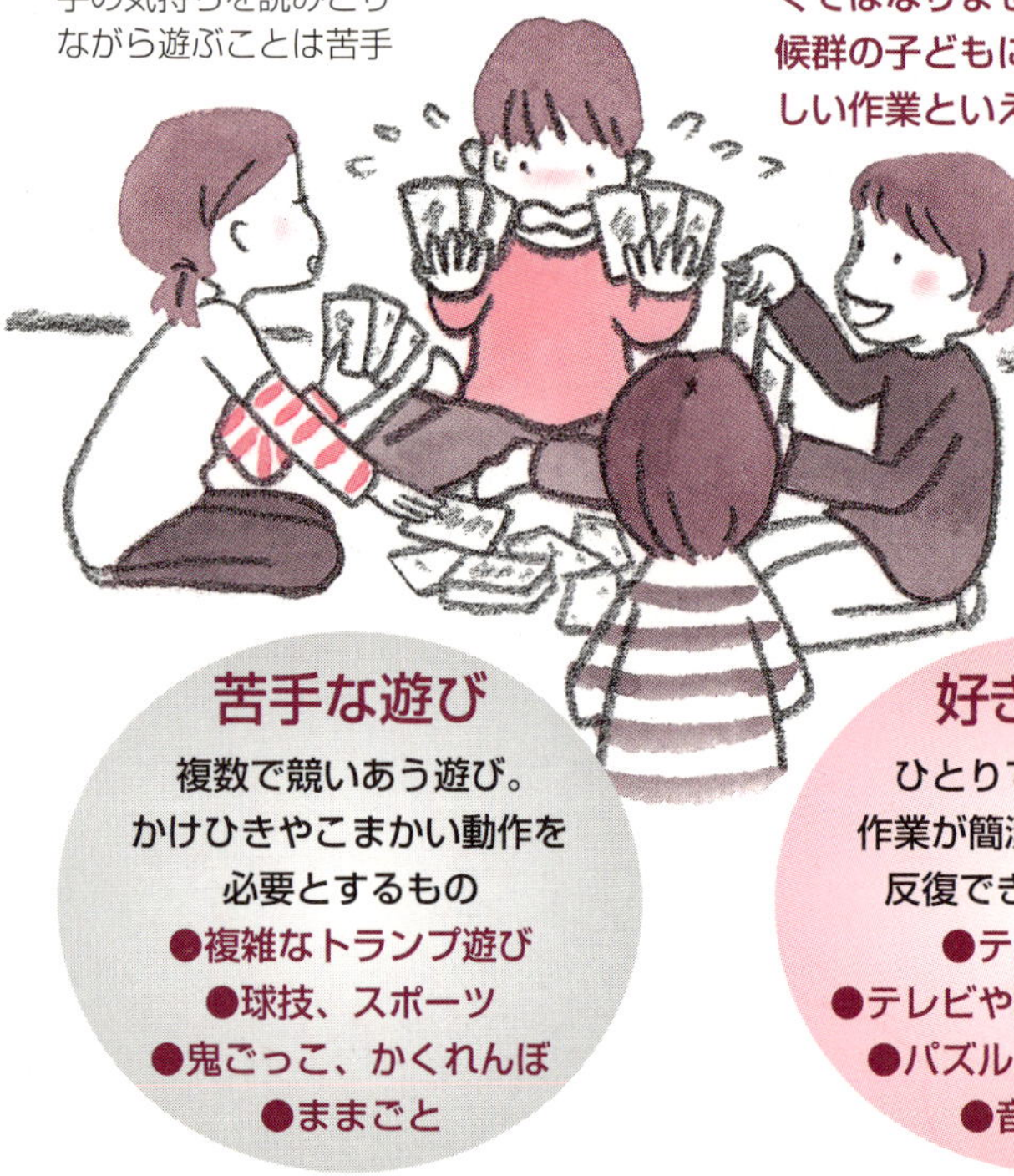

苦手な遊び

複数で競いあう遊び。
かけひきやこまかい動作を必要とするもの

- 複雑なトランプ遊び
- 球技、スポーツ
- 鬼ごっこ、かくれんぼ
- ままごと

好きな遊び

ひとりでできる遊び。
作業が簡潔で覚えやすく、反復できるものを好む

- テレビゲーム
- テレビや映画、図鑑をみる
- パズル、ブロック遊び
- 音楽を聞く

1 遊びを丁寧に教える

遊びをいきなりスタートしないで、
準備する時間をもうける。
ルールや動作を具体的に説明する

誘うときは3つのポイントを守る

集団行動はけっして得意ではないのですが、友達がほしくないわけではありません。誘ってほしいと感じているときもあります。友達は丁寧な誘い方を心がけましょう。

2 悪ふざけには誘わない

いたずらや悪ふざけには
誘わない。
行動の加減ができず、
いたずらをしすぎてしまう
場合がある

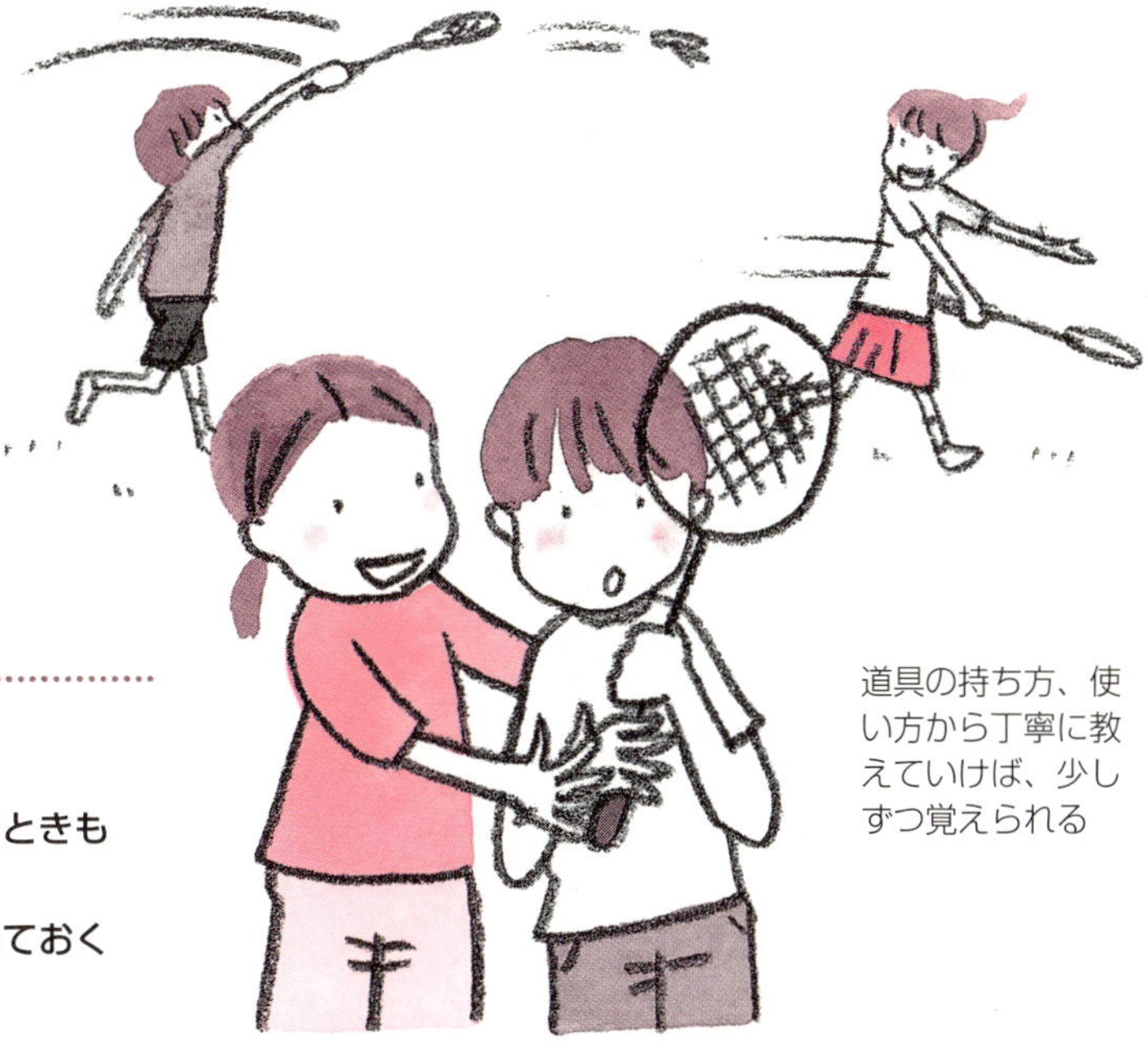

道具の持ち方、使い方から丁寧に教えていけば、少しずつ覚えられる

3 嫌がられたら無理をしない

いつもグループで
いたいわけではない。
ひとりで落ち着きたいときも
あるため、
嫌がるときはそっとしておく

友達ができること

ゆっくり丁寧に誘って遊ぶ喜びをわかちあう

「トランプやスポーツは教えてもできない」と、決めつけないでください。すぐに上達はしませんが、慣れればいっしょに遊べます。喜びをわかちあうのは、みんなにとってもよいことです。

× 「下手だから」と仲間はずれにする

↓

丁寧に誘う

↓

○ 丁寧に教えて、よい面を引き出す

友達の役割

黙って嫌わず、困ることははっきり伝える

わがままな子と誤解され、嫌われてしまうことがよくあります。悪気はないのですが、友達を傷つける発言をよくしてしまうからです。

友達を傷つける言動が多い

人の気持ちや状況を考えず、思ったことをそのまま口にしてしまう傾向があります。悪いことをしているという自覚がないため、周囲が働きかけないと、その言動は直りません。

よくも悪くも率直

相手にとっては悪口となる言葉でも、正直に告げてしまう。人に嫌がられる発言は注意していく

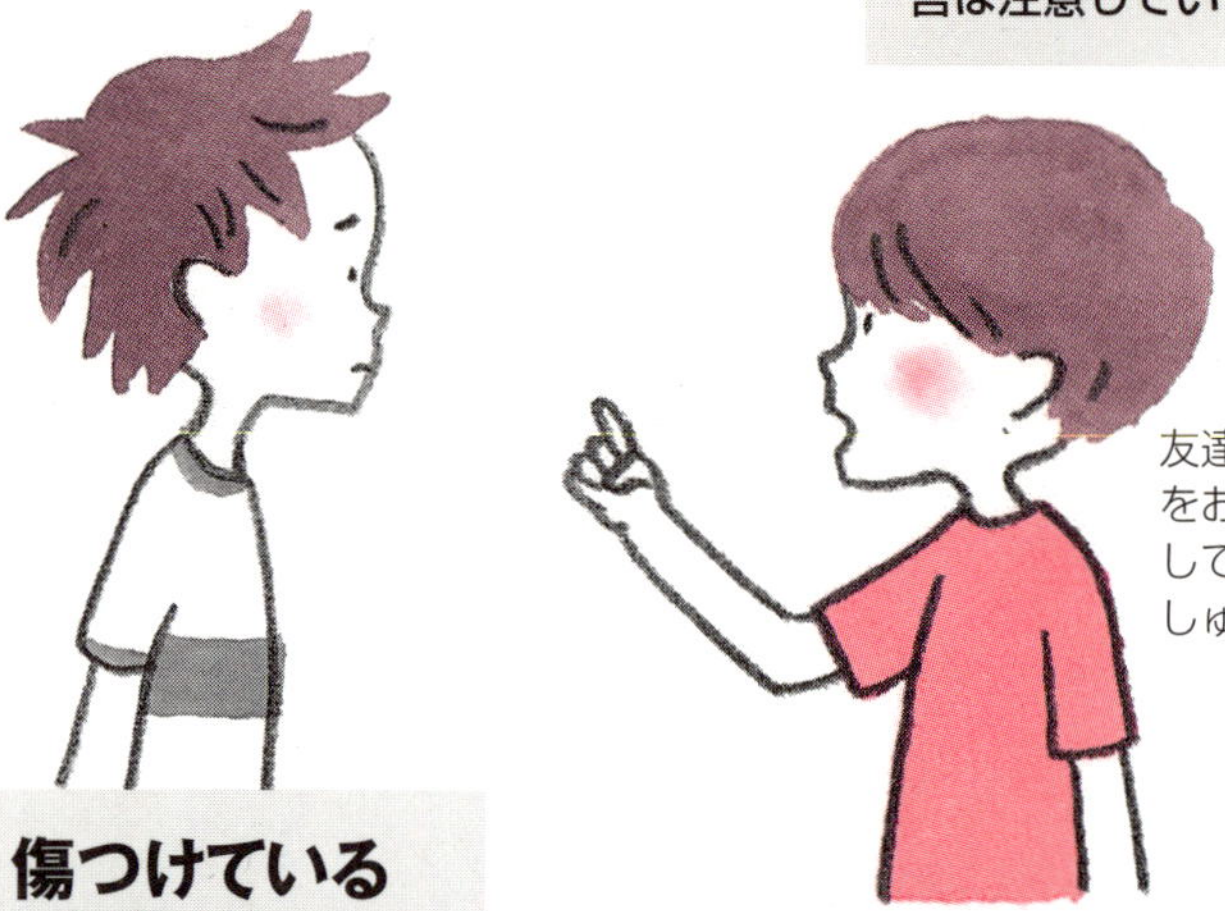

友達の髪型や服装をおかしいと断言してしまい、ひんしゅくをかう

傷つけている自覚がない

自分の発言が人を傷つけ、そのために敬遠されているということに、なかなか気づかない

場面にあわせられない

友達の態度や表情を読みとれず、みんなが悲しんでいるときに笑うなど、場違いなことをする

本人はどうして嫌われるかわからない

「変な髪型」「おかしな声」など、人が気にしていることを口に出して指摘するのは、よいことではありません。それが、アスペルガー症候群の子にはわかりません。

気づいたことを正直に口にしただけで、悪口をいった意識はないのです。友達に嫌われてしまっても、本人は罪の意識がないため、なぜ嫌われるのか理解できません。

アスペルガーの子が嫌な発言をしたとき、黙って眉をひそめるのではなく、はっきり嫌だと伝えましょう。嫌がられていることがわかれば、発言に気をつけるようになります。嫌なことは嫌だというのも、友達の役割のひとつです。

友達ができること

嫌な発言、困る行動ははっきりと注意する

ひんしゅくをかう言動をしていても、それは性格のせいではありません。特性によって、そうすることが当然だと考えています。だれかが注意して、考え方を変えるきっかけをつくってあげましょう。

× 嫌なことをいうから無視をする

↓

注意する

↓

○ 嫌なことをしなくなり、仲良くできる

怒らずにいい聞かせる

怒りや反発は、アスペルガー症候群の子に恐怖感を与え、ますます孤立させてしまいます。友達が、嫌なことがあっても感情的にならず、根気よく対応してくれれば、その支えによって成長できます。

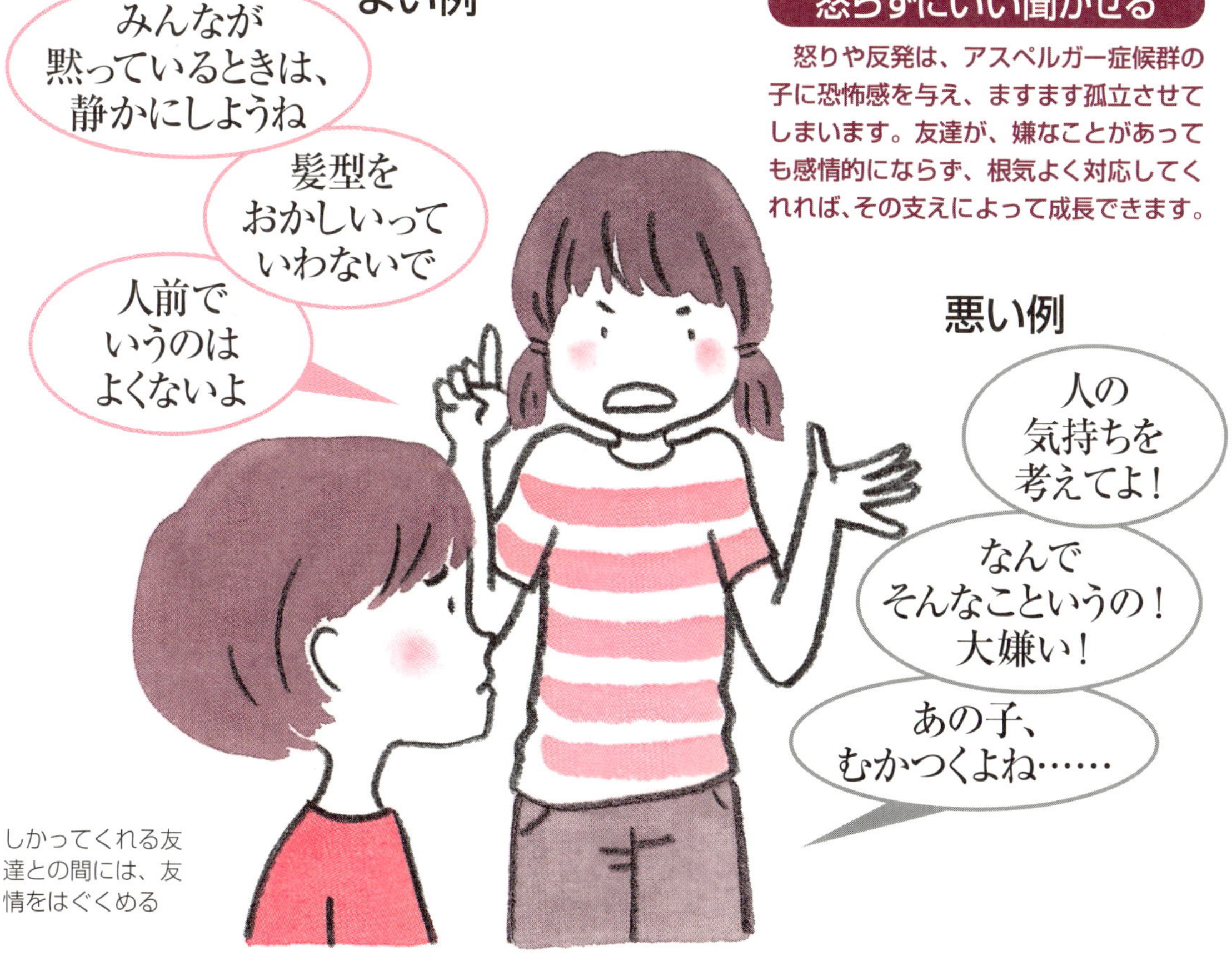
よい例
みんなが黙っているときは、静かにしようね
髪型をおかしいっていわないで
人前でいうのはよくないよ
悪い例
人の気持ちを考えてよ！
なんでそんなこというの！大嫌い！
あの子、むかつくよね……

しかってくれる友達との間には、友情をはぐくめる

教師の役割

行動特徴をつかんで、得意分野をほめる

教師の役割でもっとも大事なのは、子どもをほめること。問題点を直すことよりも、よい点をのばすことを第一に考えてください。

ほめることでよい面をのばしていく

子どもとの接し方の基本は、よい面をみること。アスペルガー症候群の特性は、見方によって長所にも短所にもなります。

なんでも口にしてしまうことを素直ととるか、わがままととるか、それは教師の考え方しだいです。できるかぎり、よい面をみるようにしましょう。

教師がよい面をたくさんみつけて、長所をほめてくれたら、子どももも自分のよい面に気づきます。

それが成長のきっかけになり、支えになります。

否定ではなく、肯定による教え方がよいのです。なにをしてはいけないか、ではなく、なにをするのがよいかを考えて、支援をおこなっていきましょう。

学習面の行動特徴

アスペルガー症候群の子は、勉強に関して、以下のような行動をとる傾向があります。すべての子に当てはまることではありませんが、これらの行動特徴には積極的に対応していくべきです。

- 漢字と計算が得意
- 作文や応用問題が苦手
- 急な質問に答えられない
- ノートをとるのが遅い
- 難しい言葉づかいをする
- 手先が器用ではない
- 記憶力が非常に優秀
- 大声でしかるとパニックに
- 授業中に席を立ってしまう
- 教室を移動すると混乱する

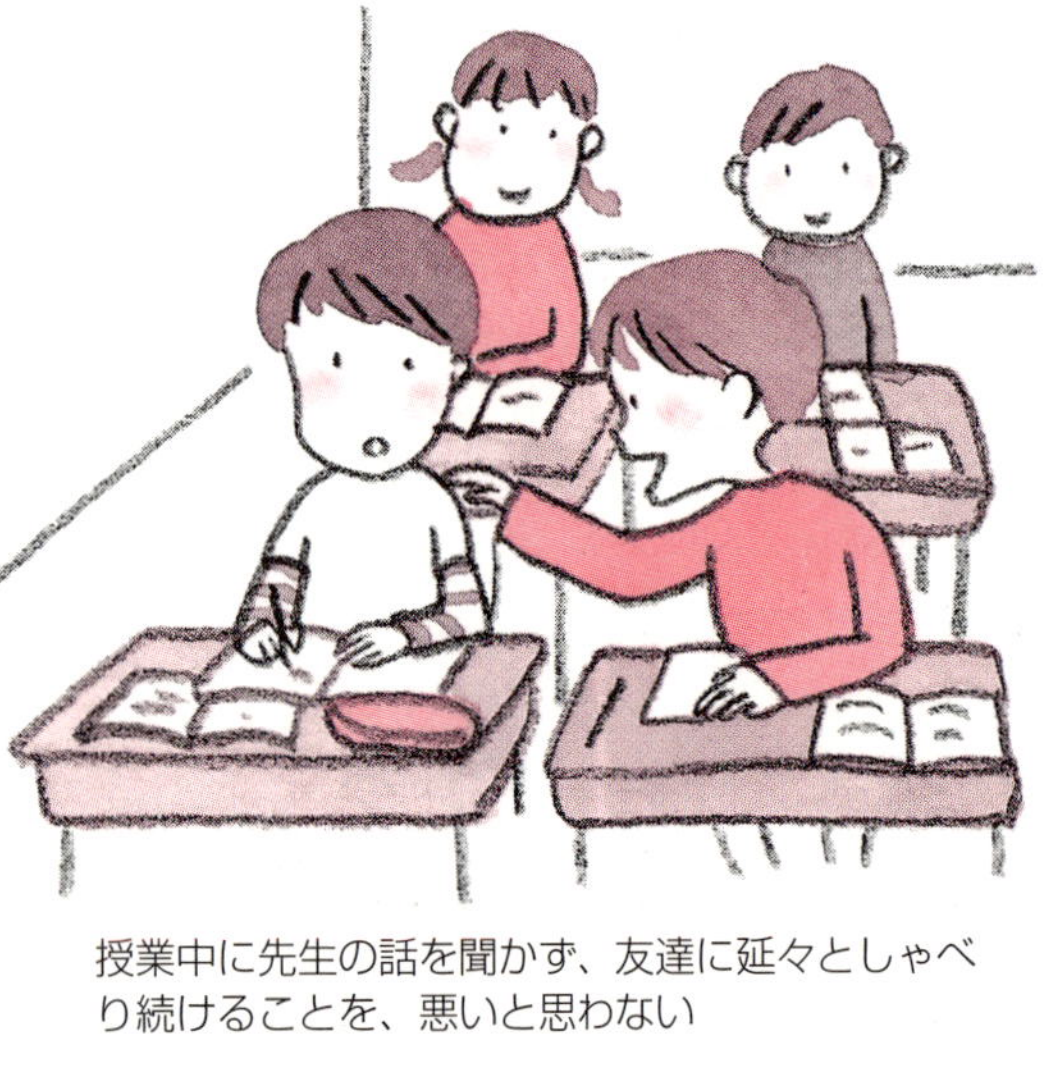

授業中に先生の話を聞かず、友達に延々としゃべり続けることを、悪いと思わない

教師の役割5ヵ条

小学校の教師に理解してほしいことは、主に5つあります。子どもが失敗しやすい状況をできるだけ減らし、学校生活に充実感をもてるよう、指導していきましょう。

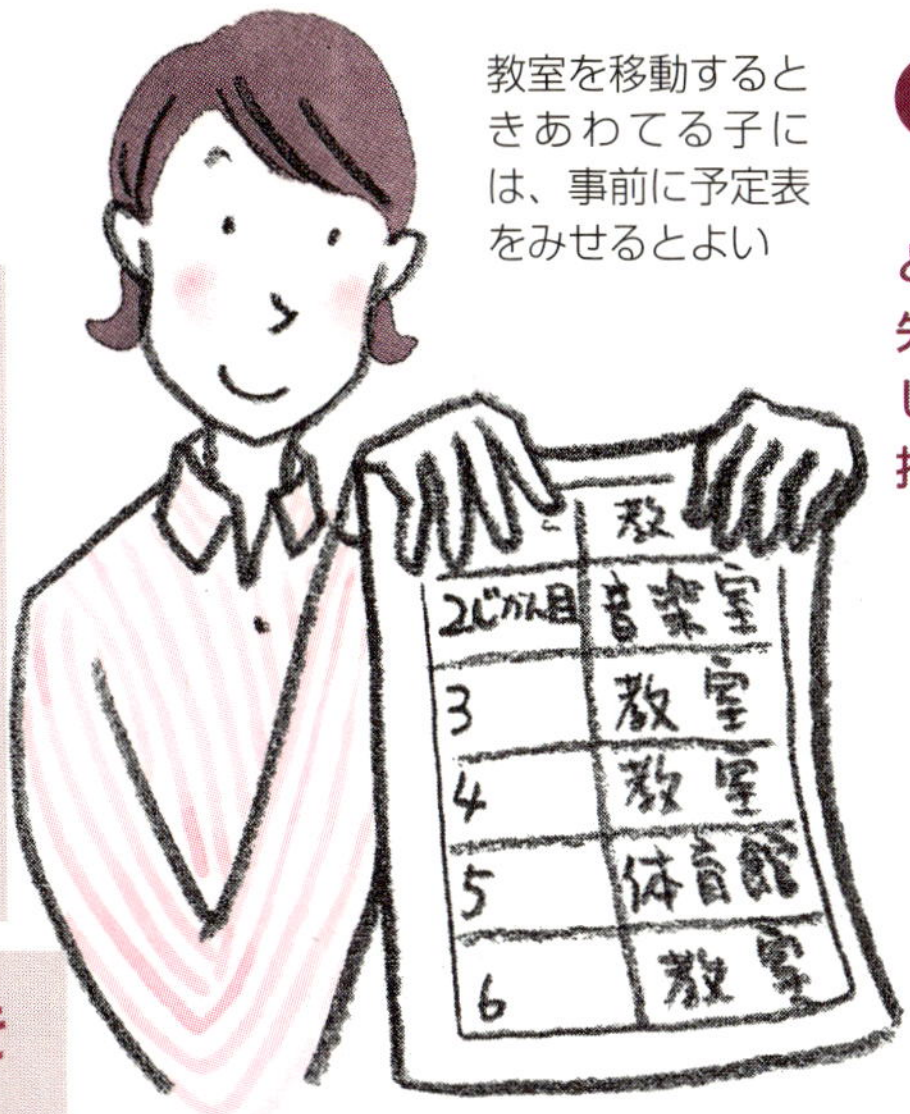

2じかん目 音楽室
3 教室
4 教室
5 体育館
6 教室

教室を移動するときあわてる子には、事前に予定表をみせるとよい

1 複雑な指示をしない

「もしも給食があまったら、食べそうな人に教えてあげて」というように、仮定や条件を含む指示は混乱のもと。指示は簡潔に

2 できる分野をのばす

すべての分野を平均的にのばすのは難しい。苦手科目の勉強を強要するのではなく、得意分野をほめて、自信をつけさせるとよい

3 話しかける前に名前を呼ぶ

子どもはまわりの人の言葉を聞いていないことがある。最初に○○さんと呼びかけ、自分への言葉だと気づけるようにする

4 感情的な反応をしない

しかるときに、怒鳴ったり机をたたいたりしない。感情的な行動は、子どもにとって恐ろしい体験となってしまう

5 スケジュールを示す

時間割を示すのはもちろん、質問をすることや、テストをすることなど、予定はできるだけ事前に伝える

教師ができること

教師が信じれば子どもはのびる

子どもは自分の力で成長しますが、その土台となるのは、教師です。教師が子どもを信じることで、子どもも自分を信じられるようになります。失敗が少なく、成功が多くなるよう、環境をととのえてください。

× 欠点を気にして、強く注意する

↓

信じる

↓

○ 長所に目を向け、成長を信じて待つ

教師の役割

子どもが落ち着ける場所を決めておく

アスペルガー症候群の子はパニックを起こしやすく、そのとき頭ごなしにしかっても、事態は解決しません。落ち着ける場所を用意しましょう。

パニックをほうっておかない

学校のように人が多く、緊張感のある場所では、子どもはパニックを起こしやすくなります。ただでさえ落ち着かない環境なので、ストレスを感じさせるような行動をとらないよう、気をつけましょう。

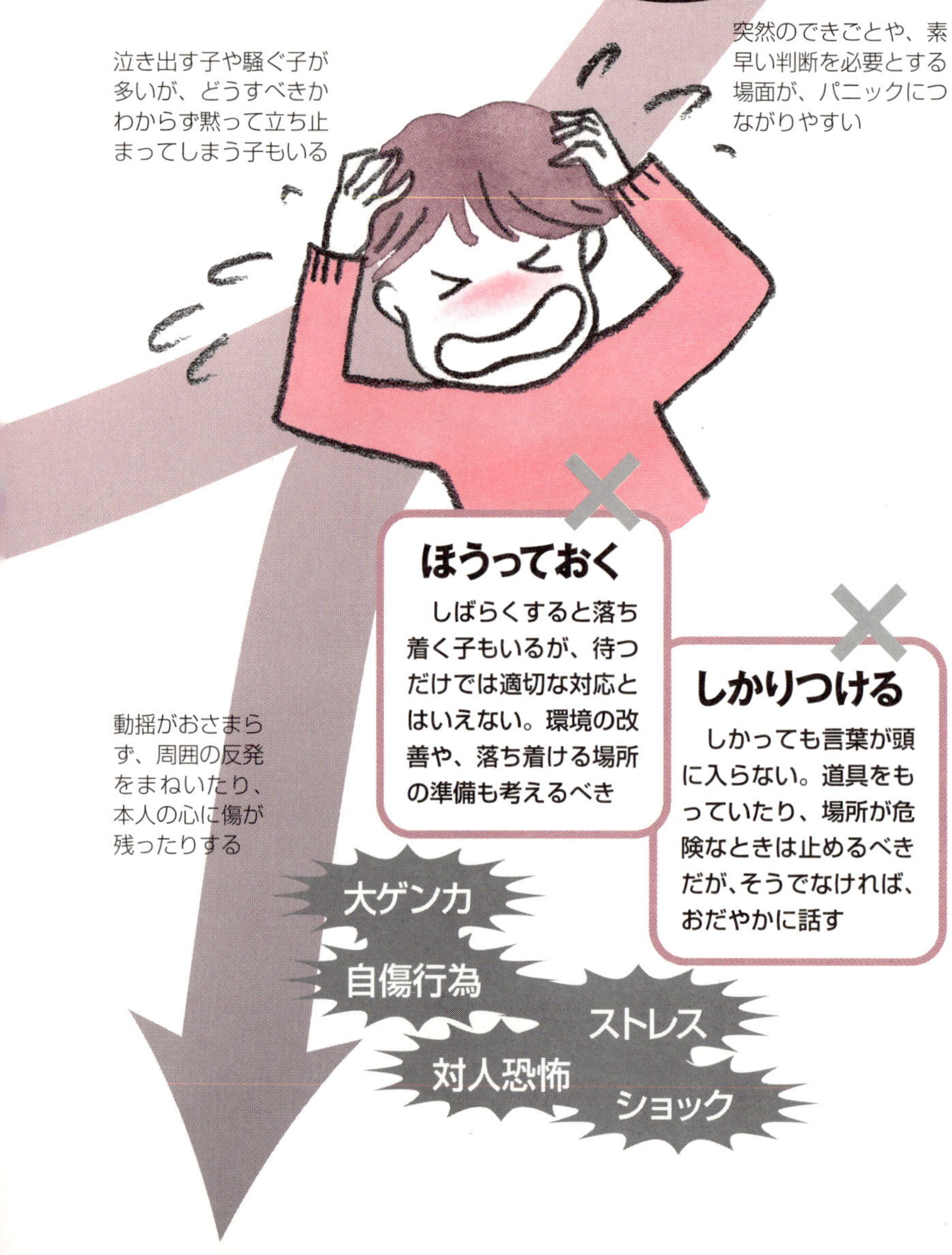

大声で呼ぶ
急に話しかける
集団行動
自由時間
突然のできごとや、素早い判断を必要とする場面が、パニックにつながりやすい
泣き出す子や騒ぐ子が多いが、どうすべきかわからず黙って立ち止まってしまう子もいる
動揺がおさまらず、周囲の反発をまねいたり、本人の心に傷が残ったりする
大ゲンカ
自傷行為
ストレス
対人恐怖
ショック

×ほうっておく

しばらくすると落ち着く子もいるが、待つだけでは適切な対応とはいえない。環境の改善や、落ち着ける場所の準備も考えるべき

×しかりつける

しかっても言葉が頭に入らない。道具をもっていたり、場所が危険なときは止めるべきだが、そうでなければ、おだやかに話す

わからないことが多く、パニックになりやすい

素早い判断を苦手としている子どもに、集団行動や自由行動をとらせると、パニックになり、泣き叫んでしまうことがあります。

騒ぐ子どもを怒鳴りつけたり、力ずくで止めるのは、逆効果です。まず落ち着ける場所に連れていき、パニックの最中は言葉かけはひかえます。そのあとでどうするべきだったか聞かせましょう。

パニックになりやすいのは、わからないことが多いからです。どのように理解したらよいか、丁寧に教えることで改善します。

欠点をとがめてしかるのではなく、いい聞かせて理解を助けることを考えてください。そのために、安心できる環境が必要なのです。

ひとりになれる場所をつくる

パニックをおさめるためにもっともよい方法は、ひとりにして落ち着かせること。保健室や図書室のように、ほかの人から離れていられる場所に連れていくとよいでしょう。緊張感がとれて、興奮がおさまります。

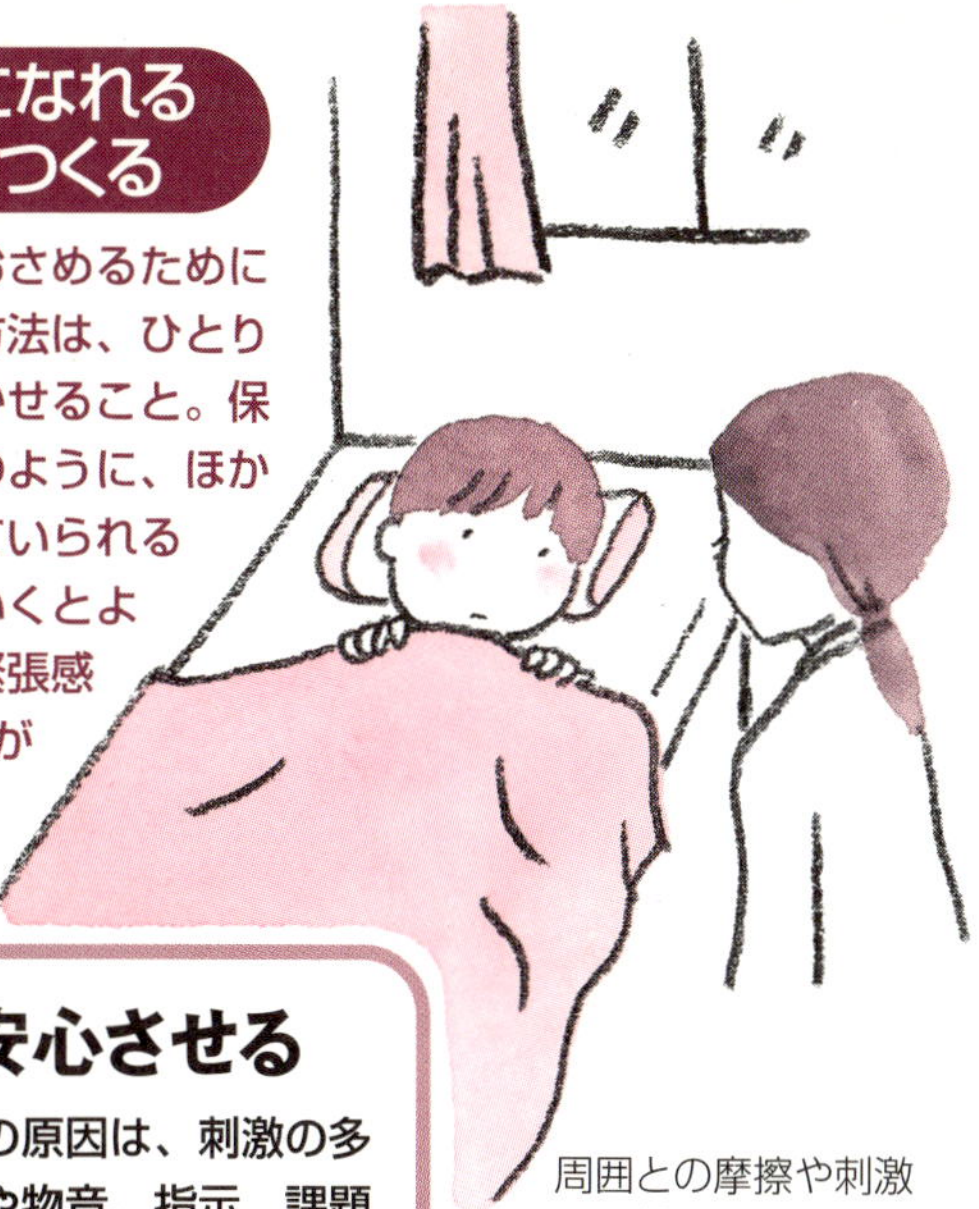

周囲との摩擦や刺激から離れて、保健室などで少し休むと、落ち着ける

まず安心させる

パニックの原因は、刺激の多さ。話し声や物音、指示、課題など、考える要素が多くなると、整理しきれず動揺する。刺激の少ない場所に移動するとよい

教師ができること

学校の環境をととのえ、子どもを守る

子どもがパニックを起こすのを完全に防ぐことはできません。突発的なできごとへの準備が必要です。落ち着ける場所と、騒ぎが起きたときの対応を日ごろから確認しておくことで、子どもを守れます。

× トラブルの多い問題児だと考える

↓

環境をととのえる

↓

○ トラブルに対応して問題点を補う

COLUMN

同じ境遇の仲間と出会う方法はある?

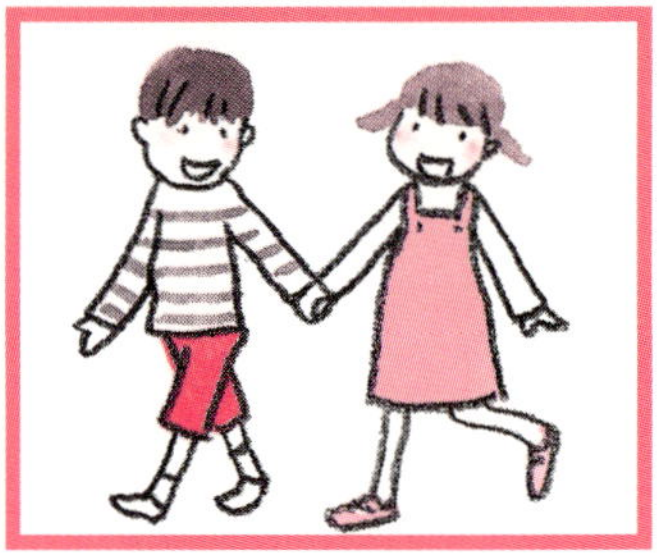

民間の支援団体が頼りになる

発達障害の問題を抱えていると、ほかの保護者と子育ての話をしたとき、違和感をいだいたり、ほかの家庭との違いに疎《そ》外《がい》感《かん》を感じる場合があります。そのせいか、心を開いてなんでも相談できる仲間が、なかなかみつからないという人が多いようです。

それは子どもも同じです。保育園や幼稚園、小学校で友達と遊ぶことはあっても、悩みを話しあう親友がいないという子がいます。同じ悩みを共有できないため、相談できないのです。

同じ悩みを抱えている仲間を探したいときは、支援団体の情報を利用するとよいでしょう。

発達の問題に悩む親同士が交流している「親の会」や、発達障害を支援するグループが、民間団体として運営されています。

同じ境遇の仲間であれば、気心も知れて、より親密な交際が期待できます。

発達障害の支援団体一覧

●ぶどうの木

2006年から活動をはじめた新しい地域団体。佐々木正美相談室・勉強会を中心に、子どもと家族の問題全般へのサポートをしている

http://www.budouno-ki.net/

●NPO法人 アスペ・エルデの会

アスペルガー症候群・高機能自閉症などの発達障害児・者の「生涯発達援助システム」を確立し、実践することを目的とした会。全国の研究協力団体と連携している

http://www.as-japan.jp/

●社団法人 日本自閉症協会

自閉症児・者を支援する全国団体。入会者向けに機関誌の発行や相談受けつけ、会員同士の交流などを展開している

http://www.autism.or.jp/

3
アスペルガー症候群と自閉症の違い

アスペルガー症候群と自閉症との間に、
明確な境界線はありません。
言葉の発達という点では違いがありますが、
そうした違いや診断名にとらわれず、子どもの個性をみて、
柔軟な考え方で支援していくことが大切です。

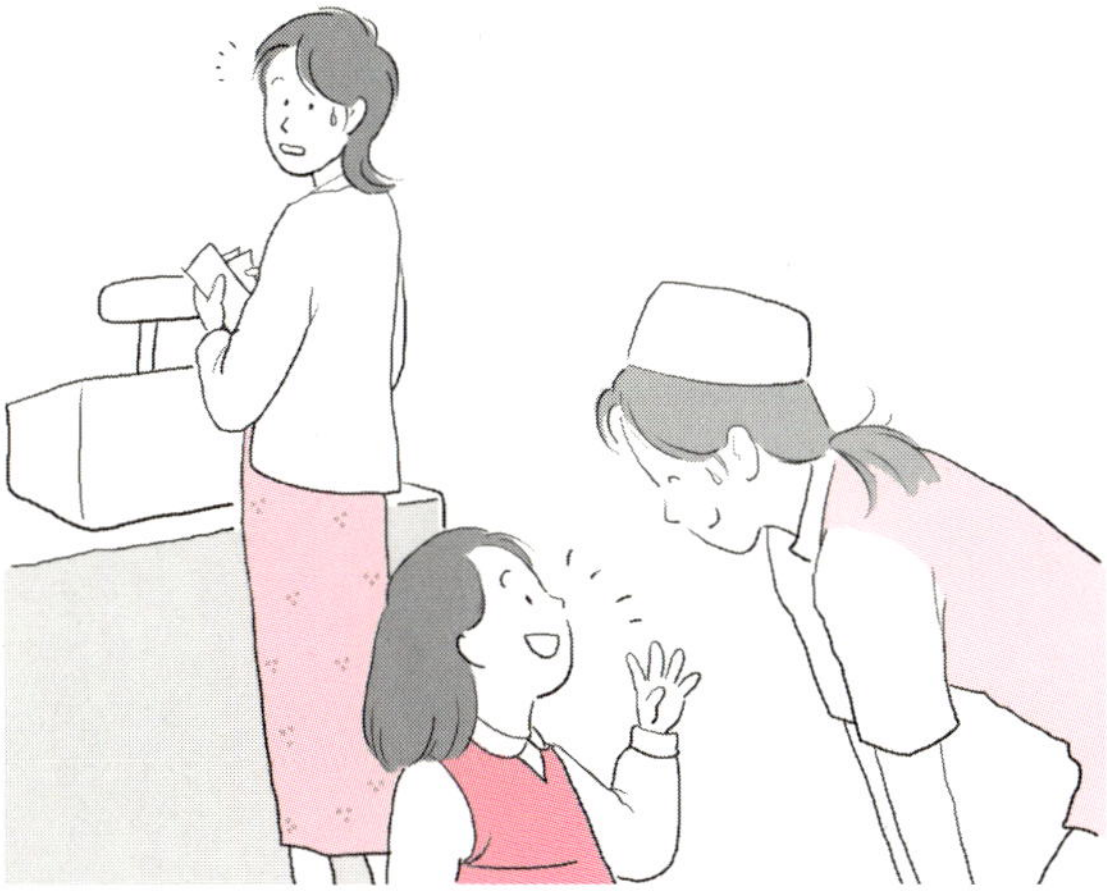

ストーリー

アスペルガーの特性をきちんと知りたい

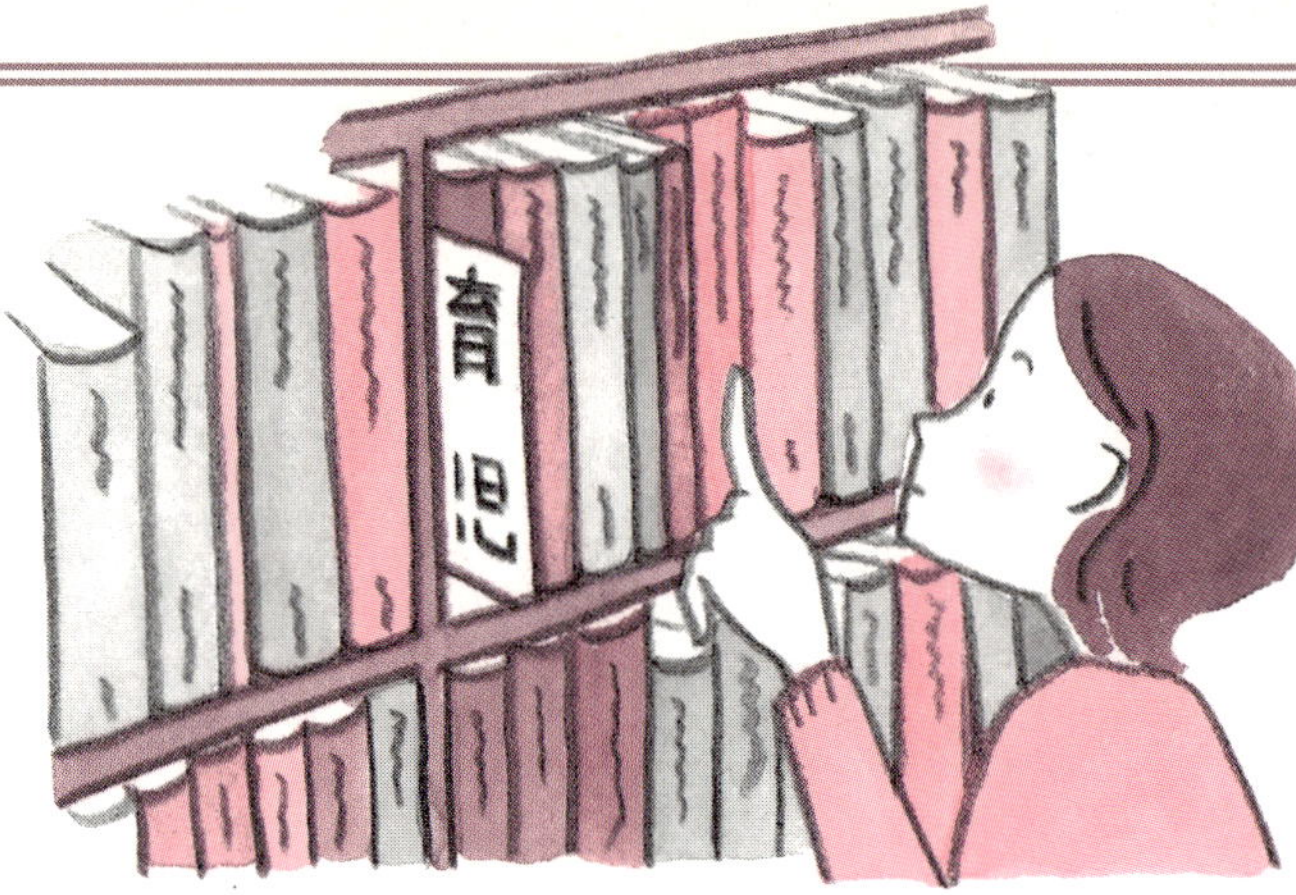

1 医師や保健師の話を聞いて、アスペルガー症候群のことがだいたいはわかったつもり。でも、できればもっと深く理解して、きちんとした対応をしたいです。

2 本を読んでいると、うちの子に当てはまらないことも書いてあります。反対に、うちの子の問題点が本には書かれていなかったりして、悩んでしまいます。

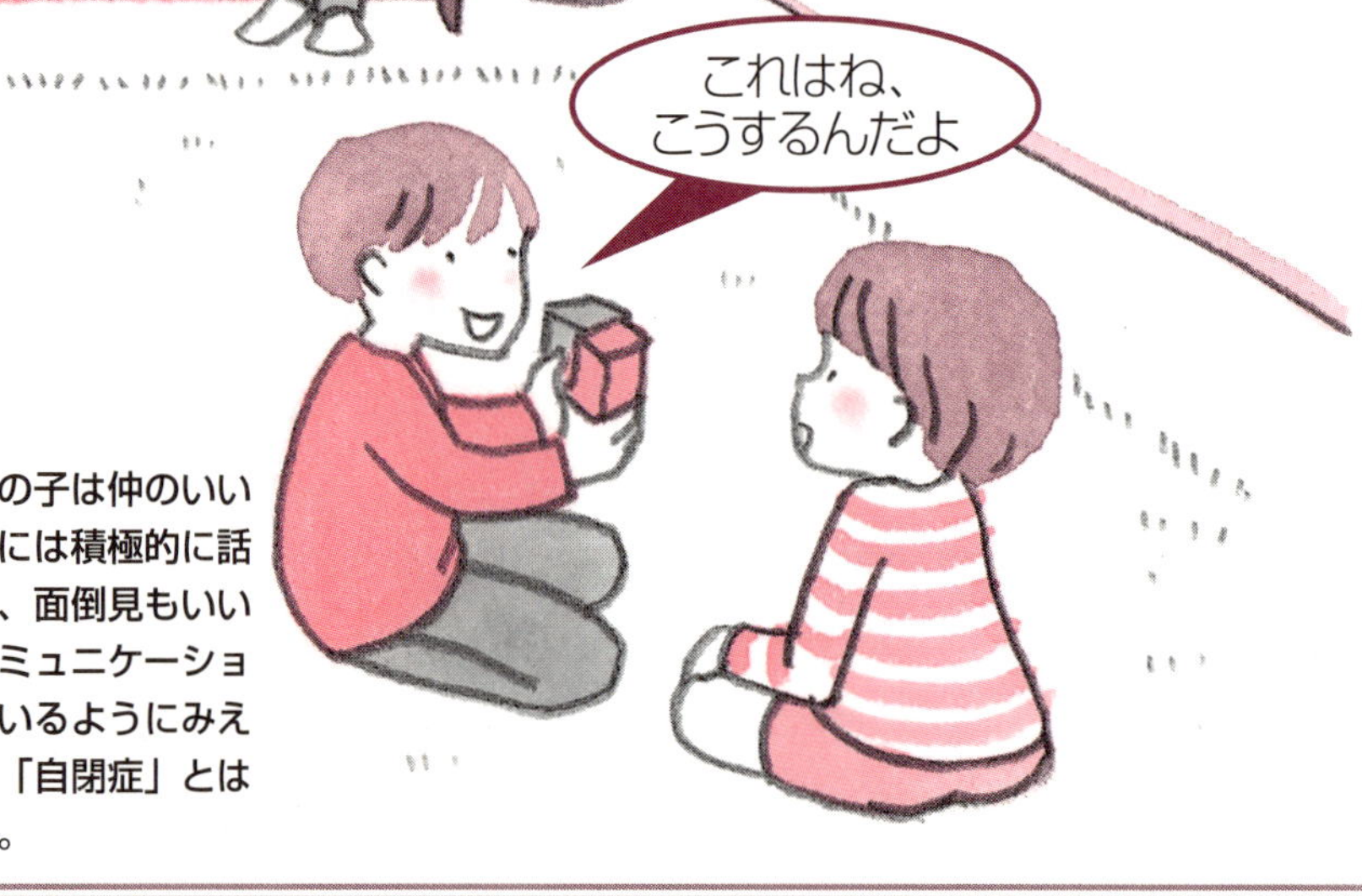

3 うちの子は仲のいい友達には積極的に話しかけるし、面倒見もいいんです。コミュニケーションはとれているようにみえて、とても「自閉症」とは思えません。

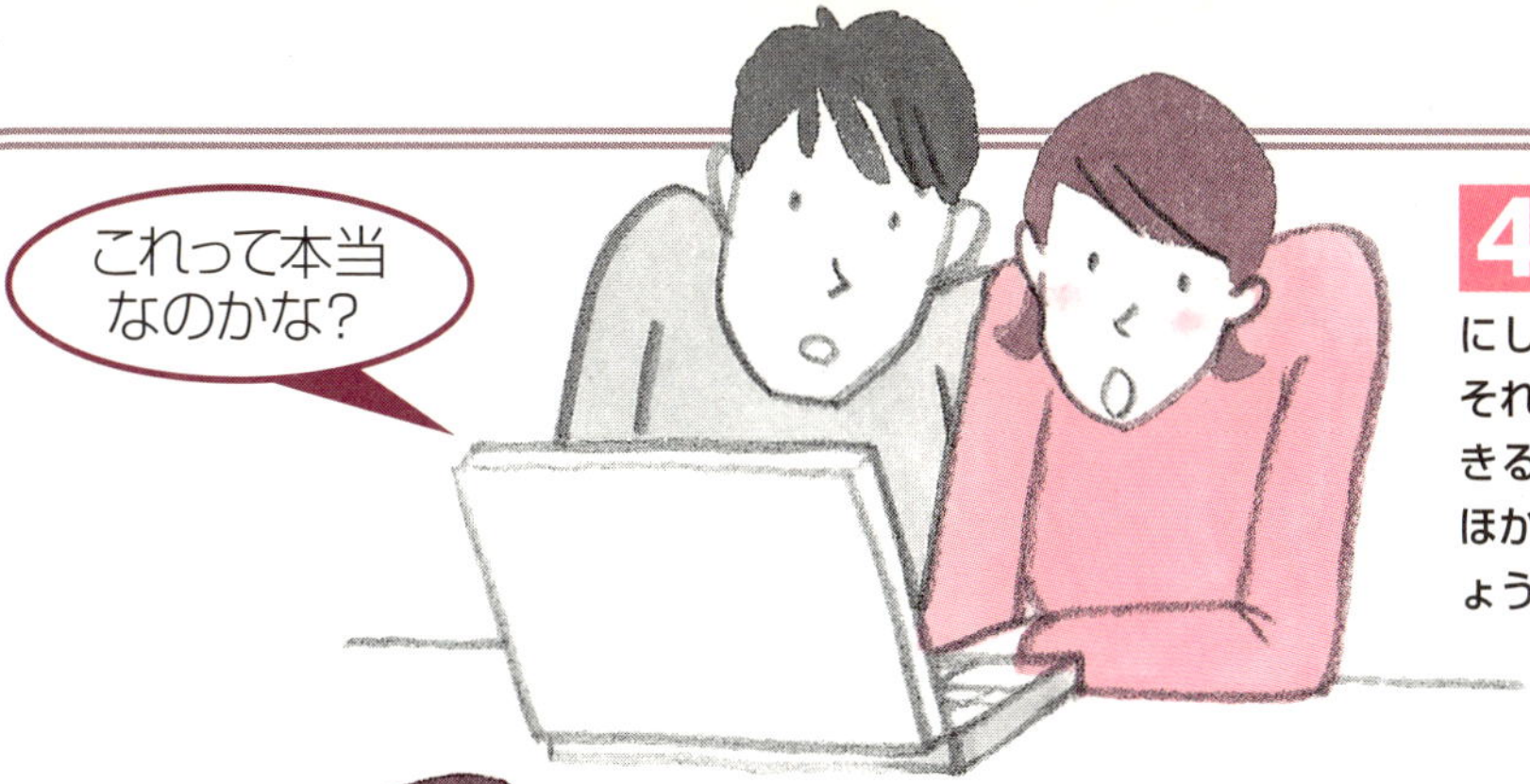
これって本当なのかな?

4 本の内容やインターネットの情報を参考にして勉強していますが、それってどれくらい信用できることなんでしょうか。ほかに情報源はないのでしょうか。

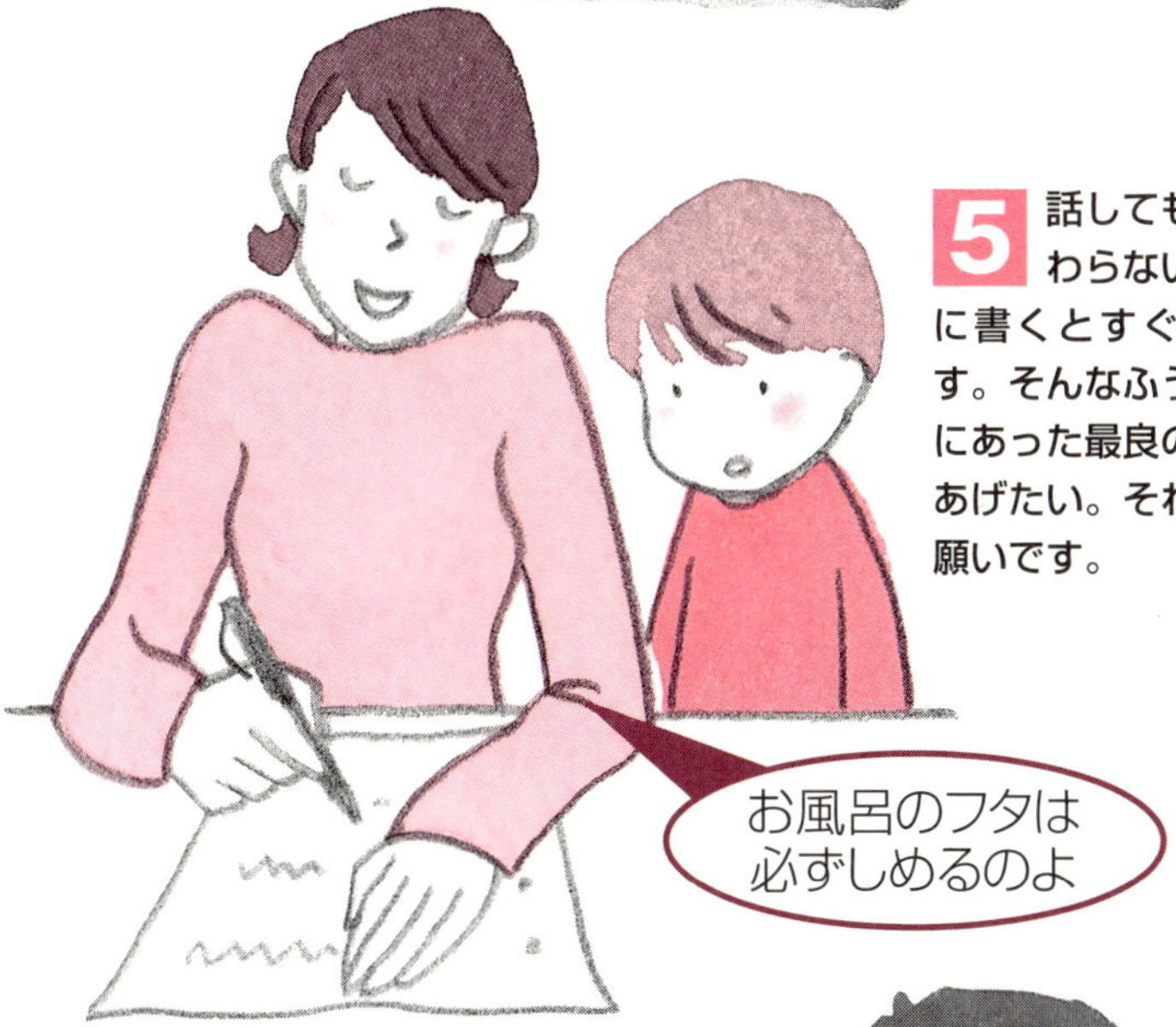
お風呂のフタは必ずしめるのよ

5 話してもなかなか伝わらないことが、字に書くとすぐに伝わります。そんなふうに、この子にあった最良の対応をしてあげたい。それが私たちの願いです。

6 子どものためにも、私たち自身のためにも、アスペルガー症候群の特性を把握したい。専門家と積極的に話して、この子にあった暮らし方を探していきます。

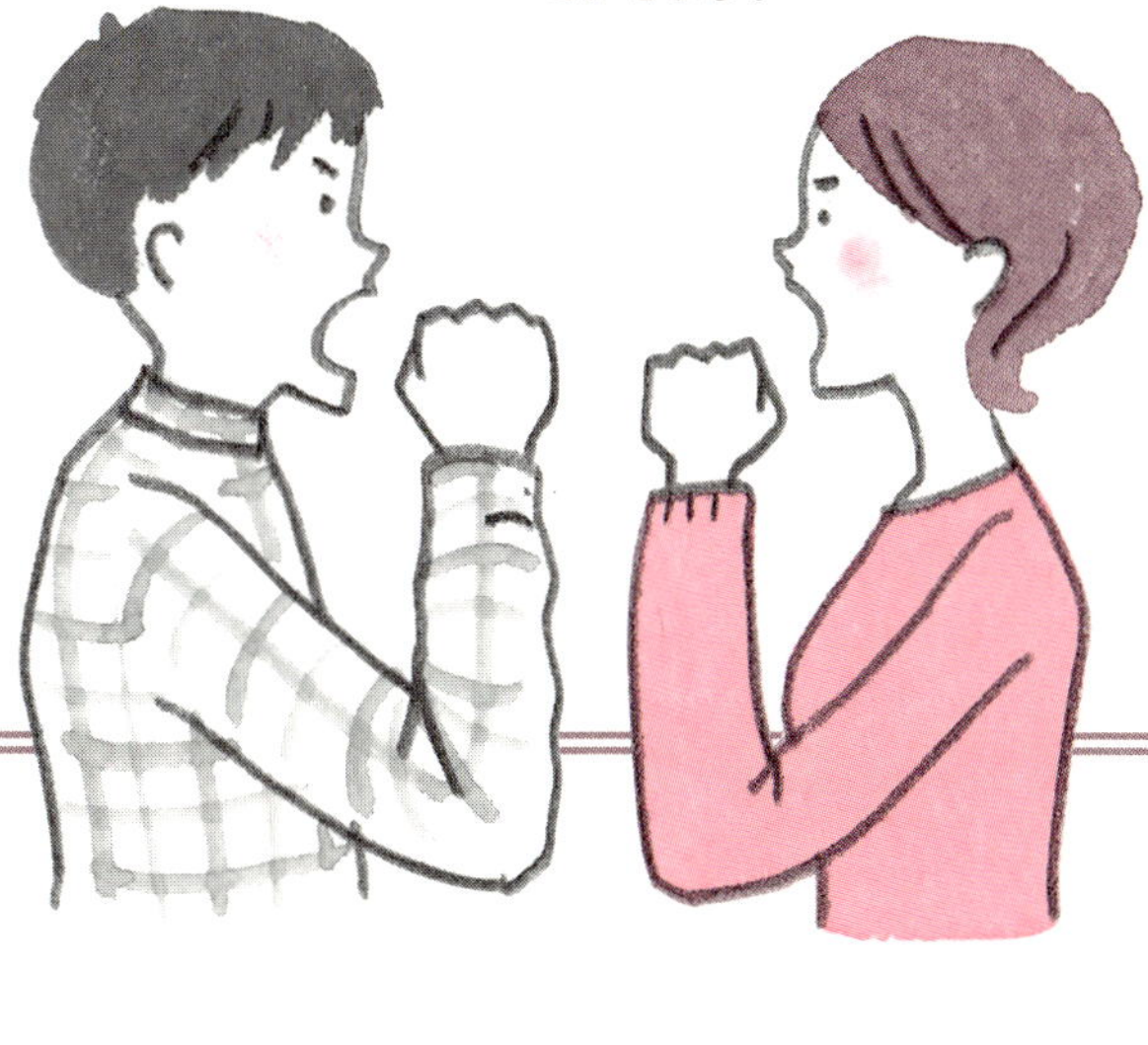

アスペルガー症候群は、どんな発達障害なのでしょうか。人によって、特徴や望ましい対応が違う場合もあるのでしょうか。

アスペルガー症候群

自閉症とアスペルガーの境界はあいまい

アスペルガー症候群を、ほかの発達障害や個人差による発達の遅れと厳密に区別するのは簡単ではありません。そのため、広く自閉症スペクトラム障害ともいうのです。

障害のある・なしは、はっきりしない

発達障害は、あいまいで複雑な概念です。自閉症とアスペルガー症候群は、特徴が重なりあい、境界線ははっきりしていません。子どもの様子をみて、どの障害だと断言することは難しいのです。

健診や検査などで調べる

発達の問題は、地域の健診や、発達検査によって調べます。健診は1歳半、3歳のときに地域自治体から通知がきます。健診を受けて気になる点があったら、保健センターなどで、より専門的な検査を受けます。健診、検査を通じて、子どもにどんな特性があるか把握していきます。

●地域の健診……医師、保健師らが会話、遊び、運動などをみる

●発達検査……保護者へのアンケートと、医師、保健師による観察によって、発達内容をくわしく調べる

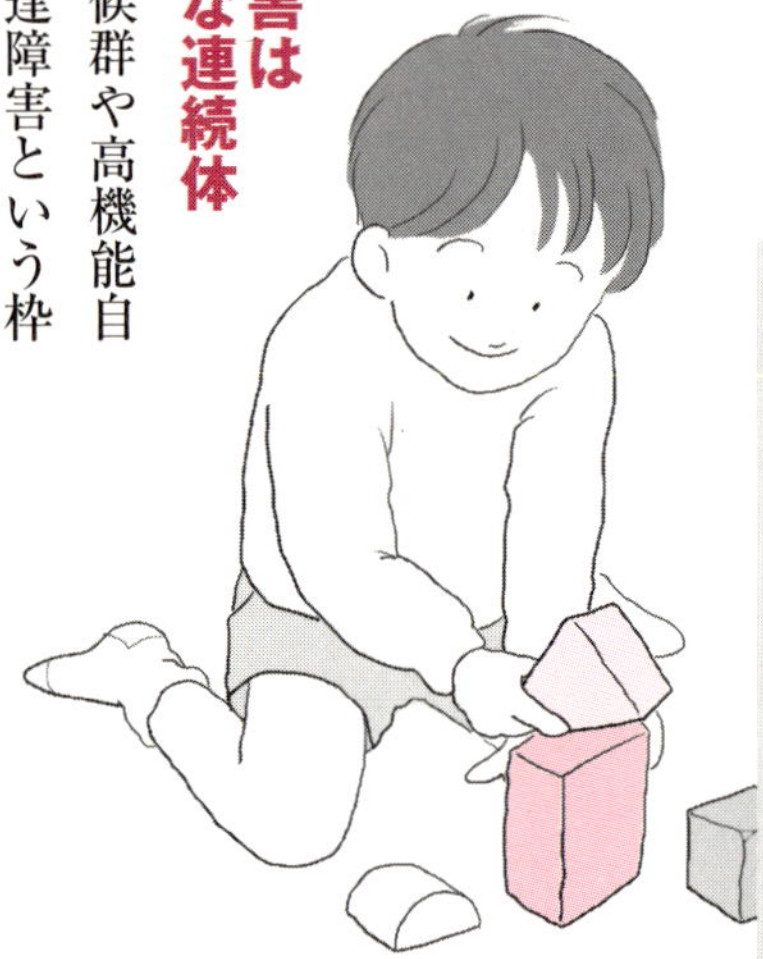

健診では、つみ木遊びや会話の受け答えなどから発達度を確かめる

広汎性発達障害はひとつの大きな連続体

アスペルガー症候群や高機能自閉症は、広汎性発達障害という枠の中に含まれる診断名です。この

性格
性格がおとなしいために無口な子もいる。
言葉の発達水準だけをみても、障害の有無はわからない

得意・不得意
だれにでも得意、苦手がある。
アスペルガーでなくても、想像力を働かせることが苦手な子はいる

発達の遅れ
成長の速さには個人差がある。
障害の有無にかかわらず、社会性がなかなか育たない子は多い

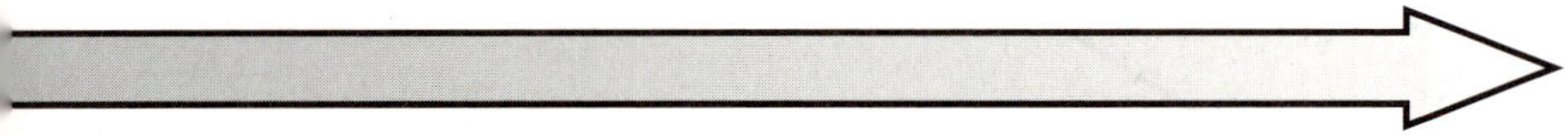

発達障害の可能性が低い

広汎性発達障害は、ひとつの大きな連続体だと考えられています。

個々の診断名に明確な境界線がなく、また、脳障害の有無もはっきりとはしません。子どもはそのあいまいとした連続体のなかを、揺れ動いています。障害の有無にこだわらず、子どものもっている特性を把握することが大切です。

原因は脳の一部の障害と考えられている

広汎性発達障害の原因は脳機能の障害です。ただし、脳のどの部分にどんな異常が起きているのか、詳細はわかっていません。ですから、診断もはっきりとはつけられないのです。

○○的傾向とは

発達障害の可能性が高いが、断定はできないという場合に、「○○障害の傾向が強い」という言い方をします。障害の可能性を考慮した対応が必要になってきます。

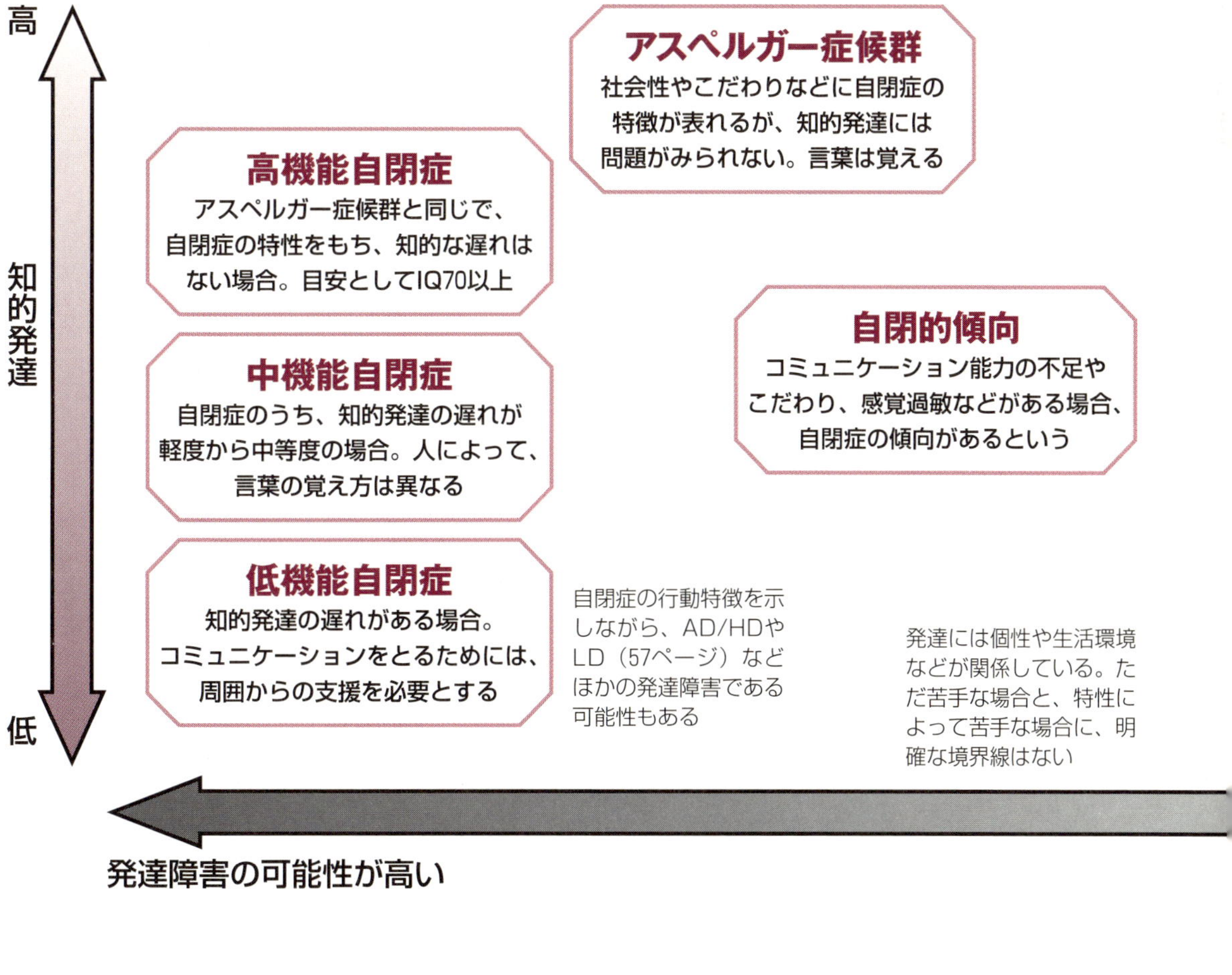
高
知的発達
低
アスペルガー症候群
社会性やこだわりなどに自閉症の特徴が表れるが、知的発達には問題がみられない。言葉は覚える
高機能自閉症
アスペルガー症候群と同じで、自閉症の特性をもち、知的な遅れはない場合。目安としてIQ70以上
中機能自閉症
自閉症のうち、知的発達の遅れが軽度から中等度の場合。人によって、言葉の覚え方は異なる
低機能自閉症
知的発達の遅れがある場合。コミュニケーションをとるためには、周囲からの支援を必要とする
自閉的傾向
コミュニケーション能力の不足やこだわり、感覚過敏などがある場合、自閉症の傾向があるという
自閉症の行動特徴を示しながら、AD/HDやLD（57ページ）などほかの発達障害である可能性もある
発達には個性や生活環境などが関係している。ただ苦手な場合と、特性によって苦手な場合に、明確な境界線はない
発達障害の可能性が高い

アスペルガー症候群

受け身か積極的か、人によって違う

共通した特性をもっていても、それらの表れ方は、人によって異なります。アスペルガー症候群ならみんな同じ、という考え方では、適切な対応ができません。

大きく3つのタイプにわかれる

アスペルガー症候群の特性のうち、社会性の問題は、3つのタイプにわかれています。いつも受け身で社会と交流できない人、交流の仕方に問題があって敬遠される人など、問題点は人それぞれです。

あくまでもタイプわけであり、どれか1タイプの特徴だけに当てはまるとはかぎらない

まわりから孤立

ひとりで遊ぶことに没頭し、まわりからの呼びかけに応えない。とくに自覚のない幼児期に多い

- 愛想のない子どもだといわれる
- グループでの遊びが苦手

基本的に受け身

自分から社会にかかわろうとしないが、誘われれば交流する。問題がなさそうにみえ、周囲に気づかれにくい

- おとなしい子だといわれる
- だれとでもいっしょに遊べる

積極的に交流する

だれにでも積極的に話す。失礼なことや場違いなこともどんどん話すため、敬遠されがち

- 見ず知らずの大人を質問ぜめ
- 人に嫌がられても話し続ける

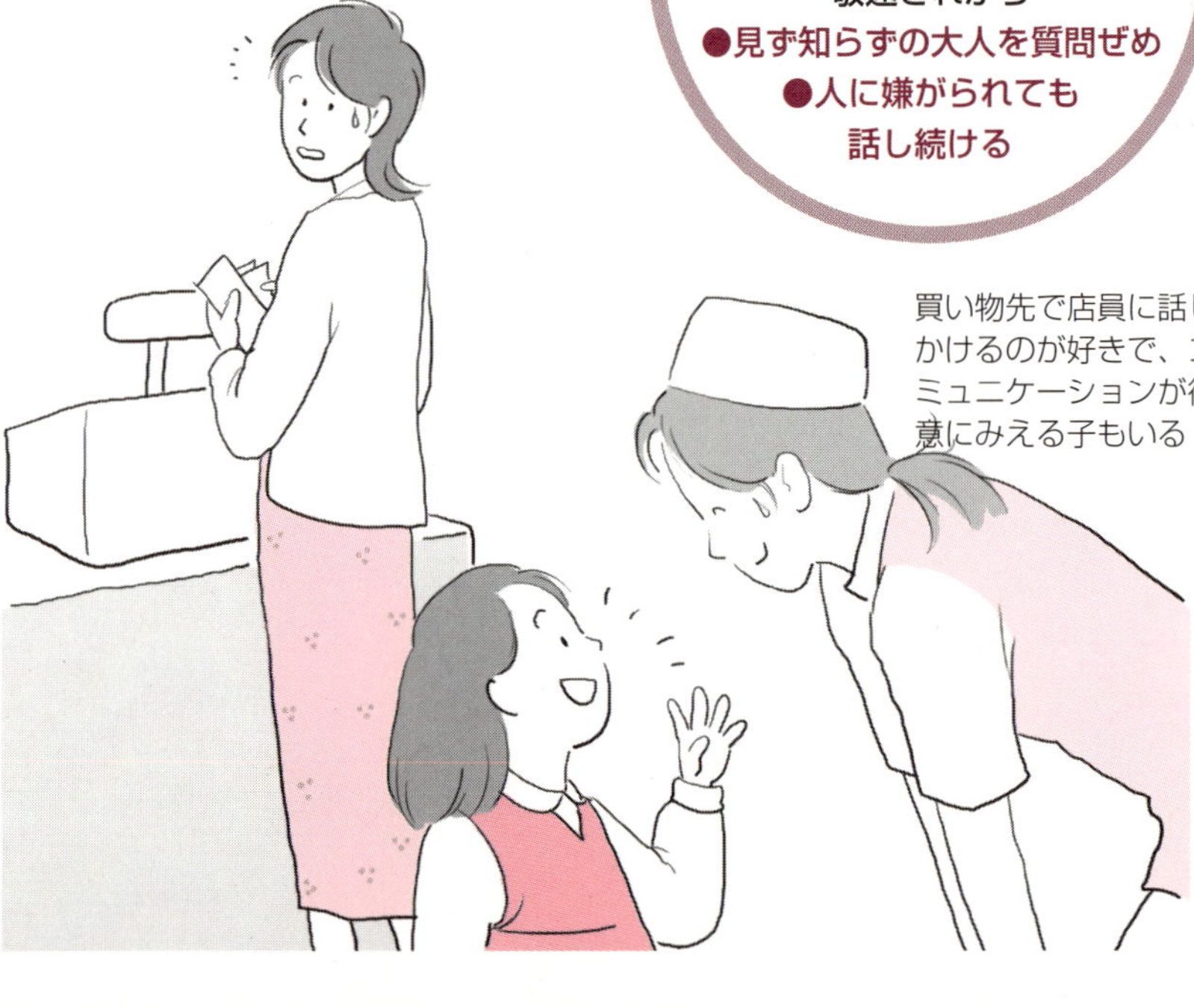

買い物先で店員に話しかけるのが好きで、コミュニケーションが得意にみえる子もいる

個性にあわせた対応をする

アスペルガー症候群への対応は、一般論にとらわれないことが大切です。一般論は参考にとどめ、子どもの様子をみて、それぞれの個性にあった方法を考えていきます。

社会性のタイプ
孤立か受け身か積極的か、子どもの個性をみわけて、それにあわせたサポートをする

感覚の偏り
音に敏感、接触に敏感など、感覚へのこだわりはさまざま。ひとりひとりがなにを苦手としているか理解する

過去の経験
特定の作業で失敗した経験があり、本人が気にしている場合は、一般的によいことであっても、ほかの選択肢を考える

本人の性格
勝ち気な子にはどんどん注意できるが、弱気な子には厳しい注意は禁物。性格を把握して、あわせていく

生活環境
育ってきた環境によって、子どもが落ち着ける場所は違う。静かな場所よりも、少し人のいる場所を好む子もいる

年齢・成長度
小学校高学年ころから、自意識やプライドがみえはじめる。年齢にあわせて対応を変えることが必要

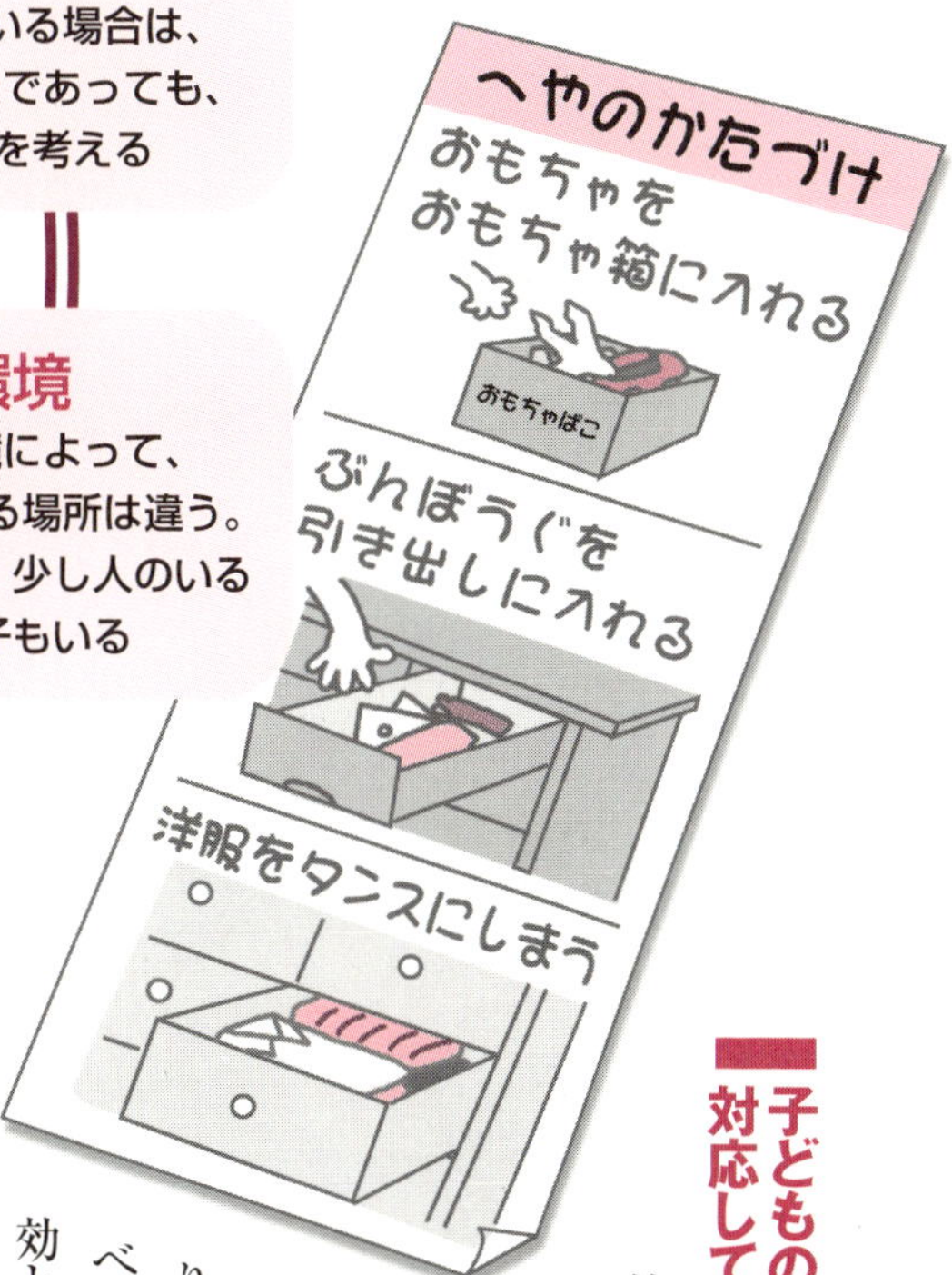

へやのかたづけ
おもちゃをおもちゃ箱に入れる
おもちゃばこ
ぶんぼうぐを引き出しに入れる
洋服をタンスにしまう

一覧表で手順を示すのはよい方法だが、字や絵、数字、写真など、子どもによって好むスタイルは異なる

子どもの様子をみながら対応していく

社会性のタイプが三つにわかれることからもわかるように、同じアスペルガー症候群でも、子どもによってその特性は異なります。ですから、すべての子に同じ対応が有効とはかぎりません。

本書でもさまざまな対応を紹介していますが、それはあくまでも一般論。ひとつの方法に固執《こしつ》せず、子どもの様子をみながら対応を柔軟に変える必要があります。

感覚や好みの偏りをよくみて、子どもが好むこと、嫌がることを把握しましょう。

一般論を参考に、子どもにあったアレンジをした方法で、環境づくりをしていくのが、もっとも賢いやり方といえます。

診断基準

診断名だけでは、特性のすべてはわからない

「アスペルガー症候群」という診断名だけでは、望ましい対応のすべてはわかりません。子どもの様子をしっかりみていきます。

障害をみわけるのは簡単ではない

子どもは日々成長しています。ある日の様子では自閉的傾向がみられたのに、翌週にはそれがあまりみられない場合があります。発達障害はどれも発達の問題なので、子どもの発達過程で状態が大きく変わるのです。

発達障害には医学的な診断基準がいくつか定められていますが、それだけに頼っていては、子どもの発達には対応しきれません。

診断を参考に、子どもの状態をみる

もちろん、診断基準や医師の診察によってくだされた判断は、貴重な情報です。それを参考にして、

診断基準はひとつの参考

アメリカ精神医学会の『DSM-Ⅳ』によって、ひとつの診断基準が定められています。しかし、それは診断の目安にすぎません。この基準に当てはまらなくても、対応が必要な場合はあります。

▼診断基準

高橋三郎・大野裕・染矢俊幸訳『DSM-Ⅳ-TR精神疾患の診断・統計マニュアル』(医学書院) よりアスペルガー障害の診断基準を抜粋

A 以下のうち少なくとも2つにより示される対人的相互反応の質的な障害：
(1) 目と目で見つめ合う、顔の表情、体の姿勢、身振りなど、対人的相互反応を調節する多彩な非言語的行動の使用の著明な障害
(2) 発達の水準に相応した仲間関係を作ることの失敗
(3) 楽しみ、興味、達成感を他人と分かち合うことを自発的に求めることの欠如（例：他の人達に興味のある物を見せる、持って来る、指差すなどをしない）
(4) 対人的または情緒的相互性の欠如

B 行動、興味および活動の、限定的、反復的、常同的な様式で、以下の少なくとも1つによって明らかになる。
(1) その強度または対象において異常なほど、常同的で限定された型の1つまたはそれ以上の興味だけに熱中すること
(2) 特定の、機能的でない習慣や儀式にかたくなにこだわるのが明らかである
(3) 常同的で反復的な衒奇的運動（例：手や指をぱたぱたさせたり、ねじ曲げる、または複雑な全身の動き）
(4) 物体の一部に持続的に熱中する

C その障害は社会的、職業的、または他の重要な領域における機能の臨床的に著しい障害を引き起こしている。

D 臨床的に著しい言語の遅れがない（例：2歳までに単語を用い、3歳までにコミュニケーション的な句を用いる）。

E 認知の発達、年齢に相応した自己管理能力、(対人関係以外の) 適応行動、および小児期における環境への好奇心について臨床的に明らかな遅れがない。

F 他の特定の広汎性発達障害または統合失調症の基準を満たさない。

対応を考えていきます。
　ただし、成長によって問題が変わる場合もあることも頭に入れましょう。子どもの様子によっては、診察を再び受けることや、対応を変えることも考慮します。

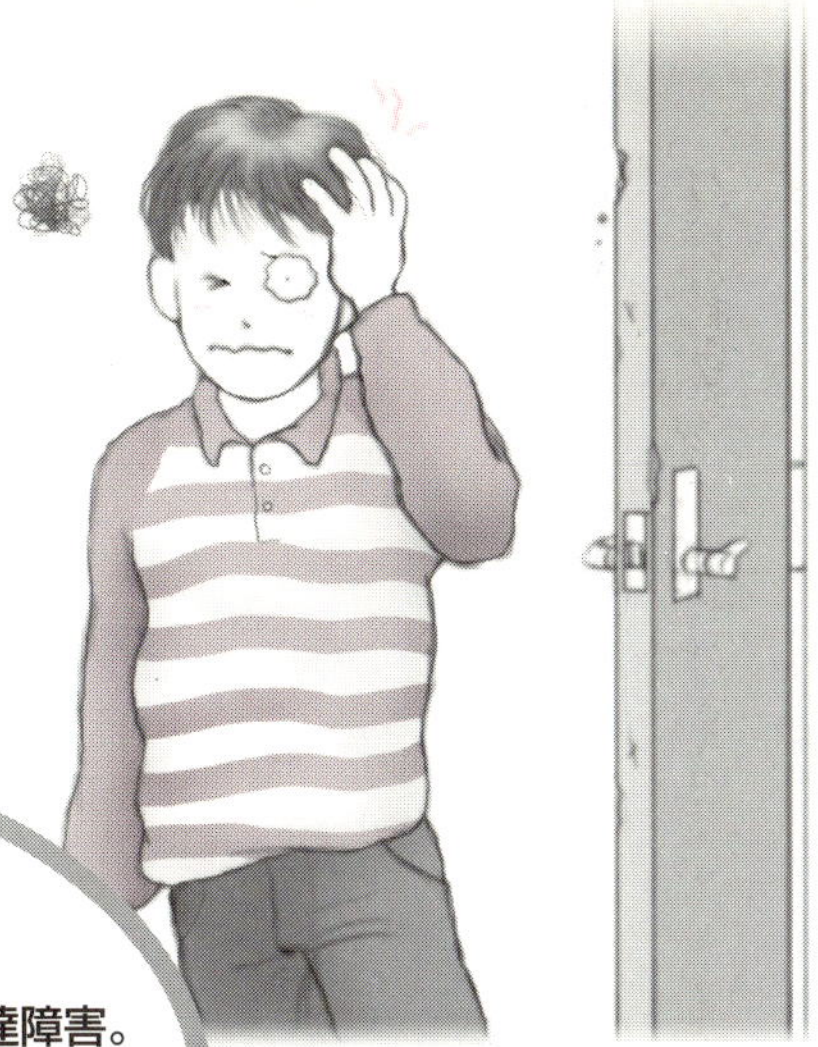

家の中を走り回って家具にぶつかるのは、AD/HDの特徴

発達障害は重なりあっている

広汎性発達障害はアスペルガー、高機能などさまざまな診断名がひとつに重なった連続体ですが、それだけではありません。ほかの発達障害とも、部分的に重なりあうところがあります。

AD/HD
（注意欠陥／多動性障害）

落ち着きのなさを主な問題とする発達障害。
自閉症と併存することが多く、
また幼児期には、どちらの特徴も出て
鑑別診断できない場合がある

- 授業中に席を立つ
- 不注意で忘れ物が多い

LD
（学習障害）

読み書きや計算など、特定の学習能力に
極端な遅れが出る発達障害。勉強の理解度に
偏りが出て、気づかれることが多い

- 会話はできるのに字が書けない
- 計算問題をとけない

広汎性発達障害
（自閉症）

コミュニケーションの障害とこだわりを
主な特徴とする。言葉の発達は人によって
大きく異なり、なかなか診断をつけられない

- ひとり遊びにこだわる
- 両親と目をあわせない

アスペルガー、高機能の場合は

- まわりと会話がかみあわない
- 人の気持ちを読みとれない

そのほか

ほかにも、運動能力の障害や言語の
障害など、さまざまな特性がある。
それらが上の3つと併存している
場合もある

どれかひとつだけを考慮するのではなく、子どもの行動特徴をみて、なにとなにに対応が必要か考えていく

診断結果が変わることもある

自閉症とAD／HD、LDは重なりあう部分が多く、連続性の発達障害です。そのため、育ちざかりの子の一時的な様子からでは、判断しきれない場合があります。
　幼児期にアスペルガー症候群と診断された子どもが、成長するにつれて障害がないと診断されることもあるほどです。

AD/HD、LDについてくわしく知りたい方は、健康ライブラリー・イラスト版
『AD/HDのすべてがわかる本』（市川宏伸監修）、『LDのすべてがわかる本』（上野一彦監修）をご覧ください

診断基準

専門家と相談して、理解を深める

アスペルガー症候群への対応に、だれにでもあう特定の「正解」はありません。専門家と相談をしながら、自分たちによい方法を探していきましょう。

相談・検査を通じて対応を調整していく

子どもにとって本当に望ましい対応をおこなうためには、アスペルガー症候群の一般的な特性と、子ども本人の個性を両方とも理解する必要があります。

そのため、専門家への相談や、発達に関する検査を、何度かくり返すことがあります。専門家の目を通して子どもの様子を確かめてもらい、どのような対応をするべきか、相談するのです。

子どものもつ特性が把握できてきたら、それにあわせた治療教育（療育）計画を立て、実践します。その効果がどのように表れるか確認して、また相談し、計画をそのつど修正していきます。

医師、心理士、保健師が頼りに

アスペルガー症候群について相談する相手は、主に医師と臨床心理士、保健師です。ただし、発達の問題にくわしい人とそうでない人がいるので、相手にまかせきりにせず、保護者も積極的にかかわっていくべきです。

医療機関

通常の小児科では対応しきれない場合がある。自治体や保健センターなどで、子どもの発達を専門にみている医療機関を紹介してもらうとよい

児童相談所

子どもの発育について相談するための機関。相談には応じてもらえるが、健診や検査は受けられない

保健センター

子育ての悩み相談から、発達障害の健診まで、幅広く対応してくれる機関。構成メンバーが地区ごとに異なり、相談できる内容もまちまち

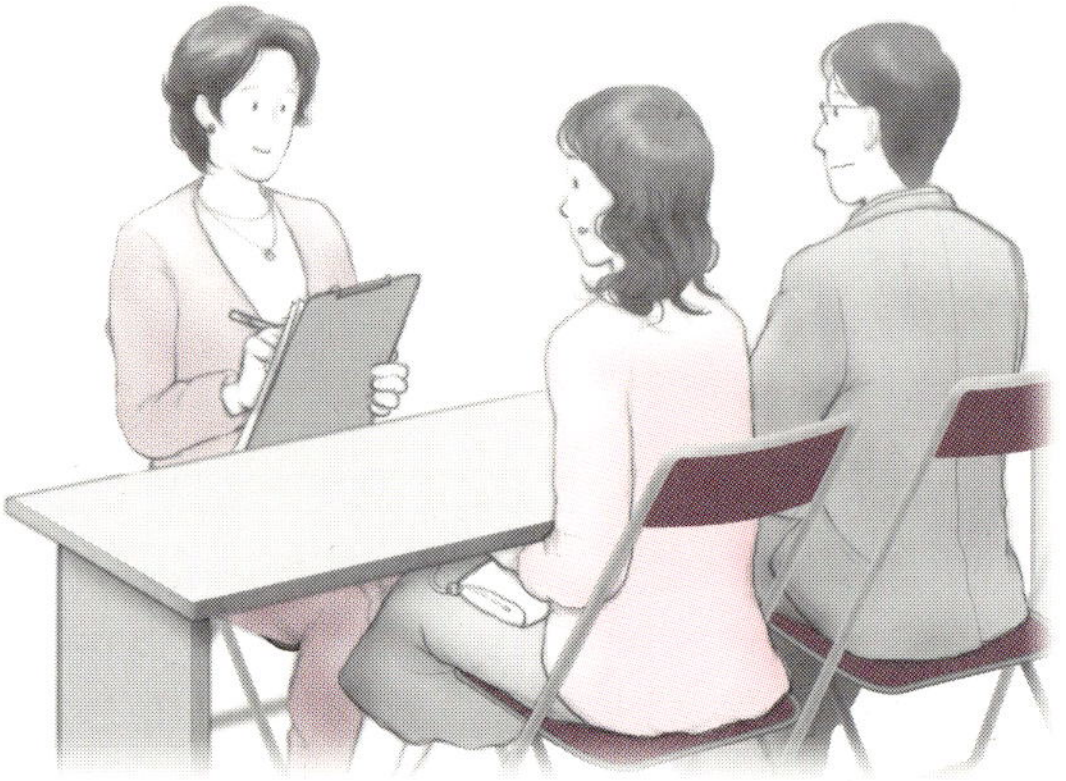

地域の保健センターには、保健師がいる場合が多い。発達の問題を相談できる

検査で特性がくわしくわかる

子どもがもつ特性をくわしく調べるためには、発達検査を受け、子どもの行動特徴を分析します。さまざまな検査があり、いくつかの結果を見比べることもあります。

検査には、さまざまな形式がある。どれかひとつでは総合的な評価を下せないため、いくつかの検査を受けることになる

●発達検査
・PEP-R（新訂版自閉症児・発達障害児教育診断検査）……自閉症児の特性を調べ、TEACCHでどのような療育をおこなうか検討する
・新版K式発達検査……発達を総合的に調べる。幅広い年齢層に対応
●知能検査
・全訂版田中ビネー知能検査……知能全般を調べる。IQが算出される
・WPPSI知能診断検査……幼児期の知能をくわしく調べる

いずれも発達検査の一種。たくさんのチェック項目があり、子どもの個性をみわけるための判断材料となる

対応はTEACCHを中心に

発達障害の子どもを支援し、生活を豊かにする方法を教えていくことを「療育（治療教育）」といいます。アスペルガー症候群に対する療育は、視覚的手がかりを重視する「TEACCH」を中心におこなうのがよいでしょう。

TEACCH《ティーチ》

アメリカの療育プログラム。主に自閉症児の支援に用いられる。視覚的な手がかりを増やし、暮らしやすい環境をととのえることで、子どもの適応と豊かな発達をうながす

●イラスト、カードを活用する
●部屋を構造化して安心感のある環境に

感覚のケア

さわられることへの抵抗や、音への苦手意識には、感覚統合法などの、感覚をはぐくむ運動や生活の指導も必要

悩みのケア

特性について悩み、ストレスをためている子どもには、精神心理面のケアもおこなう。自覚をうながすこともひとつの手段

役割分担が苦手な子のために、当番表をつくる。絵で示すことで、頭のなかを整理できる

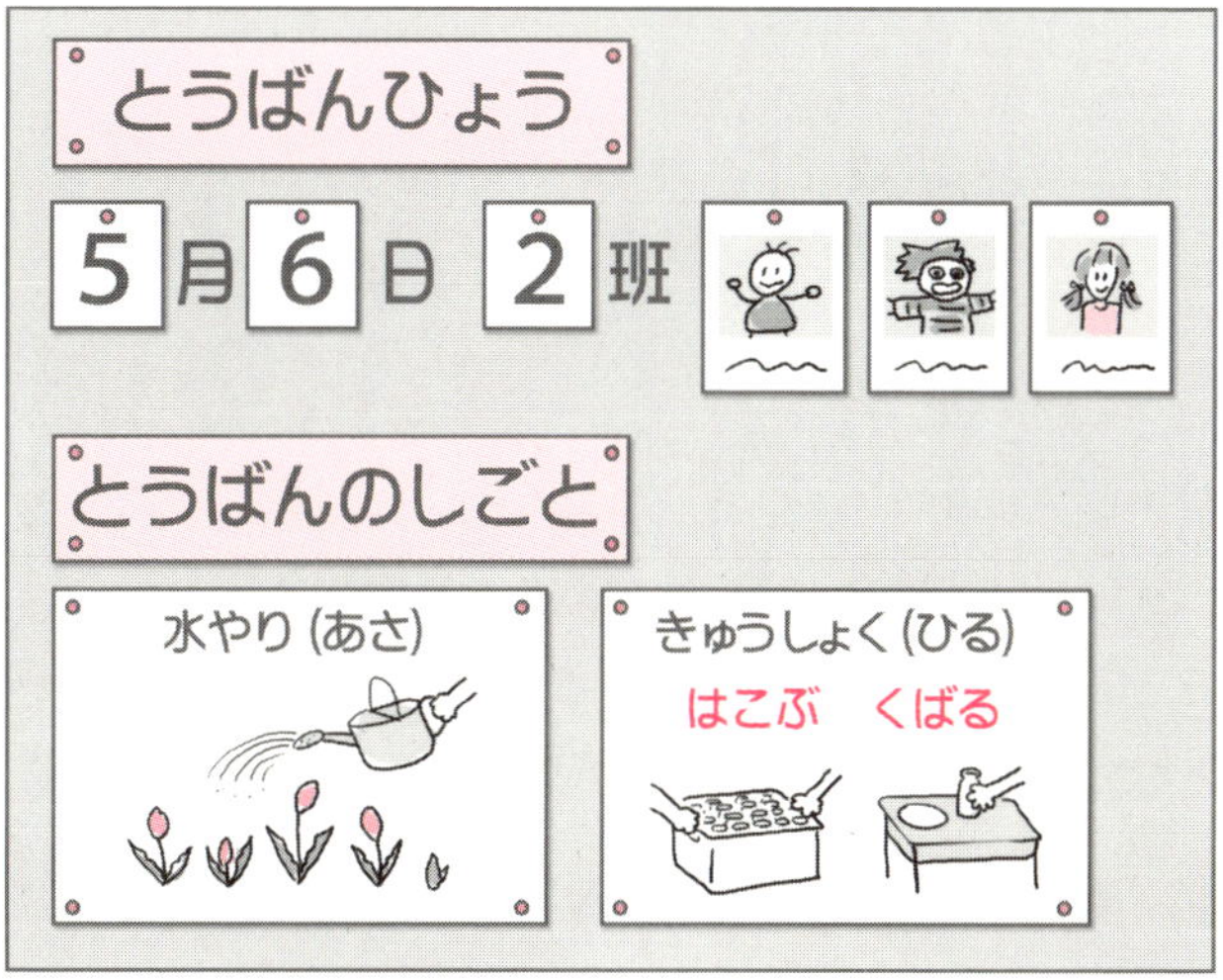

とうばんひょう
5 月 6 日 2 班
とうばんのしごと
水やり（あさ）
きゅうしょく（ひる）
はこぶ　くばる

併存する障害

AD／HDの特性をあわせもつ子が多い

アスペルガー症候群には、AD／HDが併存する場合が少なくありません。教室を走る、衝動的に話すなど、アスペルガーと似た特性をもつ発達障害です。

ほかの障害もみすえて療育をしていく

アスペルガー症候群の子のなかには、AD／HDやLDなど、連続体としてのほかの発達障害を併存させている子がいます。発達障害には重なる部分があるため、どれかひとつだけが表れる場合のほうが、少ないとさえいえます。

特性に対する療育を実践するときには、狭義のアスペルガーだけでなく、ほかの発達障害への対応も試みたほうがよいでしょう。

落ち着きのなさや、忘れ物の多さなどには、AD／HDへの対応が非常に有効です。

そういった意味でも、アスペルガーという診断名にとらわれすぎないことが大切なのです。

AD/HDの特徴は「落ち着きのなさ」

授業中に席を立つ、気が散りやすいなどの問題が目立つ子どもには、AD/HDの併存が考えられます。多動、不注意などへの対応が必要になってきます。

忘れ物がとくに多い場合は、アスペルガーだけの対応では不十分かもしれない

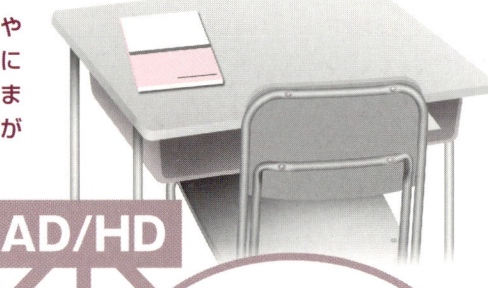

AD/HD

衝動性《しょうどうせい》

がまんすることが苦手で、ちょっと嫌なことがあると、衝動的にその場を離れてしまう

●教室から走って飛び出す
●友達を突然たたく

不注意

注意力と集中力が散漫。作業を順序よくこなすことができず、単純なミスが多い

●忘れ物が極端に多い
●作業を完成できない

多動性

じっと座っていられず、すぐに立ったり歩いたりしてしまう。動きが活発すぎる

●人の話を静かに聞けない
●ひとりで走り回る

対応を工夫してがまんを教える

AD/HDの特性をもっている場合、忍耐力、注意力などをはぐくむ対応が求められます。本人もがまんできないこと、ミスが多いことに悩んでいるはず。いっしょにゆっくり成長していきましょう。

対応の工夫

それまで通りのしつけでは、かんしゃくを起こしたり、忘れ物をすることが直らない。問題に応じた対応に切り替える

＋

環境の調整

落ち着きのなさを改善し、注意力を補うために、生活環境を見直す。気が散らないよう、家具を整理したり、減らしたりする

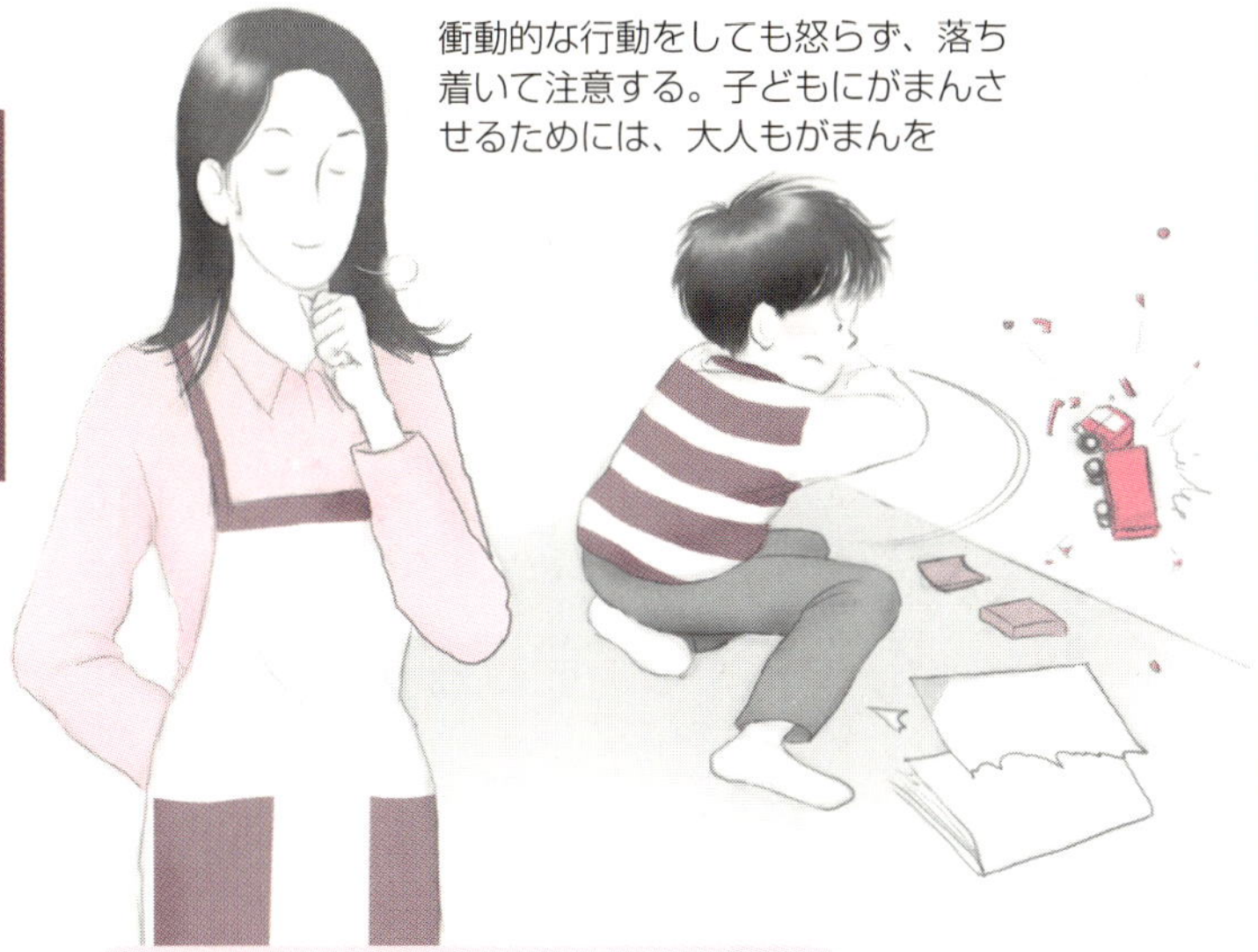

衝動的な行動をしても怒らず、落ち着いて注意する。子どもにがまんさせるためには、大人もがまんを

多動性には

○ 集中できる活動で、少しでもがまんできたらほめる。待つこと、耐えることがよいと教える

× 動くたびにしかってはいけない。子どもが緊張して、ますます多動傾向になる

衝動性には

○ ものを壊したり、人をたたくのが、なぜ悪いことなのか、冷静にいい聞かせる

× 感情的になって怒鳴ると、子どもは混乱してしまう。静かにして落ち着かせることが大事

不注意には

○ 視覚的構造化などで環境をととのえ、実現可能な目標を立てて、少しずつ注意力をやしなう

× ミスすることをとがめるのはよくない。いきなり完璧な行動を求めるのは無理

○はよい方法、×はよくない方法。この考え方を基本線として、個々の性格にあわせて柔軟に教えていく

薬物療法はおこなわない?

アスペルガー症候群では、原則として薬物療法はおこないません。ただし、ＡＤ／ＨＤを併存していて、その影響が強く、対応や環境を変えても改善しない場合には、医師に相談をしましょう。ＡＤ／ＨＤの特性をおさえる薬「リタリン」の使用をすすめられる場合があります。

併存する障害

LD、トゥレット障害も関連している

LDやトゥレット障害も、アスペルガーと併存しやすい発達障害です。専門的な学習法や、精神面へのケアなどが必要になります。

LDには課題学習で対応

苦手とする分野を集中的にサポートすることで、簡単な読み書きや計算など、最低限必要な力を育てます。それ以上は無理をせず、本人の意欲や能力に寄りそった教育をしていきます。

LD

以前は読み書き・計算の障害とされていたが、最近は会話や運動面、社会性の問題も含めて対応する

会話

読み書きはできるのに、会話ができないという子も。自分から言葉を発することが上手にできない

読み書き・計算

会話はできるのに、文章を読むこと、もしくは書くことが上手にできないなど、一部の学習能力だけが極端に遅れている。簡単な計算ができない人もいる

- 文章を、文字や行をとばして読む
- 数字の大小が理解できない

運動

人の動きをみて同じ動作をすることができない。運動中に素早い判断ができず、左右を間違えることもある

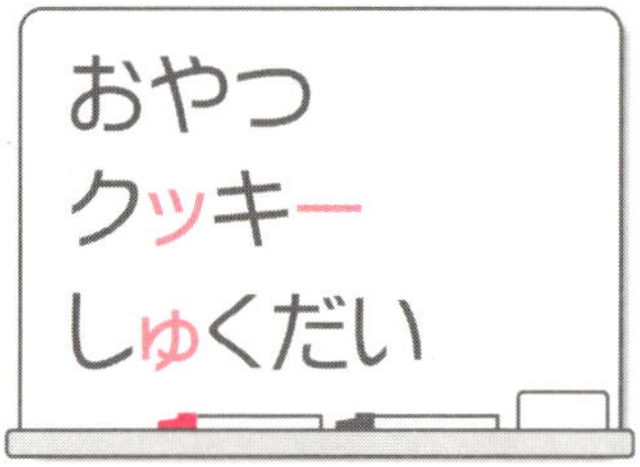

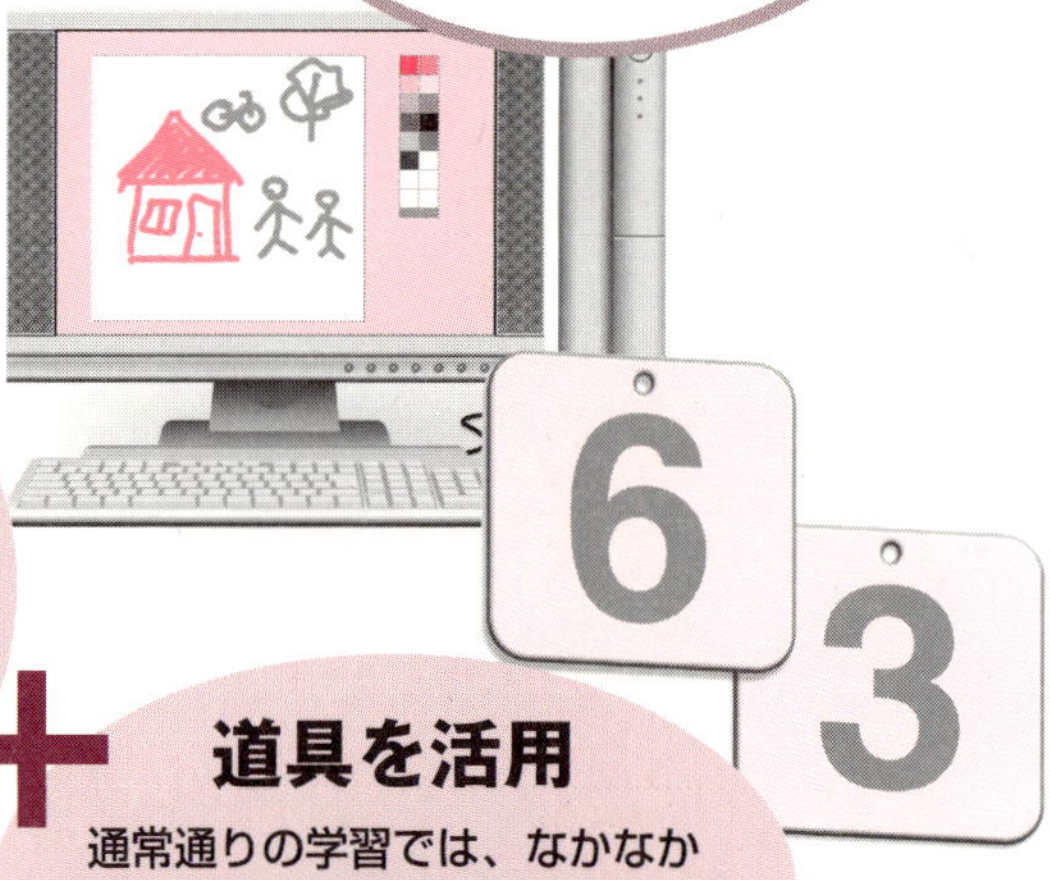

課題学習

苦手なことはより丁寧に、順を追って教えていく。最初は色をつけて読ませ、じょじょに色をなくしていくなど、少しずつ進める

＋

道具を活用

通常通りの学習では、なかなか上達しない。苦手な分野はカードやホワイトボードなど道具を使ってわかりやすく教える

ホワイトボードで、読みとばす字に色をつける。パソコンで書く力を補う。数字パネルで数字を少しずつ覚える

学習面、心理面のケアをより丁寧に

LDやトゥレット障害には、学習面、心理面への対応が必要です。アスペルガー症候群とLDでは、学習面の問題点が異なります。読み書き・計算など、本人がとくに苦手としている分野に特化した対応を考えていきましょう。

同じように、トゥレット障害もアスペルガーとは異なる対応が必要です。ストレスに対して、より丁寧な言葉かけが求められます。

併存の有無にかぎらず、総合的な対応を心がける

AD/HD、LD、トゥレット障害など、人によって併存する発達障害はさまざまです。アスペルガーは、それだけ境界線のあいまいなものだということです。

たとえ併存に確信がもてない場合でも、それをみすえた総合的な対応を常に心がけましょう。大切なのは、子どもの様子をよくみることです。

トゥレット障害

トゥレット障害とは、運動性と音声、両方のチックがみられること

運動性チック

体の一部を小刻みに動かすくせがある。自覚はあるが、本人の意志で止めることができない

- まばたきをする
- 首をかしげる

音声チック

小刻みにくり返すくせが、体ではなく口から出す声になる。病気ではないのに、何度も咳《せき》をする

- うなるような声をもらす
- 咳をくり返す

トゥレット障害はストレス面をケア

チックは、主に緊張感やストレスによって引き起こされる症状です。アスペルガー症候群に適切な対応をすれば、ストレスが減って、チックの改善も期待できます。

ストレスの少ない環境

暮らしやすい環境づくりを通じて、子どもが発達の問題にストレスを感じすぎないよう支援する

＋

心理面のケア

アスペルガー症候群への悩みを深めないよう、相談にのる。特性の長所と短所を認知すると、精神的に安定する

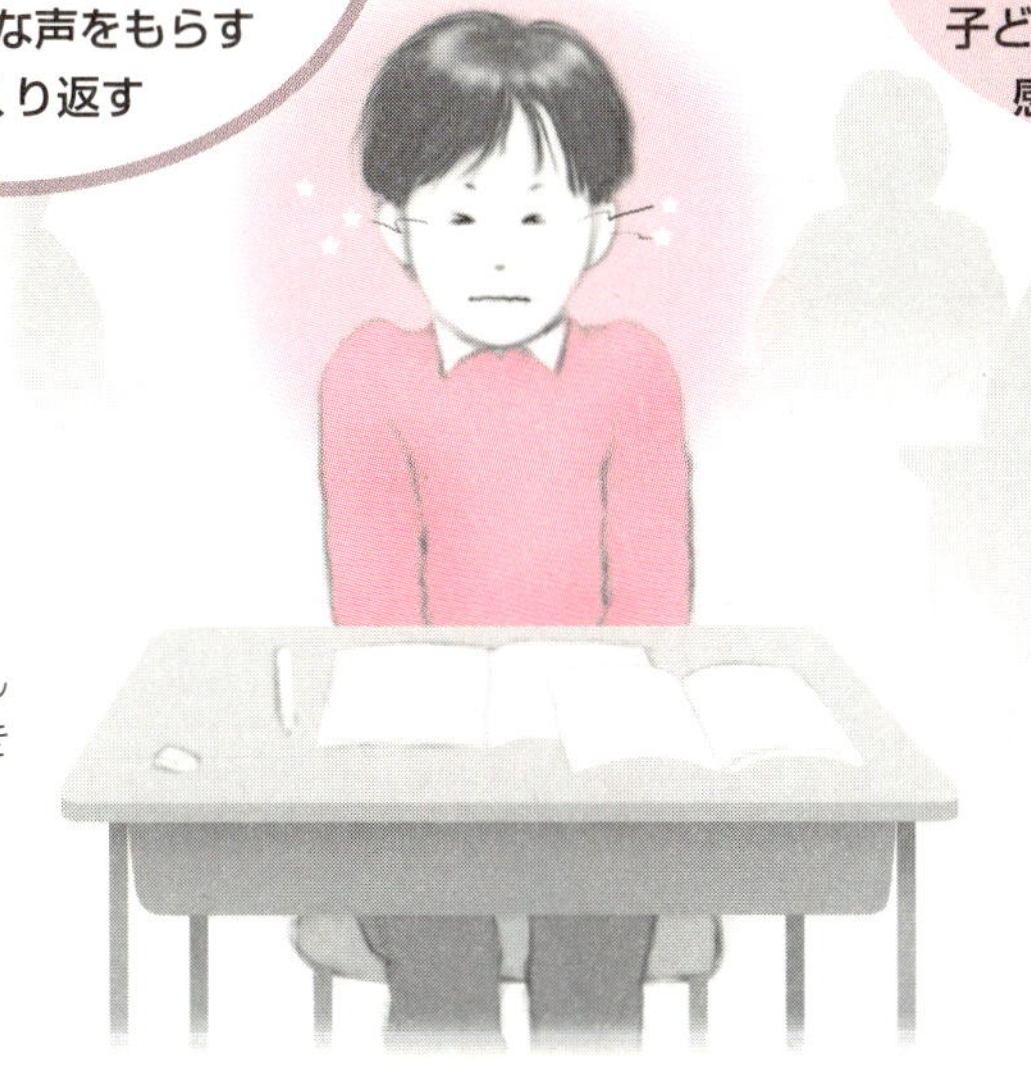

学校に行くと緊張して、何度もまばたきをしてしまう

COLUMN

病院で治療を受ける場合もある？

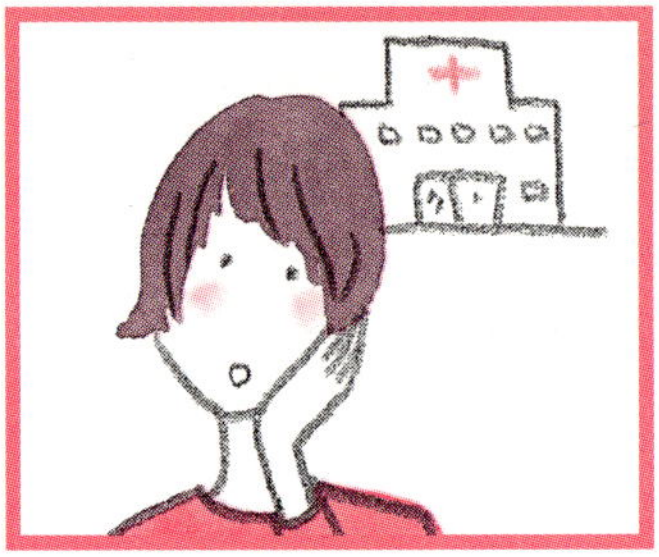

基本的に治療には頼らない

アスペルガー症候群について、医療機関に通って治療を受けることは、基本的にありません。

発達検査や相談のために医師と会うことはありますが、それは対応を考えるためであって、治療のためではありません。

アスペルガー症候群は、治すべき病気ではなく、対応すべき発達の問題です。ですから、治療の必要はないのです。必要なのは、子どものすぐれた能力をみつけ出して、発達をうながすことです。

二次障害には通院が必要な場合も

ただし、アスペルガー症候群をきっかけに二次障害が生じている場合は、状況が異なります。

悩みやストレスによって体調をくずす心身症や、友達づきあいの失敗やいじめによる対人恐怖などがあり、悪化して日常生活に支障をきたしている場合には、心理療法が必要です。

精神神経科や心理カウンセラーなどの専門家と相談して、二次障害を防ぐ方法を探していきましょう。二次障害は、周囲が無理を強要したり、不適切な対応をすることで起きているのです。

心理面には治療が有効
●対人恐怖……心理療法。抑うつなどが強い場合、薬物療法も
●いじめ・不登校……心理療法。地域の学校以外に通うことも考慮する
●心身症……根本的には心理療法。頭痛、腹痛などにはそのつど対応
●パニック障害、強迫性障害など……神経症系には心理療法が有効
●睡眠障害……まず生活環境の改善。ほかに心理療法、薬物療法など
●自傷行為……心理療法。身体的な問題には内科・外科での治療

4
「視覚的な手がかり」が生活の助けに

アスペルガー症候群の子どもは、感覚に偏りがあったり、
複雑な動作を理解するのが遅かったりするため、
生活習慣をひとりで覚えることは困難です。
入浴や着替え、掃除、洗濯などを教えるときは、
子どものやり方にあわせて、ゆっくり教えてください。

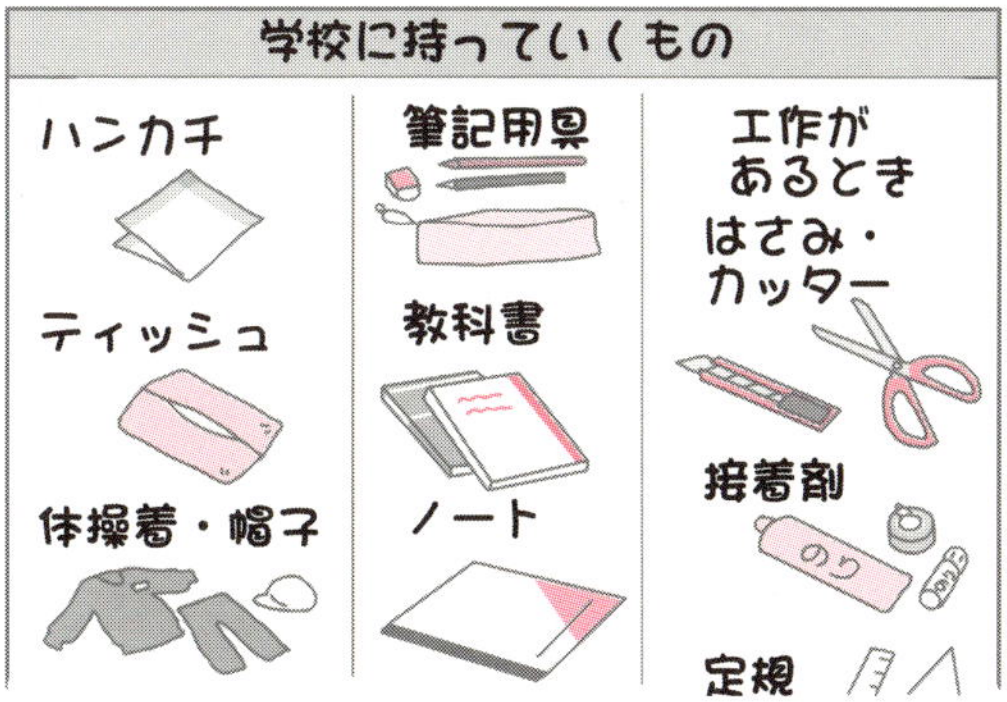
学校に持っていくもの
ハンカチ
ティッシュ
体操着・帽子
筆記用具
教科書
ノート
工作があるとき
はさみ・カッター
接着剤
のり
定規

ストーリー

生活上のトラブルを減らしてあげたい

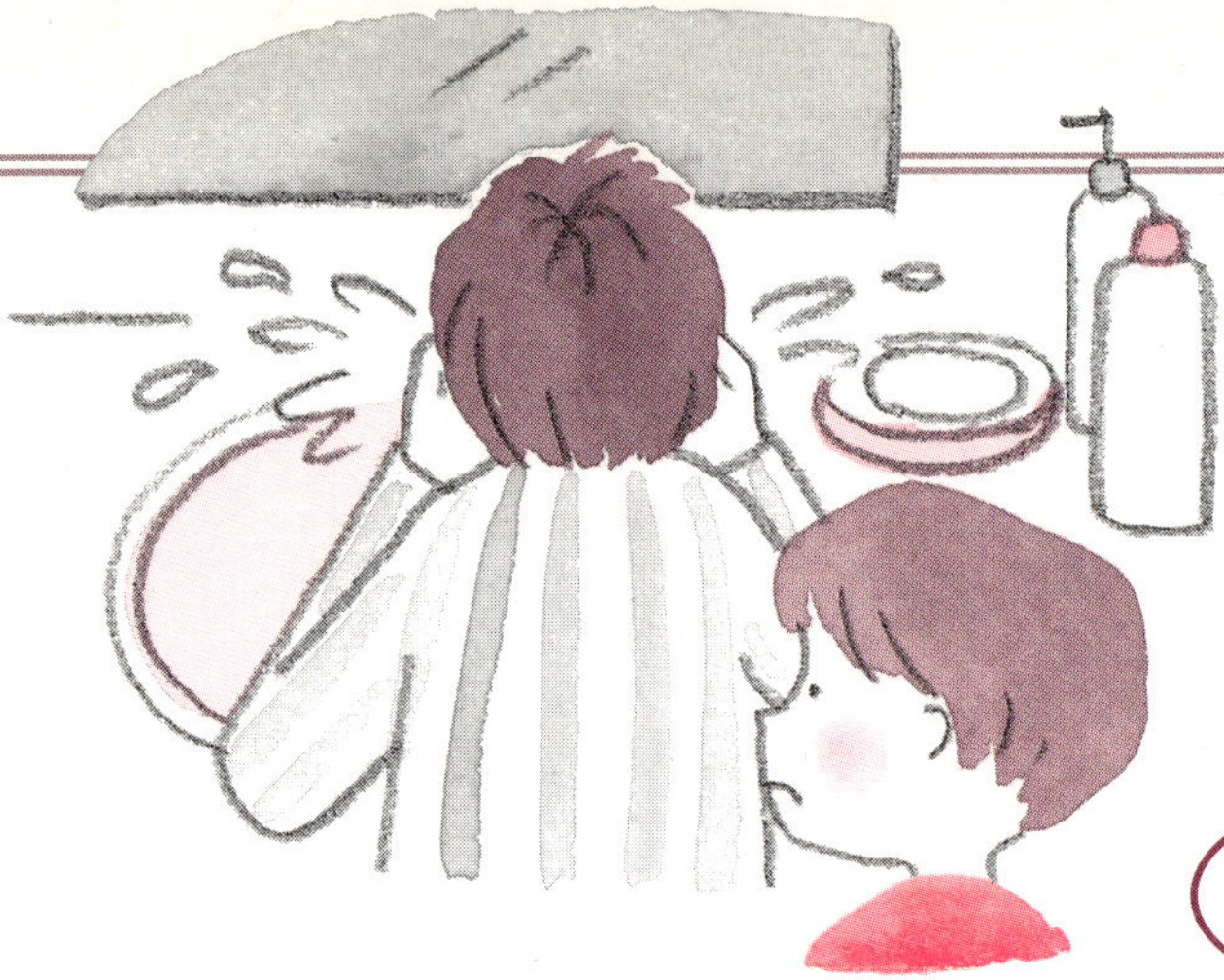

1 息子はコミュニケーション以外にも、いろいろと苦手なことがあるみたい。顔を洗うことや入浴を嫌がります。肌にふれられるのが気持ち悪いようです。

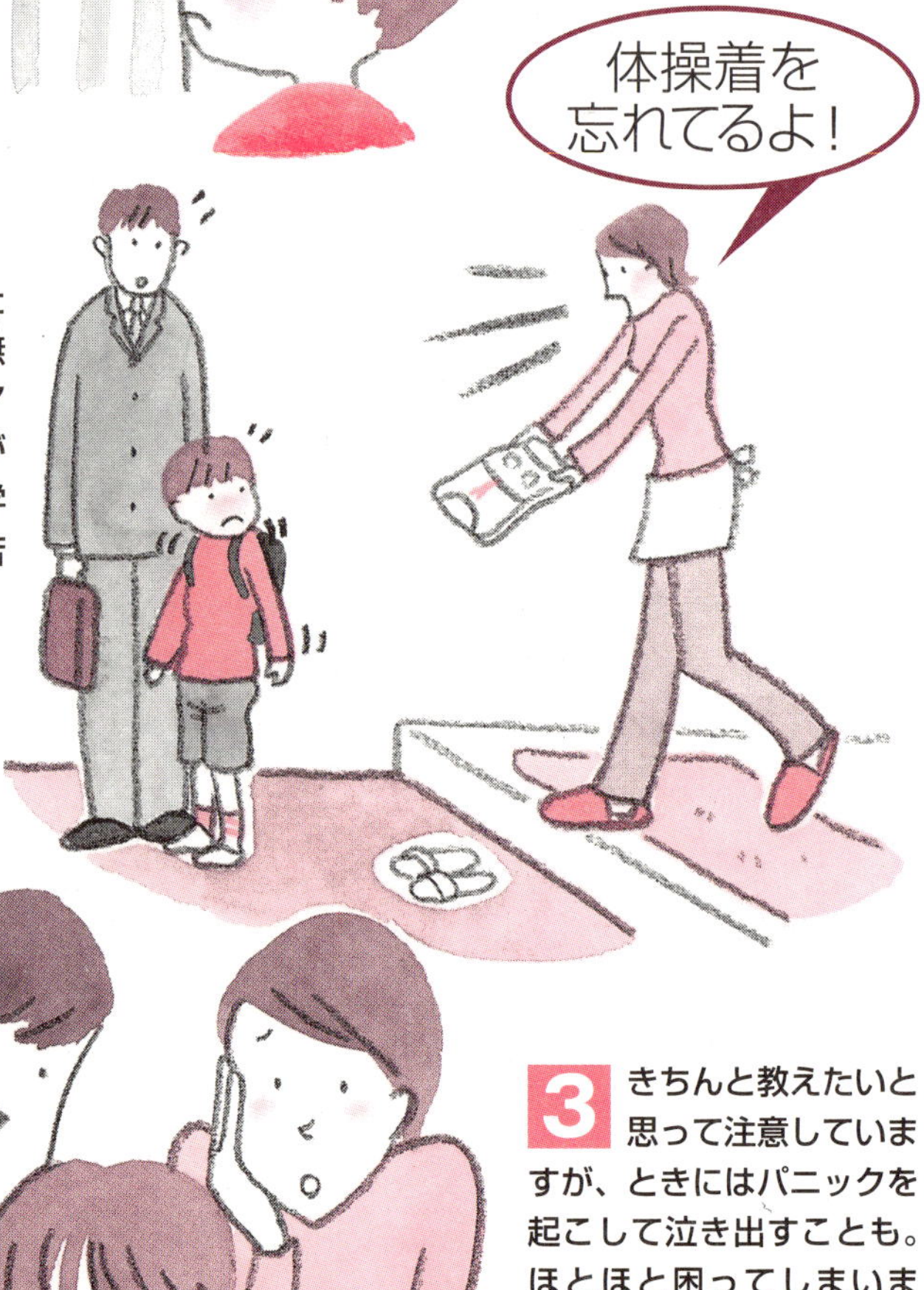

2 忘れ物が多かったり、身だしなみに無《む》頓着《とんちゃく》だったりするのも、アスペルガー症候群と関係があると聞きました。朝、学校に出かけるときはひと苦労です。

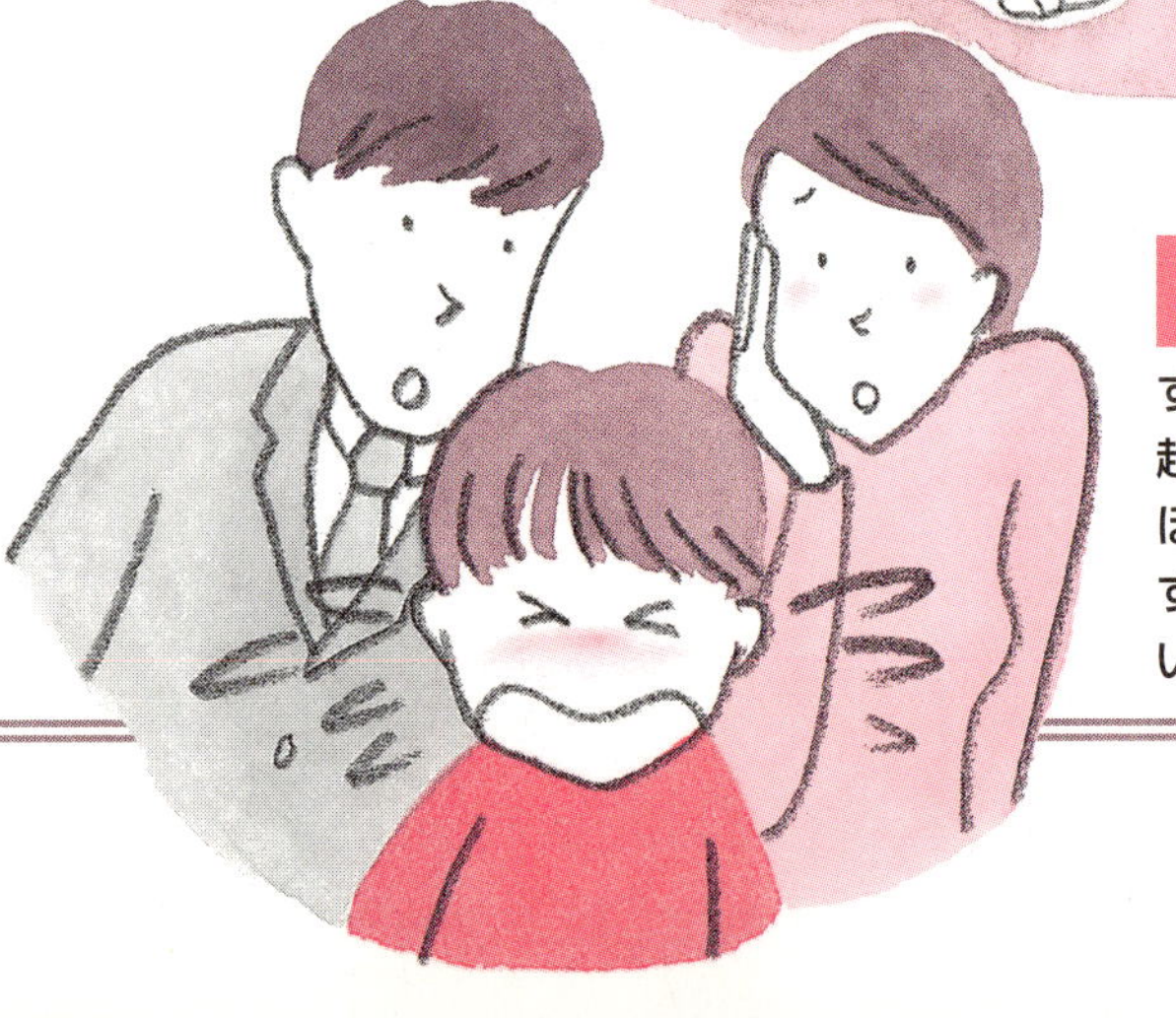

3 きちんと教えたいと思って注意していますが、ときにはパニックを起こして泣き出すことも。ほとほと困ってしまいます。どんな教え方をしたらいいのかな。

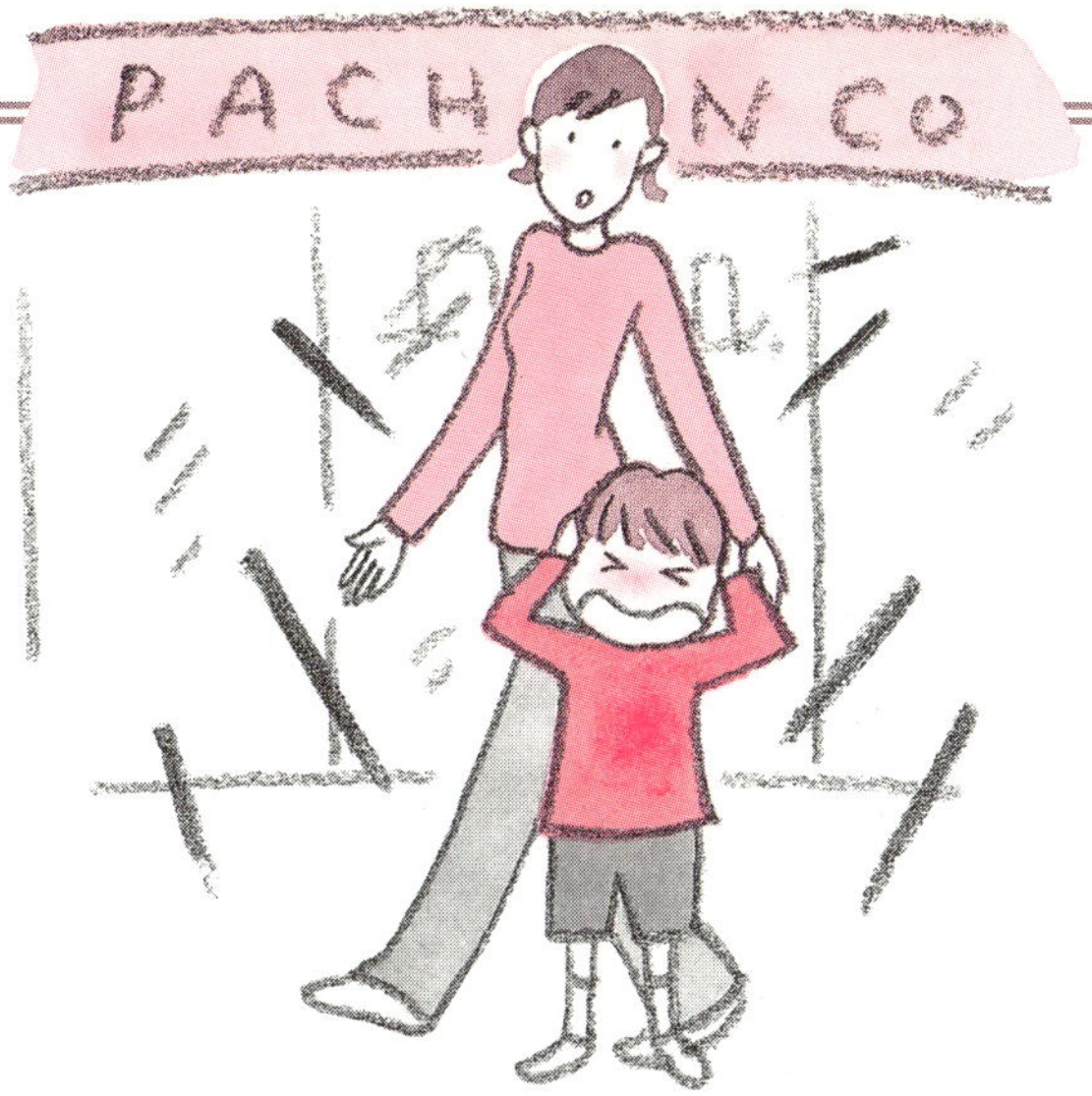

4 息子は騒音や大声が苦手なようです。商店街で聞こえる音楽に拒否反応を示すこともしばしば。そういう感覚やこだわりを理解してあげられたら、いいのにな。

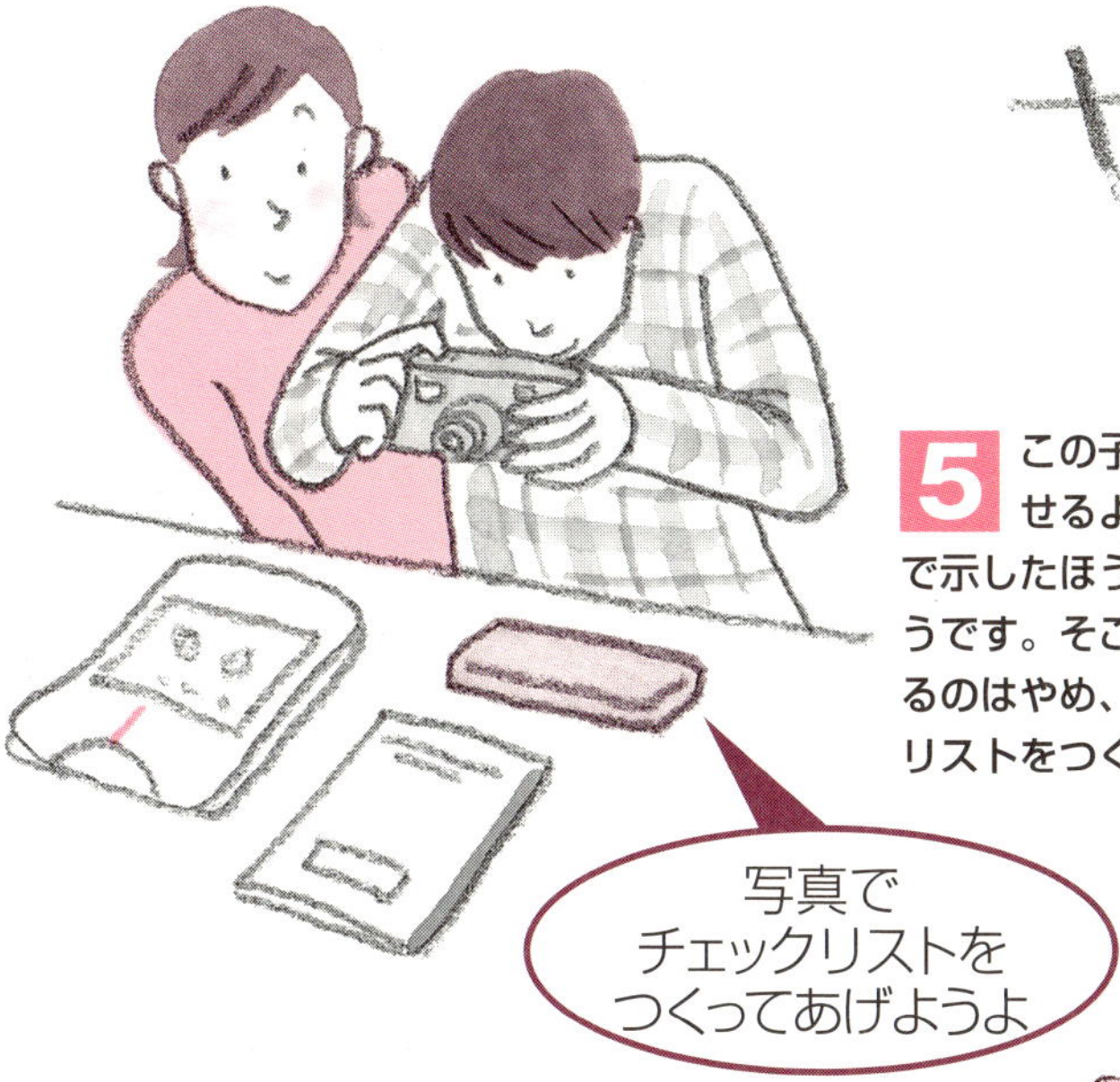
写真で
チェックリストを
つくってあげようよ

5 この子には、話して聞かせるより、目にみえる形で示したほうがわかりやすいようです。そこで、大声で注意するのはやめ、忘れ物のチェックリストをつくりました。

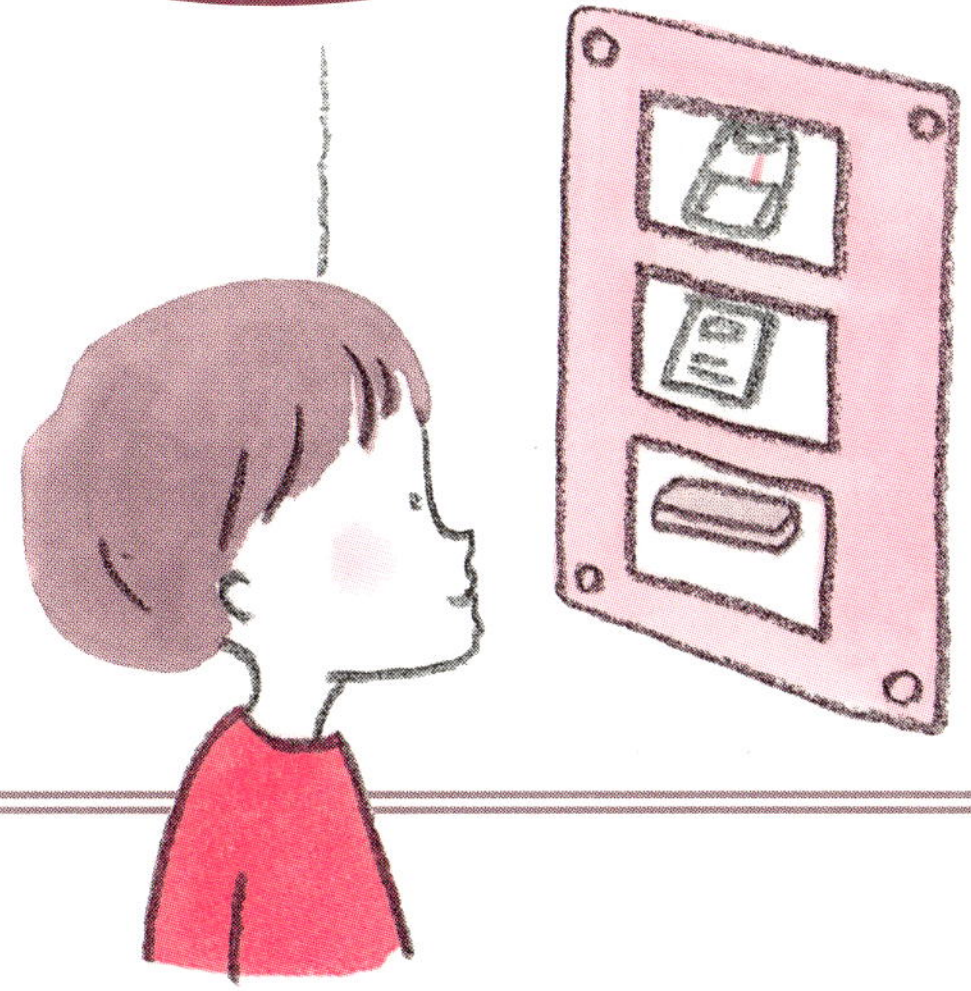

6 写真なら、本人も楽しんでチェックできるようです。これで忘れ物が減るかもしれません。まだまだ手探りだけど、もっといろいろな対応を試していきます。

生活面のサポートをするためには、どんな対応が望ましいのでしょうか。イラストや写真を使うことのほかには、なにかありますか？

対応の基本

ひとつずつ、具体的に教えていく

生活面の対応の基本は、わかりやすい指示をすること。作業を簡単にして、ひとつずつ伝えましょう。

7つのポイントを心がける

アスペルガー症候群の子どもに生活習慣を教えるときのポイントは7つ。複雑なことは要求せず、必要なことだけを簡潔に伝えましょう。できそうな作業を教えて、役割をこなす達成感をもたせるようにします。

1 ひとつずつ

一連の作業だからといって、いっぺんに複数のことをさせると混乱する。服を脱ぐ、服をたたむ、服をしまう、とひとつずつわけて教える

✕ 一度にたくさん

2 具体的に

あいまいな言葉は、想像するのが苦手な子どもには伝わらない。「ちゃんとして」ではなく「服をしまって」と具体的な動作を指示する

✕ 「ちゃんと」「しっかり」

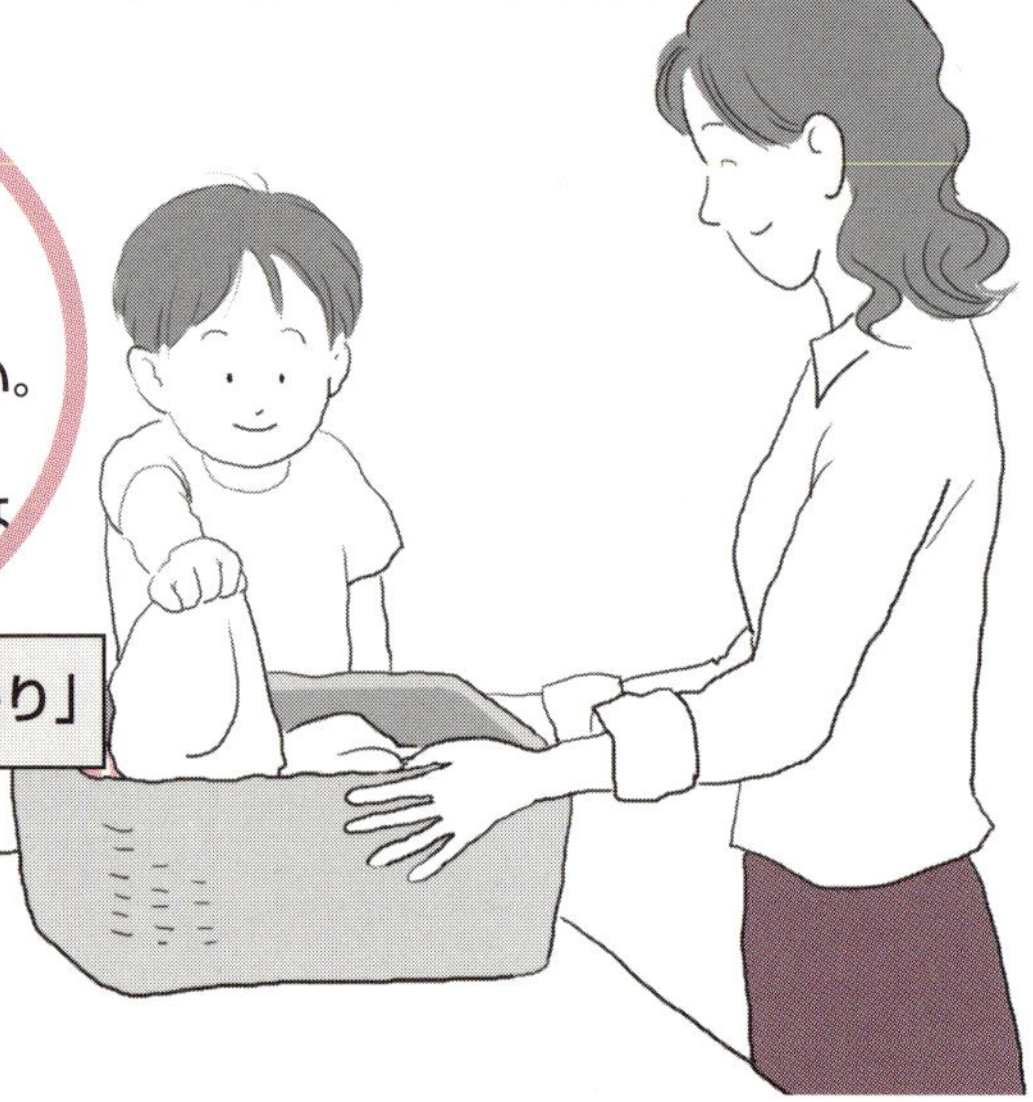

洋服をかごにしまう動作をしながら、「かごにしまってね」とはっきり伝える

大人が歩み寄り、わかりやすい言い方をする

アスペルガー症候群の子どもは、たくさんの特性を抱えて暮らしています。顔を洗うのがつらかったり、持ち物をそろえるのが難しかったり、彼らの悩みはさまざまです。一見そうはみえませんが、外国の異文化のなかで暮らしているようなものなのです。

彼らの文化に歩み寄り、彼らにあった教え方を心がけましょう。悪いくせがすぐに直らないからといって、子どもをなじることはさけてください。

子どもにわかりやすく指示するために、話し方のポイントをおさえましょう。それだけで理解度がずいぶんと違ってきます。

3 短く

よけいな言葉はできるだけはぶく。「お父さんの服も入っているけど、しまっておいて」などというと、どの言葉が指示かわからなくなってしまう

✕ 長く複雑な言い方をする

4 視覚的な手がかりをそえて

簡潔な言葉とともに、イラストや写真をみせると、より理解しやすくなる。子どもによって、ジェスチャーや文字を好む場合もある

✕ 言葉だけで指示

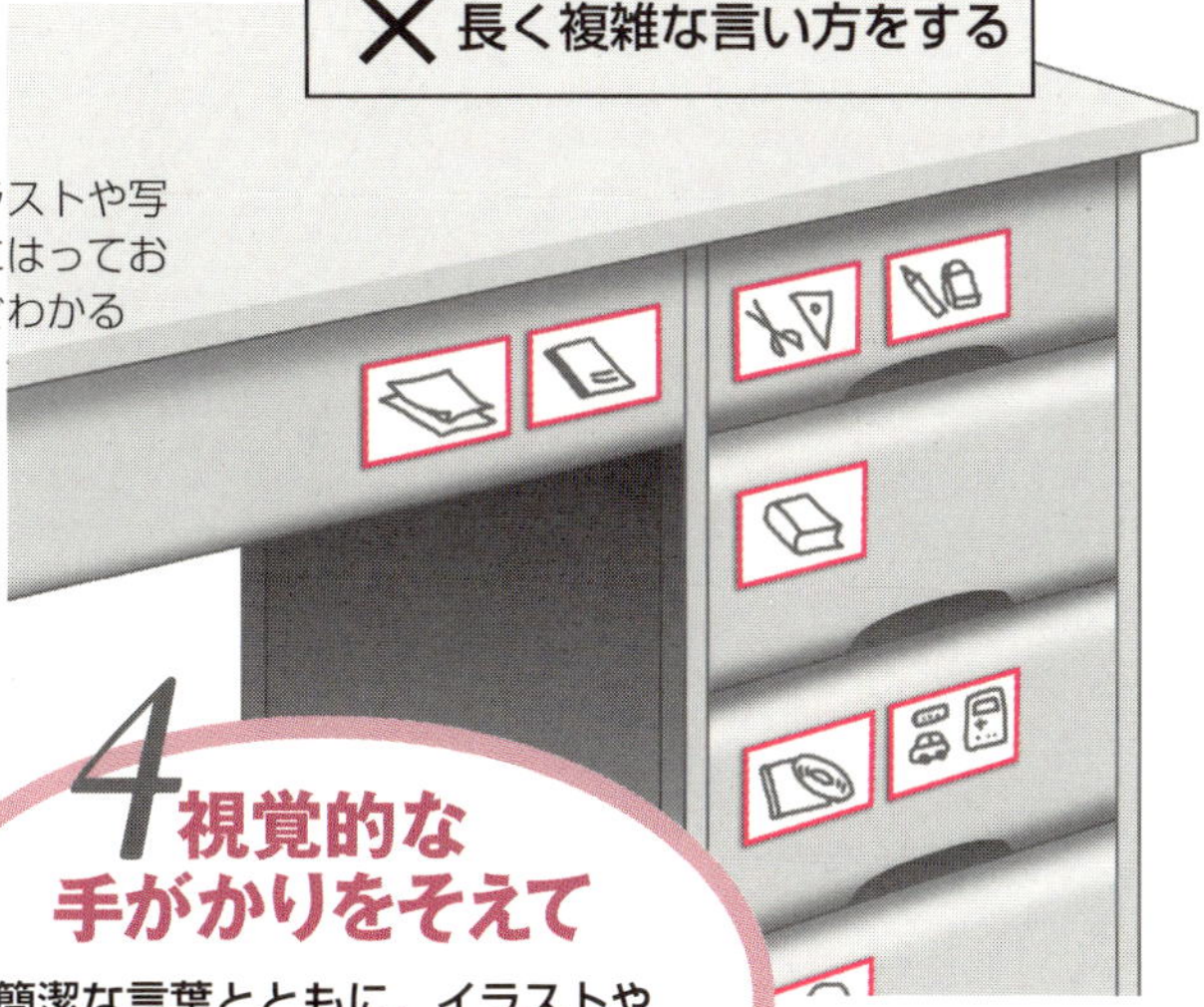

引き出しの中身をイラストや写真にして、引き出しにはっておく。しまう場所がすぐわかる

5 肯定的に

失敗を否定する言葉は使わない。「脱ぎっぱなしはダメでしょ！」ではなく、「脱いだ服はかごに入れるのよ」と、失敗を正す方法を示す

✕ 間違えるたびにダメという

6 予定を伝える

作業のはじまりと終わりを明確に指示する。「この洗濯ものをしまったら終わりね」というように伝える

✕ なにを手伝うか、判断をまかせる

7 失敗しないですむように

不可能なことをやらせない。失敗は行動の幅をせばめるもとになる。子どもの様子をみて、実現できそうなことを中心に教えていく

✕ 何事も経験と考える

過保護がよい？ 放任主義がよい？

過保護にも放任主義にも、一長一短があります。どちらがよいといいきることはできません。

ただ、アスペルガーの子は、できないことを無理に経験させようとすると、かえって成長が遅れたり、不安や恐怖を感じて、二次障害を起こすことがあります。

放任するのではなく、丁寧に、おだやかに支援することで、豊かな発達が期待できます。

対応の基本

TEACCHで視覚的な手がかりを増やす

TEACCHプログラムは、療育の具体的な実践法として、世界的な評価を受けています。学習面や生活面の支援に大きな効果を発揮します。

アメリカでうまれた自閉症の療育法

TEACCHは一九六〇年代からアメリカで実践されてきた、療育プログラムです。主に広汎性発達障害の子を支援するために用いられています。数十年の成果から、世界的な評価をえています。

TEACCHプログラムでは、まず子どもたちの個性を尊重し、受け入れます。そのうえで、彼らが抱えている知覚や認知のギャップを埋めることをめざします。

なにもかも大人が世話をするのではなく、子どもが物事を理解するためのサポートをします。子どもは情報や環境の意味を理解すれば、自立して活動し、成長していくことができるのです。

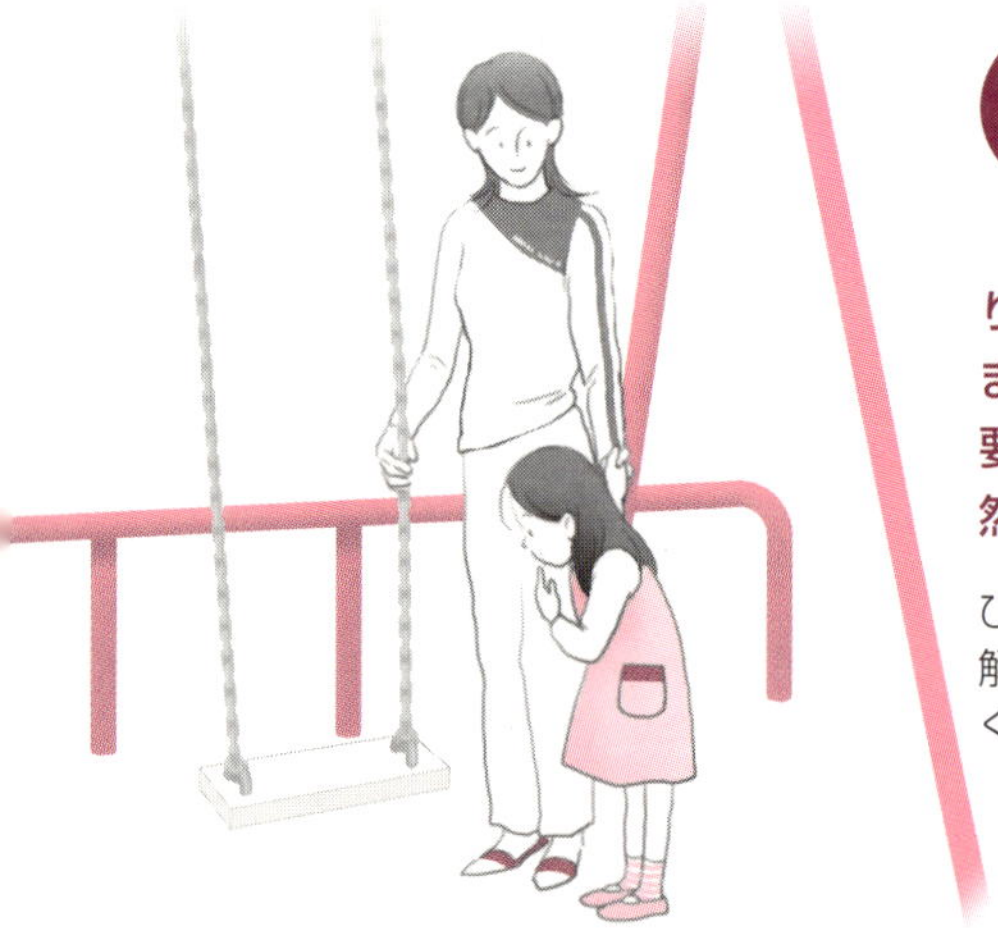

子どものありのままを受け入れる

TEACCHの基本精神は、子どもに寄りそうことです。ひとりひとりのありのままの特性を理解して、どんな支援が必要か考え、実践します。子どもが力を自然に発揮できるように寄りそうのです。

ひとりではブランコの使い方を理解できないが、大人が手を貸してくれれば、遊べるようになる

専門家と協力する

医師や保健師と相談しながら進めていく。家族だけでがんばろうとしない

個人としてみる

アスペルガーとひとくくりにせず、発達検査などを通じてひとりひとりの特性をみる

大人が歩み寄る

子どもの歩みに大人があわせる。理解させるのではなく、理解を助ける姿勢で接する

人生全体を見通す

子どもがいずれ自主的な生活をできるよう、将来をみすえて指導をしていく

TEACCHを実践するときの基本理念となる4ヵ条。子どもにかかわる人みんながこの理念をもって育てていく

暮らしやすさを支援する

TEACCHにはさまざまな専門的方法、理論があります。そのなかから、一般家庭でもすぐに活用できる方法を紹介していきます。

生活空間を構造化する

広汎性発達障害の子どもは、意味や用途のあいまいな空間で生活することが苦手です。部屋と部屋の境界をはっきりと区切り、それぞれに目的をもたせて、空間を「構造化」すると、暮らしやすくなります（77ページ）。

- 「遊ぶ」「手伝い」など部屋ごとの役割を決める
- 勉強するスペースを区切り、集中できるようにする

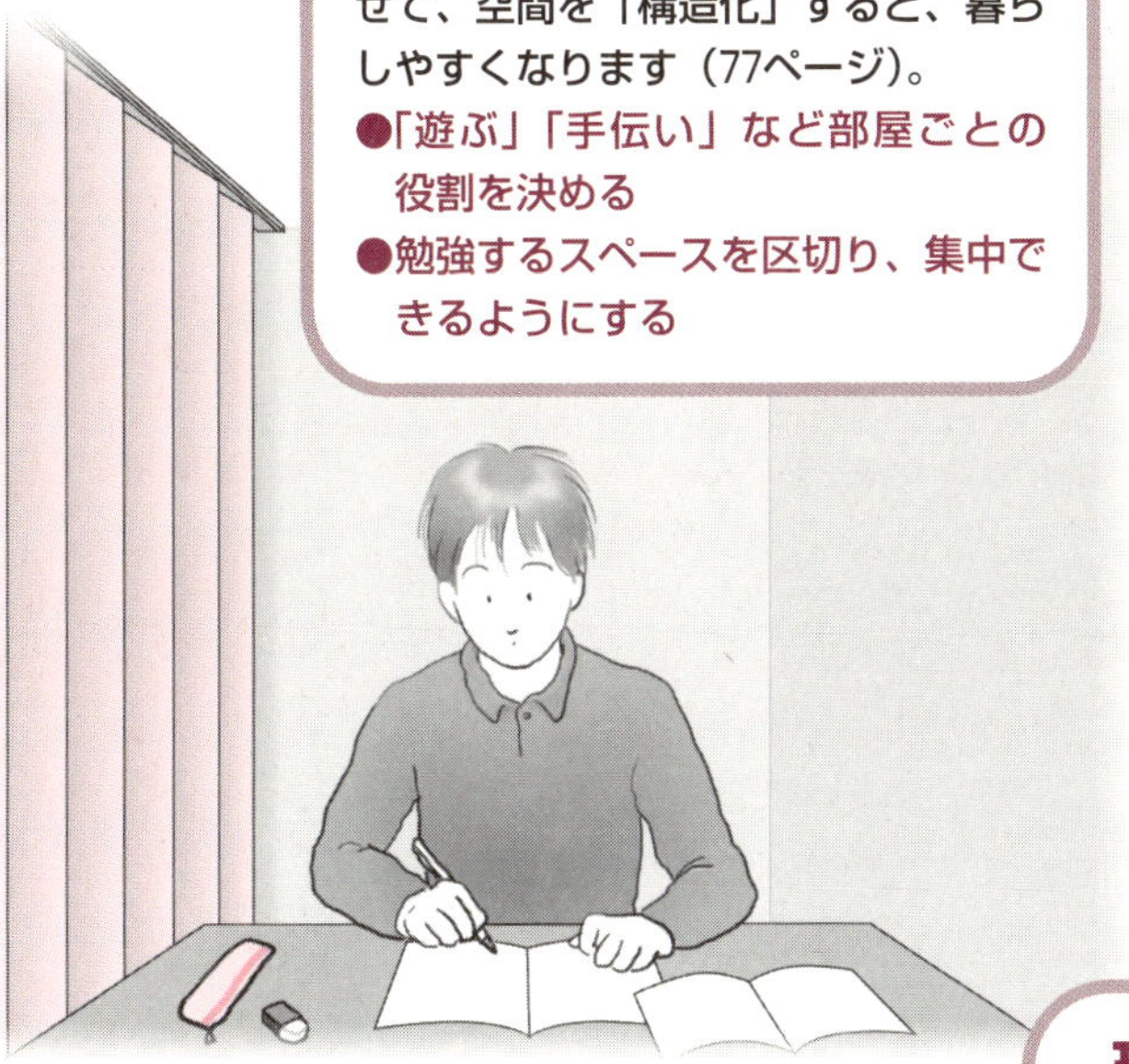

カーテンなどでスペースを区切ると、よりこまかな構造化ができる

時間の流れを意識させる

時間の概念を理解することに困難があります。時間を指定せずに作業をおこなわせると、だれかが止めるまで延々とくり返してしまうことがあります。作業の流れ、時間の流れを教えましょう（76ページ）。

- 時計と文字、イラストを組みあわせた表をつくる
- 作業の流れを一覧表にして、ゴールを教える

理屈や知識より実践を重視する

「子どもの暮らしにとって役に立つこと」を第一に考えます。正しい言葉や作業の全体を理解できていなくても、暮らしに必要なことを覚えられたのなら、それを目標達成と考えます（72ページ）。

- リサイクルの概念ではなく、まずゴミの分別を教える
- 「失礼」の概念を強要するよりも、実例を教える

具体的な行動を身につけることは、社会性を理解したり、想像力をはぐくむきっかけになる

身だしなみの習慣を覚えさせる

生活面でトラブルが多いのが、着替えや入浴など身だしなみの習慣です。感覚の偏りが影響するため、なかなかスムーズにはこなせません。無理をさせず、根気よく教えていく必要があります（74ページ）。

- 感覚過敏について、親子ともに理解する
- 社会性を教えて、身だしなみを意識させる

対応

苦手な生活習慣は、イラストでサポート

「清潔に」「行儀よく」と抽象的な言い方をしていては、正しい生活習慣は伝わりません。イラストを使って、わかりやすく教えましょう。

少しの支えが子どもを大きくのばす

広汎性発達障害の人のことを「ビジュアル・ラーナー」と表現することがあります。視覚的な情報（ビジュアル）で学ぶ人（ラーナー）という意味です。彼らにとってはそれほどに、絵や写真などの視覚情報が貴重なのです。

　食事や入浴などの生活習慣を覚えられない子には、イラストを使って教え直してみましょう。

　イラストでみせると、理解しやすくなります。また、言葉の意味を理解するのは苦手でも、イラストを覚えることは得意という子がいます。「次は髪を洗ってね」といわれたとき、意味はすぐに出てこなくても、イラストを思い出して髪を洗えるようになります。

図示することで習得が速くなる

　掃除や洗濯など、手先を使う作業は得意でなく、なかなか習得できません。手本をやってみせたり、図を使って説明をしたりして、子どもの理解を助けましょう。

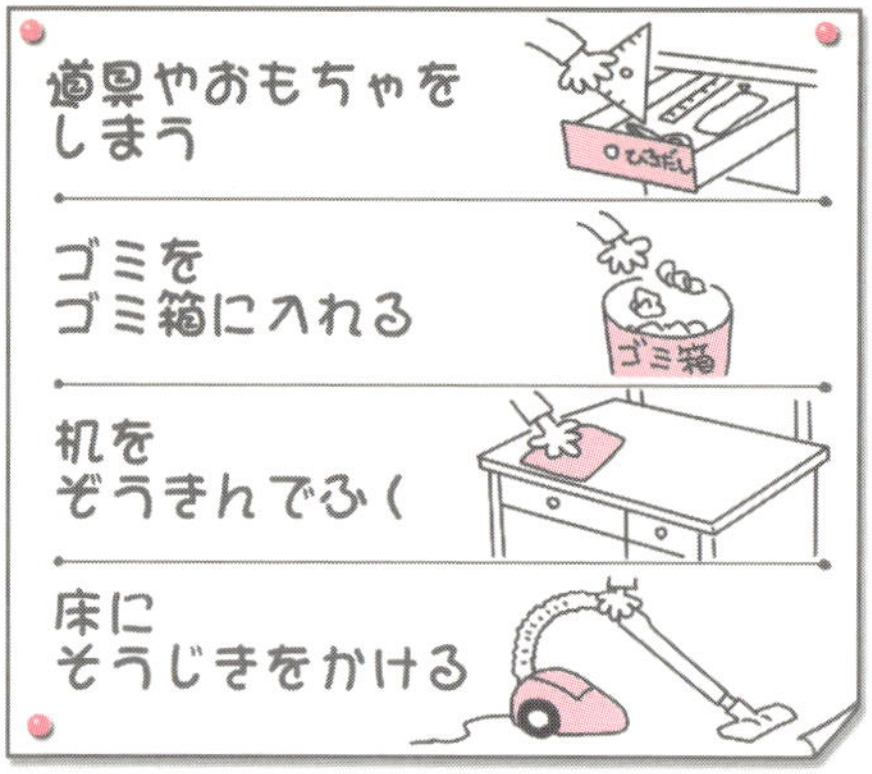
道具やおもちゃをしまう
ひきだし
ゴミをゴミ箱に入れる
ゴミ箱
机をぞうきんでふく
床にそうじきをかける

整理整頓、掃除が苦手な子どもには、片づける順番を図で示すとよい

掃除・片づけ
掃除は掃除機をかける範囲を指定する。片づけは、ものをしまう場所を決めると覚えやすい。最後に確認作業をすることも教える

入浴・洗顔
体を洗う手順をあらかじめ示しておく。無理にさわろうとせず、本人の意志をくみとる。洗顔はまずタオルで顔をふくことから慣れる

食事
ベタベタしたものを嫌う子が多い。どうしても嫌なものはひとまずさけ、食べることの喜びを感じることからスタート

生活の幅が広がっていく

まず大事なのは、片づけや入浴など自分の身のまわりの習慣を覚えることです。それができるようになったら、家族の手伝いに挑戦しましょう。ステップアップを続けることが、自立への確かな成長になります。

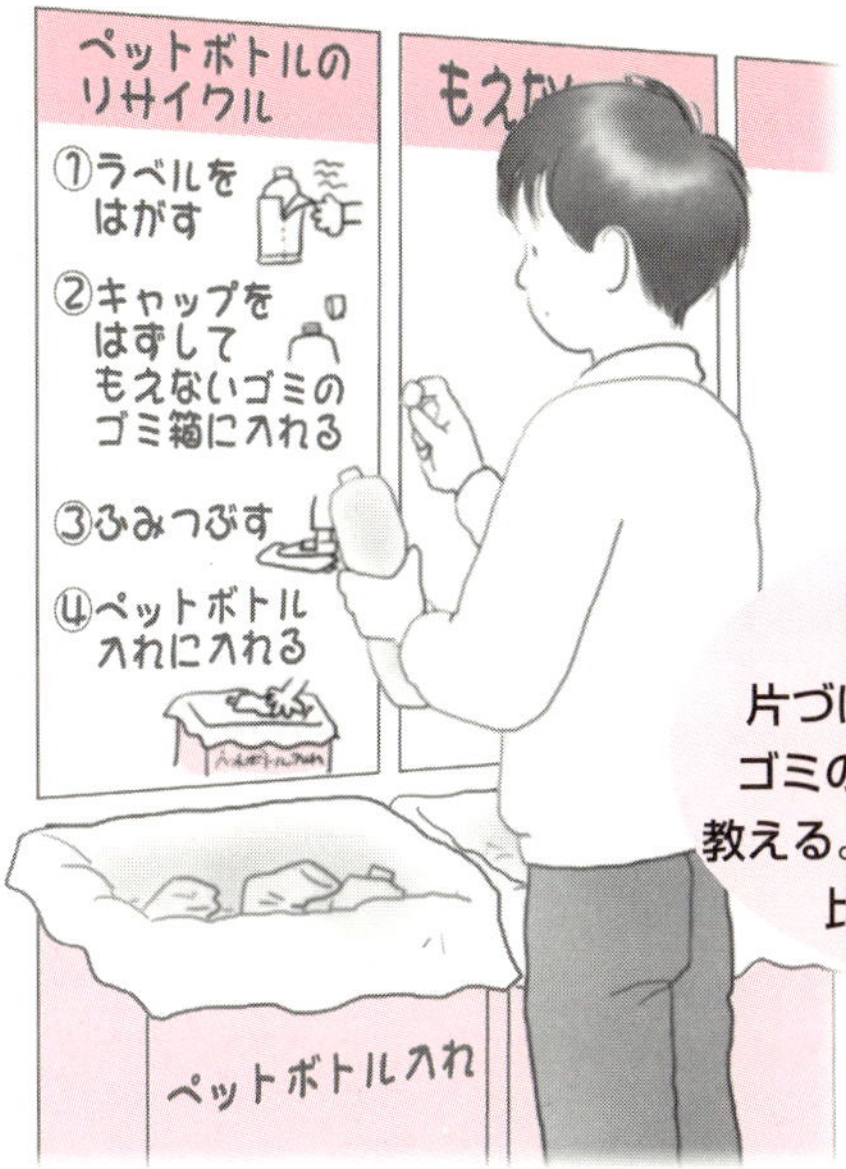
ペットボトルのリサイクル
①ラベルをはがす
②キャップをはずしてもえないゴミのゴミ箱に入れる
③ふみつぶす
④ペットボトル入れに入れる
ペットボトル入れ

ペットボトルからビニールをはがし、キャップをとる。流れがあり、わかりやすい作業

リサイクル

片づけの延長作業として、ゴミの分別とリサイクルを教える。反復作業になるため、比較的覚えやすい

ものを片づけるだけでなく、タンスから出したり、捨てたりすることも覚える

着替え

洋服の出し入れや着替えをひとりでできるよう、少しずつ手助けを減らす。自主性をはぐくむきっかけに

洗濯

水への抵抗がなければ、洗濯にも挑戦。作業が多いため、段階にわけて少しずつ教えるようにする

洗面所や浴室への抵抗がなくなれば、洗濯にも自然と興味が出てくる

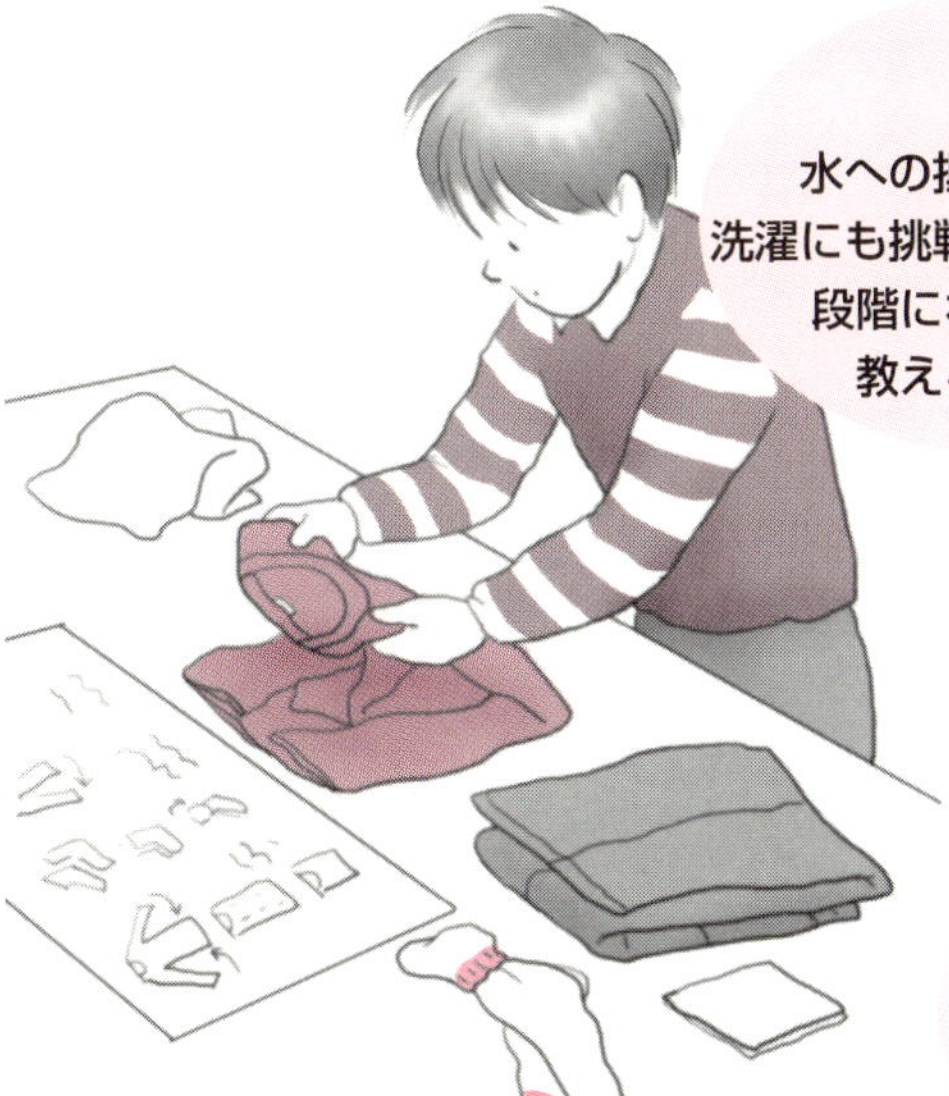

洗濯物をとりこみ、たたんでタンスにしまう。一度覚えれば、毎日でも嫌がらず手伝える

買い物

食べることへの興味は、ほかの作業につながりやすい。いっしょに買い物をして、お金の使い方を教える

炊事

食器の片づけや洗浄からはじめて、料理の手伝い、炊事全般へと作業の幅を広げていく

食事は手伝いに結びつきやすい要素。刃物や火もとなど危険なものはさけて

対応

身だしなみ、忘れ物は自己チェックさせる

身だしなみには無頓着なのに、服の生地や色など、こまかいことにはこだわるなど、服装に関してはトラブルが起きがちです。

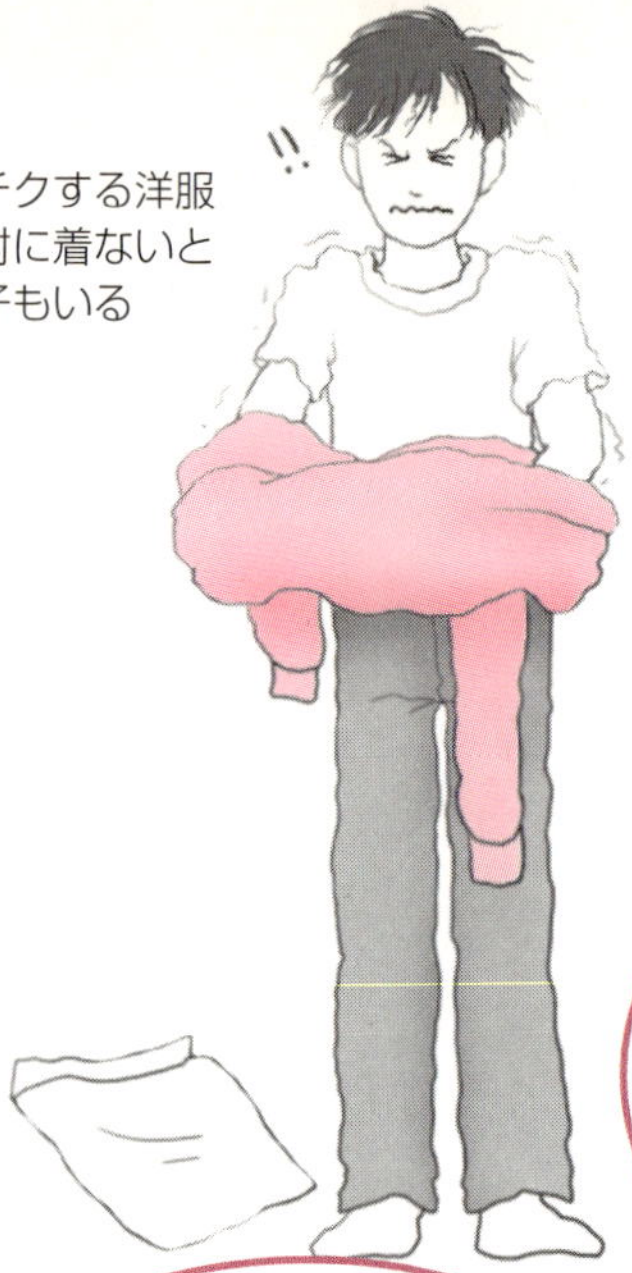

チクチクする洋服は絶対に着ないという子もいる

意識することと忘れることが両極端

身だしなみに対しては、無頓着な面と、強いこだわりをもつ面と、ふたつの特性があります。そのため、自分の気になることだけを主張しているようにとられ、わがままだと誤解されやすいのです。

感覚過敏

触覚が敏感な子どもの場合、服装を素材や感触で選び、好みでないものを強く拒むことがある

●そで口やえり元の感触を嫌がり、特定の服を着ない

社会性の欠如

人前に出るときに、だらしない格好をしてしまう。人が自分をどうみているか、意識していない

●シャツのボタンを間違えてとめたまま、外出する

個人的なこだわり

色あいや形などへの強いこだわりをもち、いつも同じ服装をしようとする。新しい服を嫌がる

●寒い季節になっても、上着を嫌がって薄着でいる

3つの要素がからみあっていて、原因をひとつにしぼって対応することは難しい

こだわりを受け入れてよい？

わがままでやっているわけではないので、基本的には受け入れましょう。ただし、不潔になったり、だらしなくなったりしないよう注意が必要です。さまざまな服を着る必要性や、場面にあわせた服装をすることも教えます。

性格がだらしないわけではない

服をきちんと着なかったり、持ち物を確認しなかったりと、アスペルガーの子は、身のまわりのものに不注意な面があります。

身だしなみが雑然としてみえるため、性格がだらしないのだと誤解を受けがちですが、性格のせいではありません。感覚の偏りや社会性の障害によって、身だしなみの問題に気づいていないのです。

親子でいっしょに「身辺自立」をめざす

服装や持ち物の問題については、子どもの「身辺自立《しんぺんじりつ》」をうながすことが解決につながります。文字通り、身のまわりの習慣を自分でできるようになることです。

着替えをひとりでやらせたり、服装を鏡でチェックさせたりして、身だしなみへの意識をもたせます。また、持ち物も、自分でそろえさせ、自己チェックをおこなわせるとよいでしょう。

自己チェックを日課にする

身のまわりのことは、いずれ自分ひとりでやらなくてはいけません。最初は支援が必要ですが、じょじょに手伝うことを減らしていきます。本人が自分でチェックできるようにします。

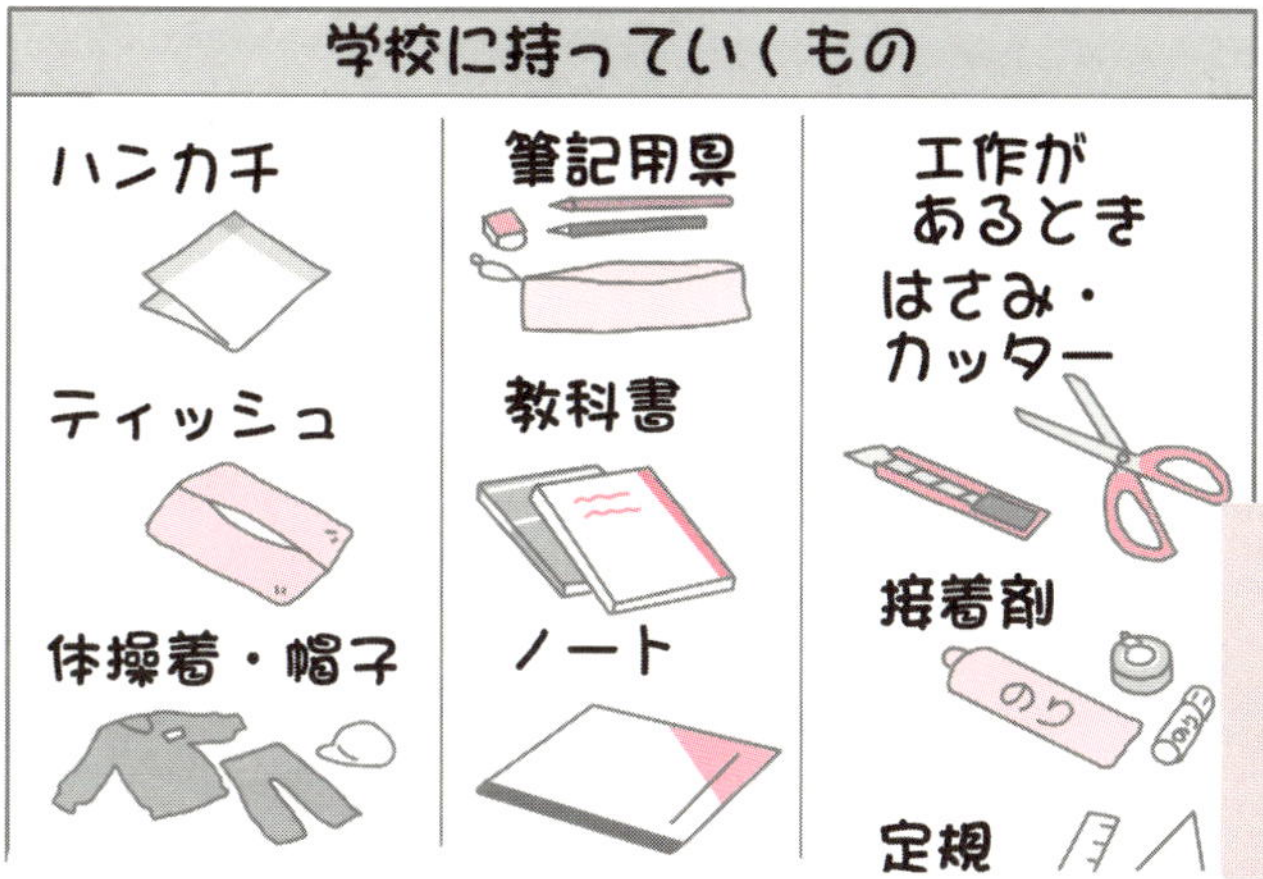

学校に持っていくもの
ハンカチ
ティッシュ
体操着・帽子
筆記用具
教科書
ノート
工作があるとき
はさみ・カッター
接着剤
のり
定規

持ち物の写真をとって大きな紙にはりつけると、簡単にチェックリストができる

チェックをうながす

服装、忘れ物のチェックリストをつくり、毎日必ずチェックするようにいい聞かせる

チェックリストは、服装と忘れ物にかぎらず、さまざまなことに活用できます。ゴミ出しや洗濯など手伝いのリストをつくったり、外出先から帰ったときの手洗い、うがいなどを一覧にすることも役立ちます。

ひとりでチェック

チェックすることに慣れてきたら、少しずつ本人にまかせていく。チェックを忘れたときだけ指摘する

チェック不要

リストをはっておくだけで、自らチェックできるようになることが目標。もっと上達すると、リストも不要に

すぐに上達する子は少ない。無理をせず、少しずつ慣れていけばだいじょうぶ

対応

時間割、部屋割は図ではっきりと示す

自由な状況におかれたとき、うろたえやすい子どもには、時間、空間をはっきりと区切って指示をするとよいでしょう。

スケジュールをはっきり決める

アスペルガー症候群の子どもには、予定を早く伝えることが鉄則です。それは会話や勉強だけでなく、生活全般にいえます。時間・作業ともに流れを理解することが苦手なので、朝から晩までできるだけこまかく予定を伝えるようにします。

朝

決まった手順で出発の準備

朝起きてから家を出るまでの、洗顔、着替え、食事、歯みがきなどの作業に順番をつける。失敗したときは、何番のなにからやり直すか伝えてフォローする

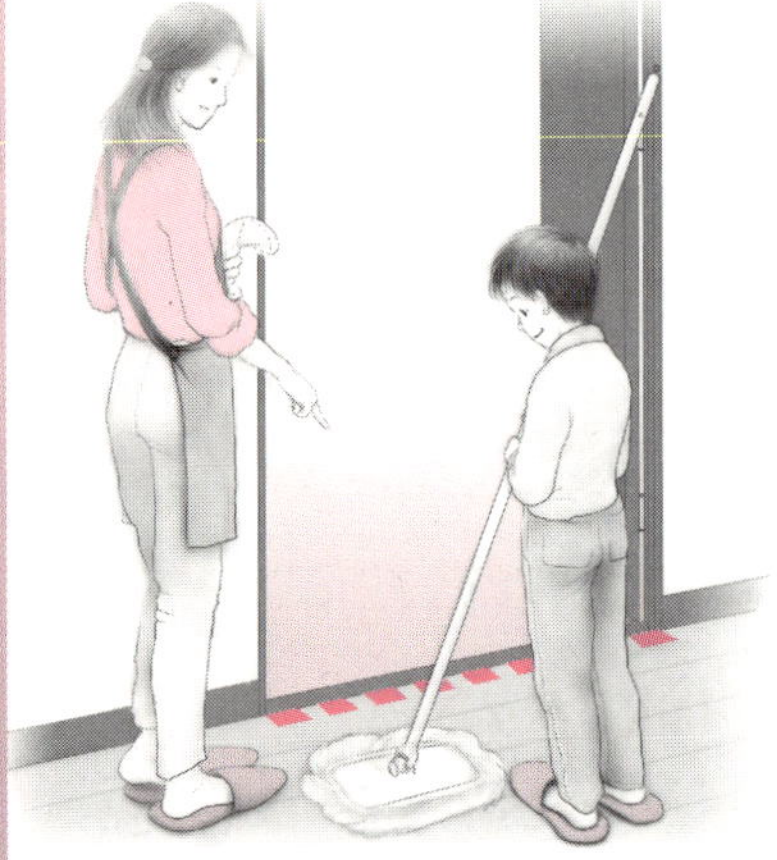

部屋の境目を掃除のゴールにして、範囲を示すと安心して作業できる

昼

時間割の通りに学習

学校での勉強はもともと時間割があるため、流れは理解しやすい。授業のなかでの作業の流れは、くわしく説明したほうがわかりやすい

行事は事前に説明する

年に数回の学校行事は、予定外のできごとなので、混乱しやすい。どんなことをするのか、プログラムをみせて事前に説明しておくとよい

夕方

できる範囲で家の手伝い

放課後の活動はできるだけ予定をつくったほうがよい。家の手伝いや習い事などを、時間か作業を区切って、終わりがわかるようにおこなわせる

夜

余暇も予定を立てたほうが安心

自宅で自由にすごす時間も、予定を立てると、活動しやすくなる。本人と相談しながら、ゲームを何時間、勉強を何時間と決めていく

一日を通して予定を立てて活動すれば、混乱は最小限におさえられる

部屋には役割をもたせる

空間に役割をもたせることを「構造化」といいます。TEACCHプログラムでおこなわれる療育法のひとつです。自由であいまいな空間は、子どもを不安にさせます。位置と役割を区切って、集中しやすい環境をつくります。

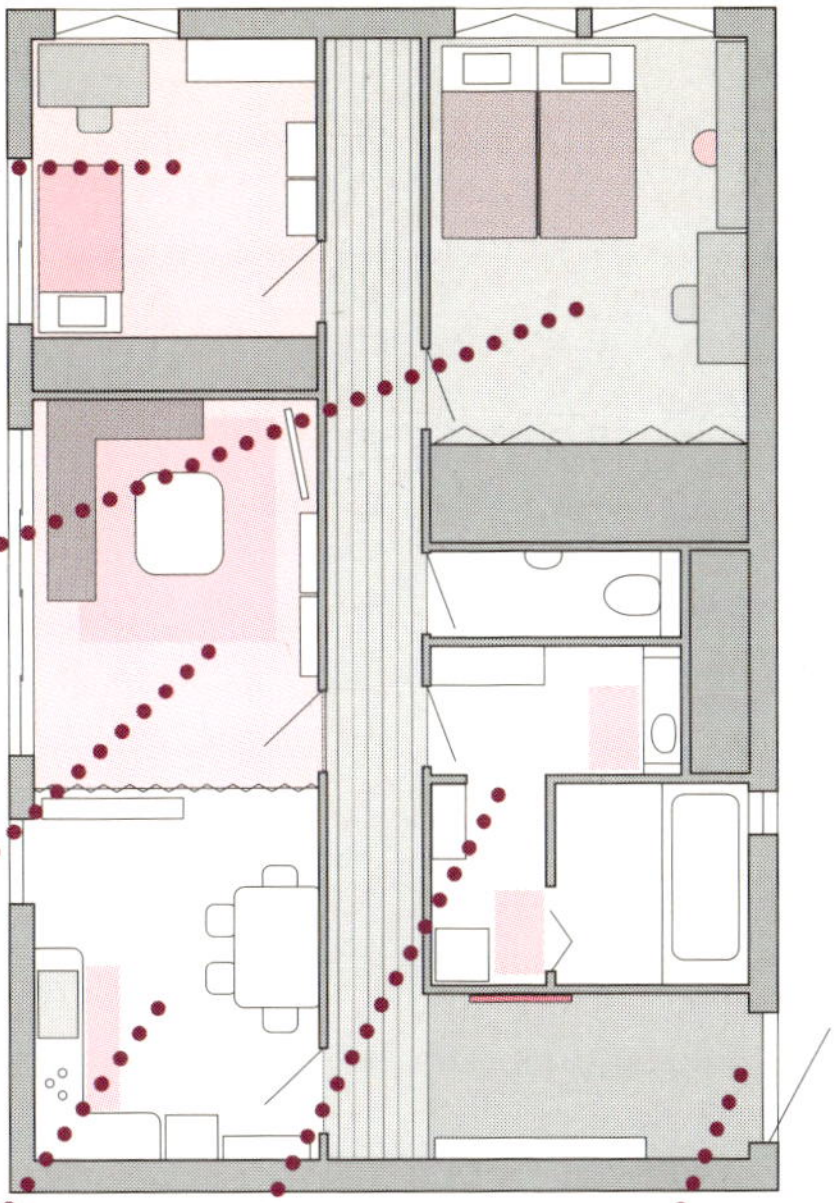

子ども部屋
勉強机とその周辺を勉強スペースとして区切る。そのスペース内には、遊び道具は置かないようにする

両親の寝室
子ども部屋か寝室などを、落ち着ける場所として使う。子どもがパニックになったときに休ませる

居間
遊ぶ場所として使う。テレビやゲームはこの部屋に置き、時間を決めて使わせる

キッチン
食事をする場所、手伝いをする場所にする。食事をする場所はキッチンか居間にして、そこでのマナーを教える

脱衣所
入浴、洗顔、歯みがきなどの場所。苦手意識をもたないように、無理をせず教える。着替え、洗濯などもここで教えるとよい

玄関
一日の予定や身だしなみ、忘れ物などをチェックするスケジュールボードを設置する

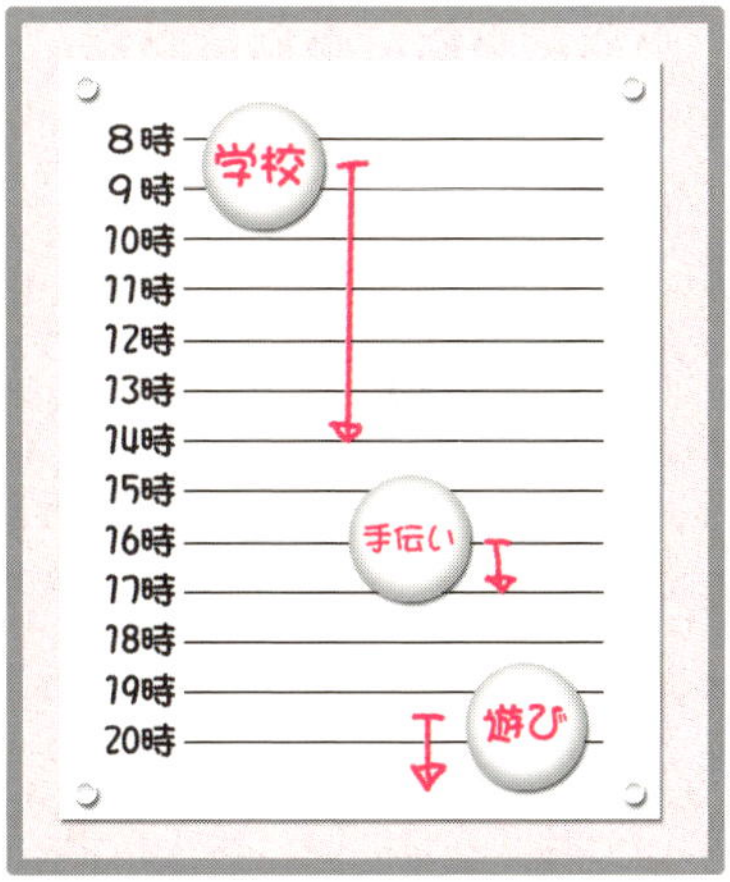

玄関や廊下など、部屋と部屋をいききするときの中心となる位置に、スケジュールをまとめたボードをつくる。そこにいけば一日の流れを確認できるようにしておく

はっきりしていると安心できる

アスペルガー症候群の子どもは、自分のおかれた環境がはっきりとした形をもっていると、安心します。自由時間や、なにをしてもよいスペースは苦手です。

時間や空間に対して自分なりの区切り方をもち、あまり混乱しない子もいますが、そうでない場合は、周囲の人ができるだけはっきりと指示をしましょう。

空間と空間の間の境界線を示すことが大切

具体的な指示をしてもなかなかしたがえない子どもが、作業する場をはっきりと示すと、すぐに行動できる場合があります。

行動と場所をセットにして覚えることで、頭のなかが整理できるのです。大人が時間や空間を整理してから指示すると、伝わりやすくなります。時間割を表に書いてみせたり、部屋割を決めて図をつくったりするとよいでしょう。

対応

大きな音や、急に近づくことはさける

適切な対応をとるのと同じように大切なのが、混乱のもとを減らすことです。成長しても、苦手なものは苦手。ストレスの少ない環境をつくりましょう。

知らない場所には不安を感じる

子どもがＴＥＡＣＣＨやそのほかの対応によって生活習慣を身につけ、自立した行動ができるようになっても、それですべて安心というわけではありません。

大きな音や人混みなど、環境面への苦手意識は少なからず残っています。身につけた通りにきちんとできていたことが、人の多い非日常的な環境ではできないというのは、よくあることです。

生活面への指示とともに、環境に慣れさせることも考慮するとよいでしょう。その際、無理に経験させるのではなく、知らない場所や人混みには、少しずつ慣れていくようにします。

恐怖の対象をできるだけ減らす

アスペルガーの子どもは、TEACCHをとり入れながら充実した生活を送れるようになっていても、不慣れなものや初めての環境では混乱しがちです。慣れないうちは、TEACCHを応用しながら、不安要素を減らすことに協力しましょう。

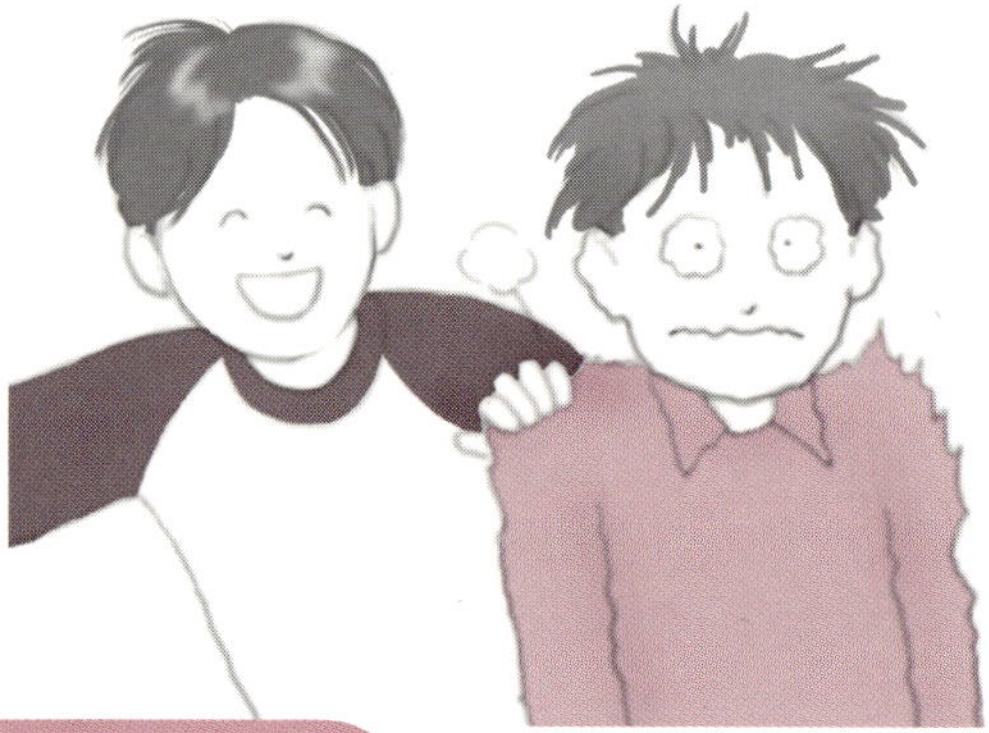

後ろから肩をたたかれると、パニックになるほどびっくりしてしまう

接近
人やものが急に近づいてくると、強い不安を感じて、ときには暴力をふるうことも。声をかけてから近づくとよい

人混み
人の多い場所では混乱して判断をあやまりがち。的確な指示をしてもできない場合は、一度その場を離れて落ち着かせる

大声
予定通りに落ち着いて作業をしているときでも、大声を出されると怖がって作業をやめてしまう

未知の場所
家庭ではできることでも、初めての場所では緊張してできない場合が多い。場所を変えて練習することも必要

年齢とともに慣れていく

音や場所、他人への恐怖感は、周囲の理解や適切な配慮によって、成長とともに少しずつ薄れていきます。できる範囲で体験をすることで、発達への期待がもてます。

社会とのかかわりは自然に増えていくもの。戸惑うことがあったら、そのつど支援をする。無理をさせないことが大事

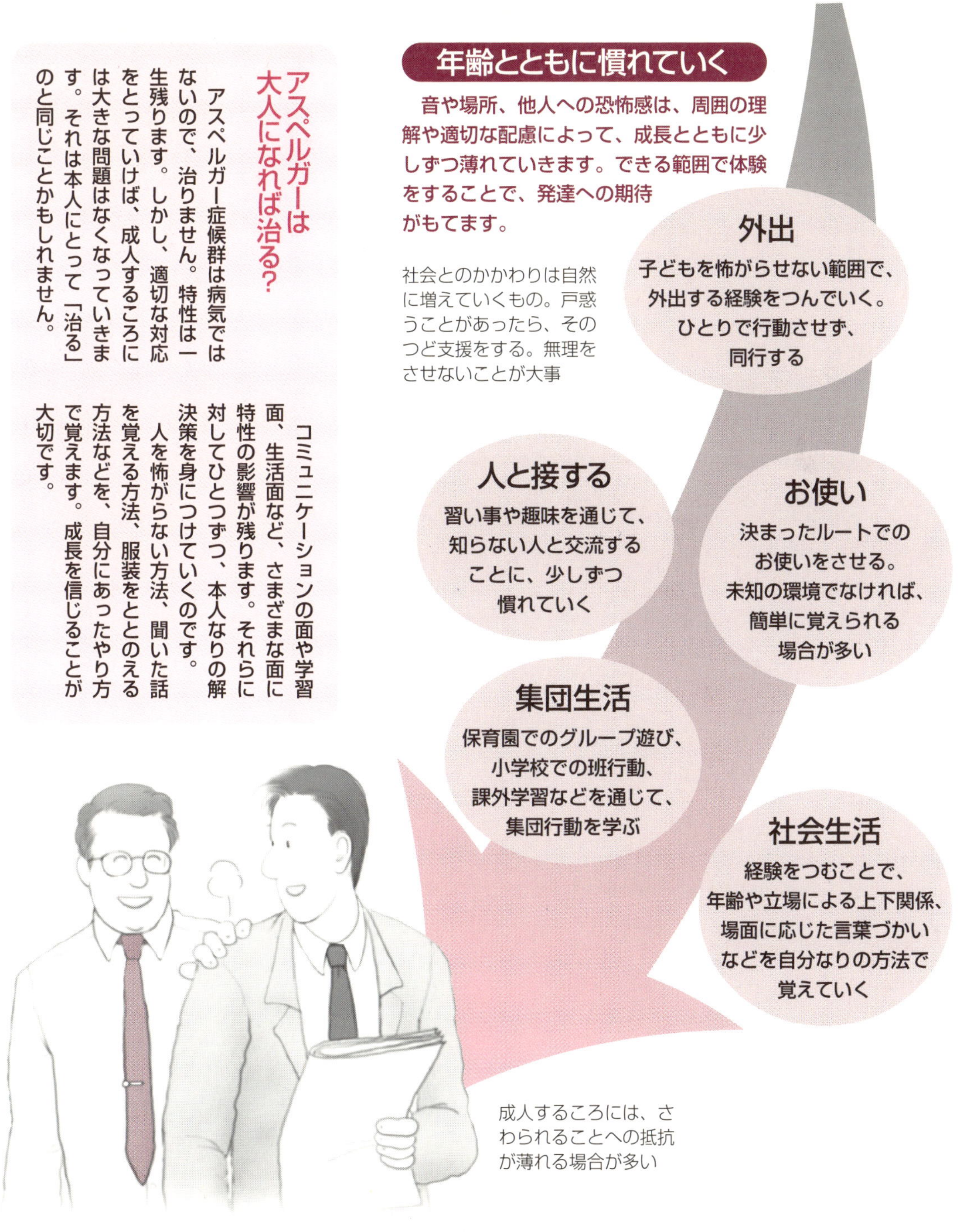

外出
子どもを怖がらせない範囲で、外出する経験をつんでいく。ひとりで行動させず、同行する
人と接する
習い事や趣味を通じて、知らない人と交流することに、少しずつ慣れていく
お使い
決まったルートでのお使いをさせる。未知の環境でなければ、簡単に覚えられる場合が多い
集団生活
保育園でのグループ遊び、小学校での班行動、課外学習などを通じて、集団行動を学ぶ
社会生活
経験をつむことで、年齢や立場による上下関係、場面に応じた言葉づかいなどを自分なりの方法で覚えていく

成人するころには、さわられることへの抵抗が薄れる場合が多い

アスペルガーは大人になれば治る?

アスペルガー症候群は病気ではないので、治りません。特性は一生残ります。しかし、適切な対応をとっていけば、成人するころには大きな問題はなくなっていきます。それは本人にとって「治る」のと同じことかもしれません。

コミュニケーションの面や学習面、生活面など、さまざまな面に特性の影響が残ります。それらに対してひとつずつ、本人なりの解決策を身につけていくのです。

人を怖がらない方法、聞いた話を覚える方法、服装をととのえる方法などを、自分にあったやり方で覚えます。成長を信じることが大切です。

COLUMN

暴力や万引きは、どうしたら防げる？

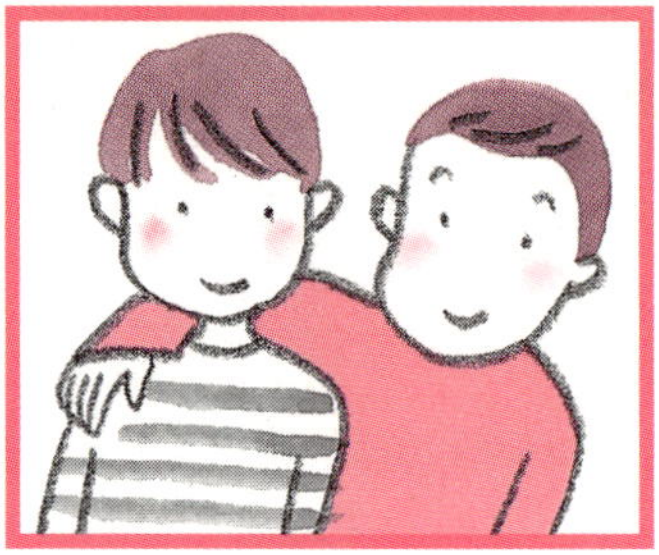

アスペルガー症候群は非行の原因ではない

過去の事件報道などをもとに、アスペルガー症候群を非行、犯罪にむすびつけて考える人がいます。これは大きな間違いです。

アスペルガー症候群自体は、非行や犯罪の原因にはなりません。それよりもむしろ、発達障害児への無理解や非難が、彼らの居場所を奪い、非行へとかりたてる原因となっているといえます。

突飛な行動をしたり、決まりをやぶったりすることはいけないのだと、周囲がきちんと教えれば、非行は防げるのです。

二次障害を防ぐことが問題の解決策に

暴力や万引きなどの非行、犯罪を予防するためには、二次障害を防ぐことが大切です。

いじめや成績不振などによって劣等感をいだき、悪ふざけやいたずらをしてしまう子がいます。その時点で周囲が子どもに告知をしたり、適切な支援をすれば、本人にとって、自信をとりもどすチャンスになります。

反対に、子どもの悩みにだれも気づかないでいると、非行がエスカレートしていきがちです。そして、ときには大きな事件をまねいてしまう場合があるのです。

よくないつきあいに巻きこまれることが多い

アスペルガー症候群の子どもは、友達をつくりたいという思いを強くもっています。そのため、たとえ悪ふざけをする仲間でも、誘ってくれたら嬉しいのです。

しかし、ほかの子は大人の様子をみていたずらをやめることができますが、アスペルガーの子には、そのような判断はしにくいのです。家族や友達が気づいて具体的にいい聞かせないと、悪気なく非行をしてしまうこともあります。

非行を防ぐためには、本人の劣等感にも、友達からの誘いにも、注意をはらう必要があります。

5
青年期に向けて、どんな準備が必要か

アスペルガー症候群の子どもの将来は、
けっして暗いものではありません。
きちんと支援して、理解のギャップを減らしていけば、
受験も就労も、難しいことではなくなります。
そのためにも、周囲が正しい療育や支援をすることが大切です。

ストーリー

就学、就労のことが心配でたまらない

1 息子への対応をがんばってきた結果、日常生活は問題なくできています。ただ、中学や高校、大学など、これからのことを考えると、やはり憂うつです。

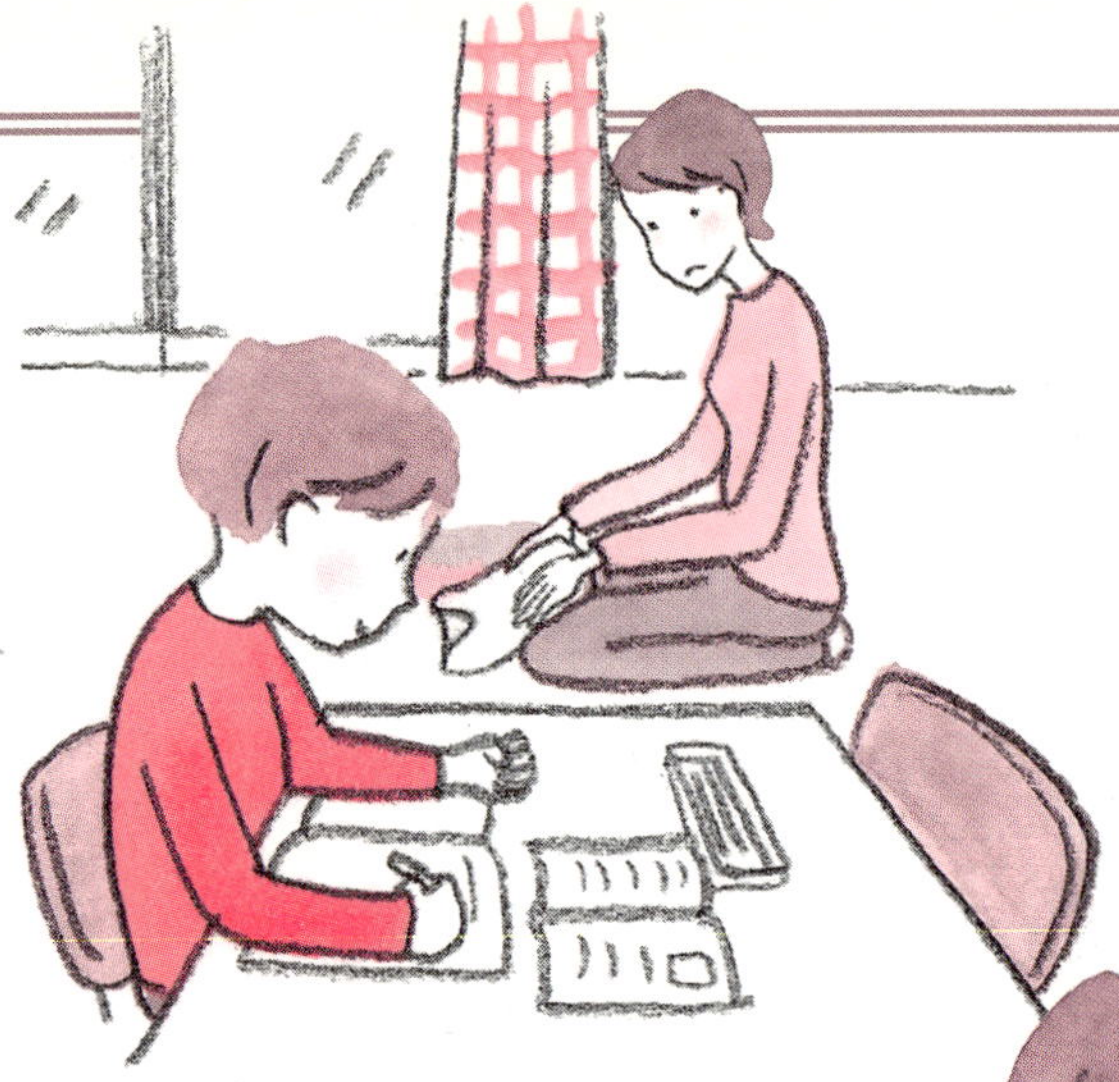

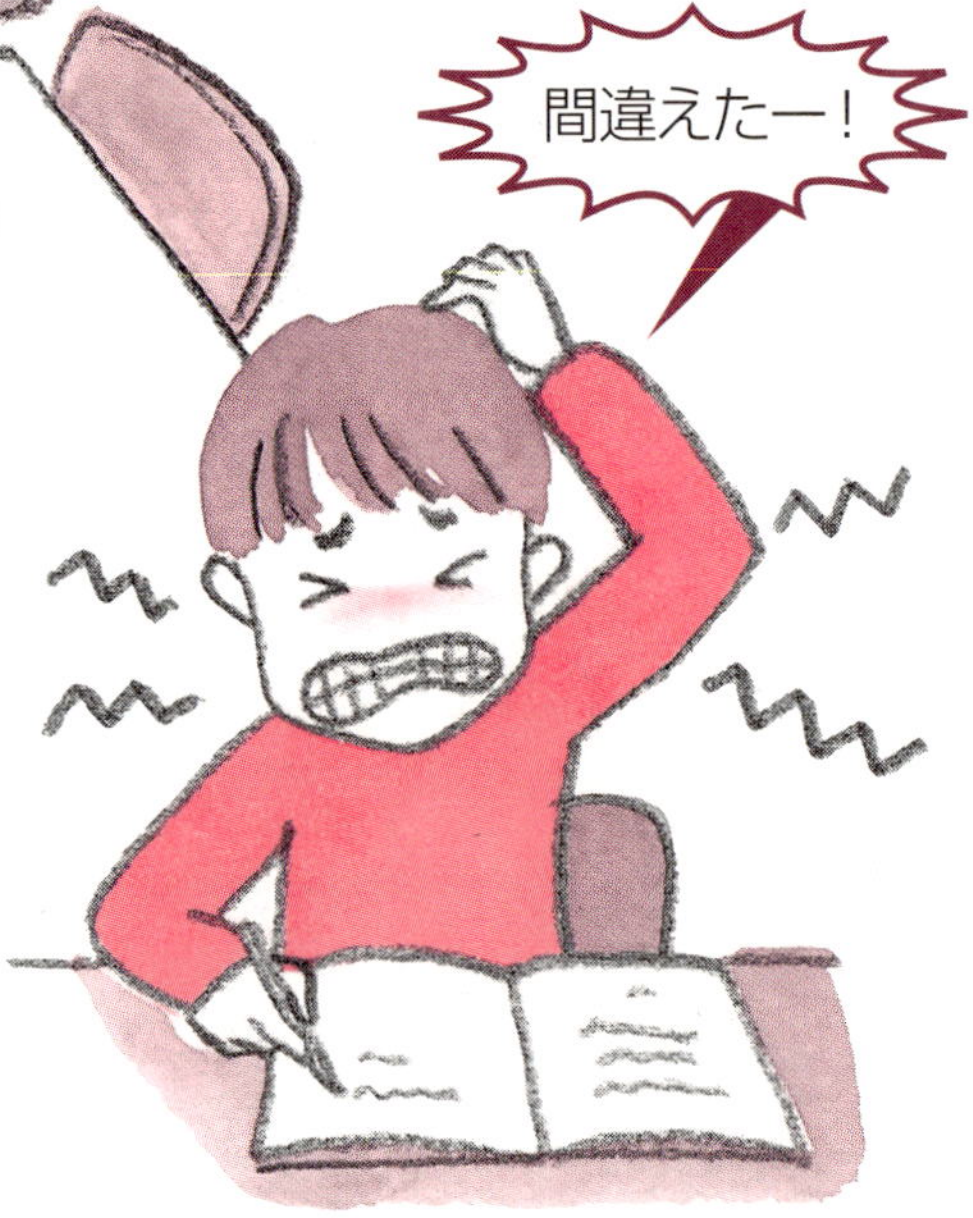

2 勉強は興味のあることだけ突出していて、嫌いな科目は手をつけません。完璧主義でイライラしやすいのも、悩みどころ。この調子で受験勉強なんて、できるのかな。

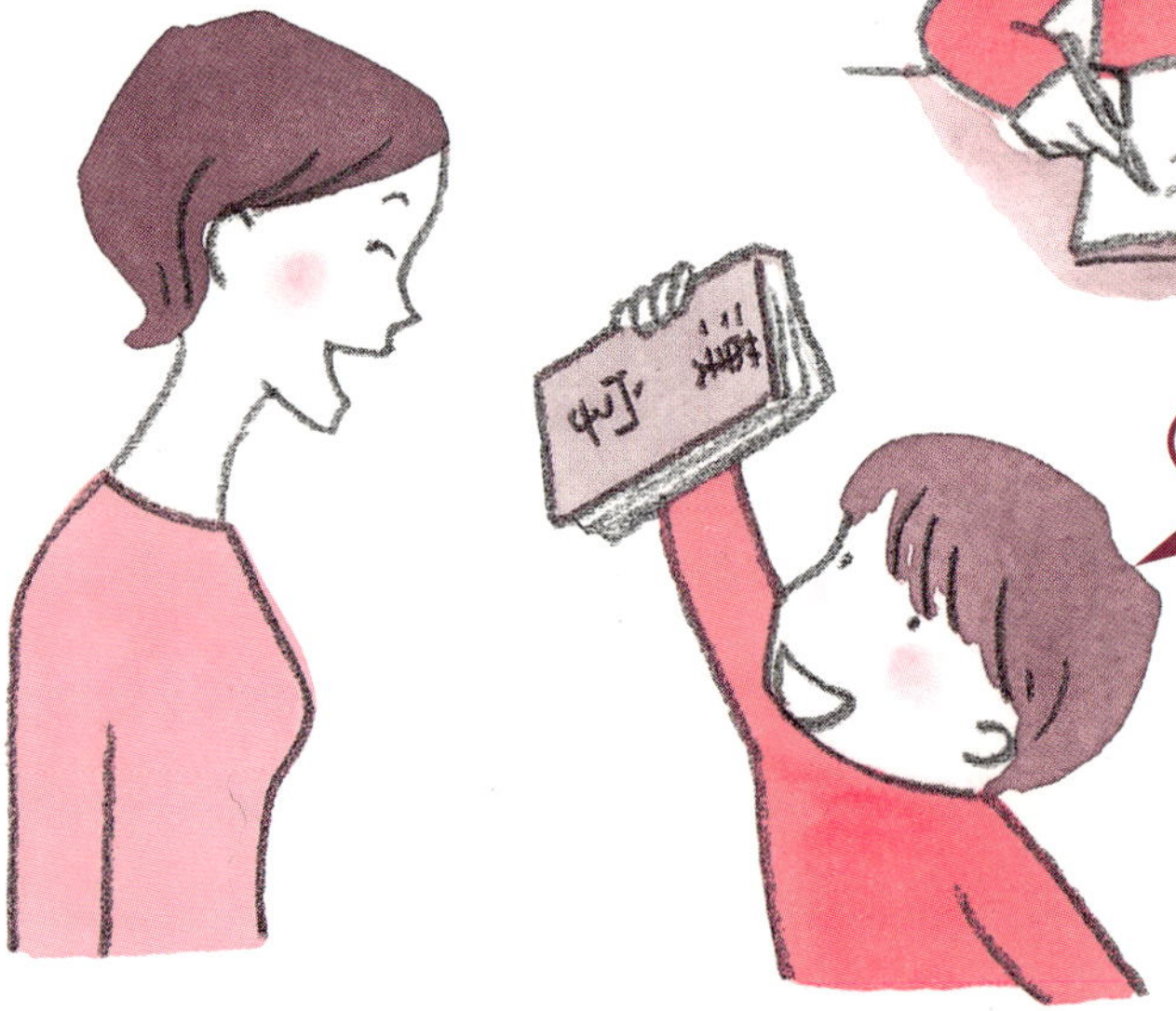

3 漢字や歴史など、得意分野をいかせればいいのだけど、なかなかそうもいかないでしょうし、心配です。この子には、どんな未来が待っているのだろう……。

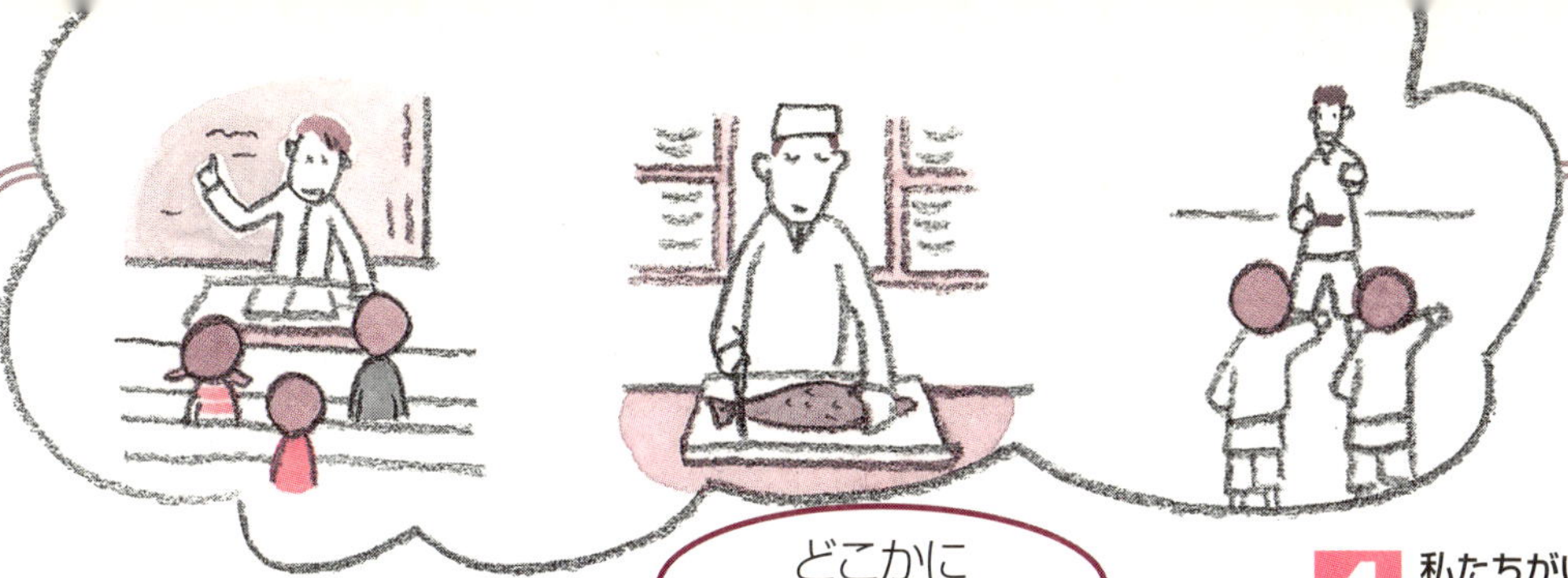

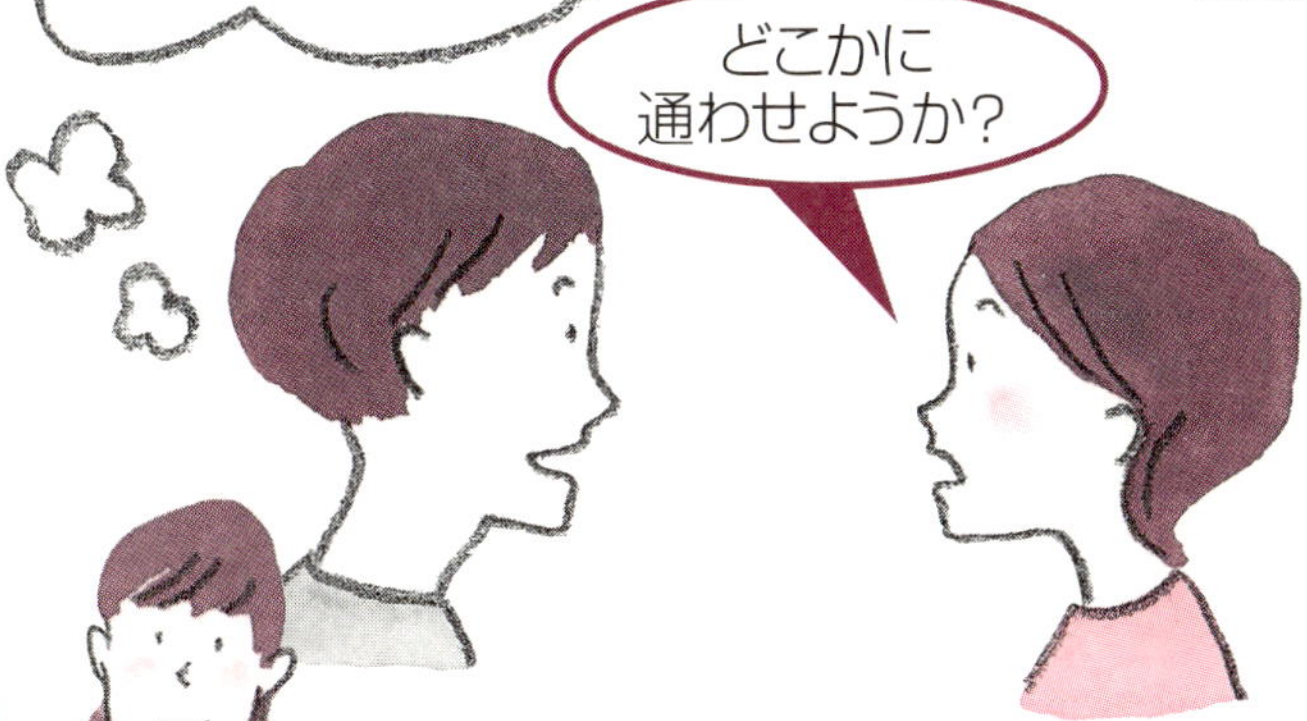
どこかに
通わせようか？

4 私たちがいまから準備できることって、ないのかな。少しでも助けになるのなら、すぐはじめたい。専門的な勉強や習い事をさせることを考えています。

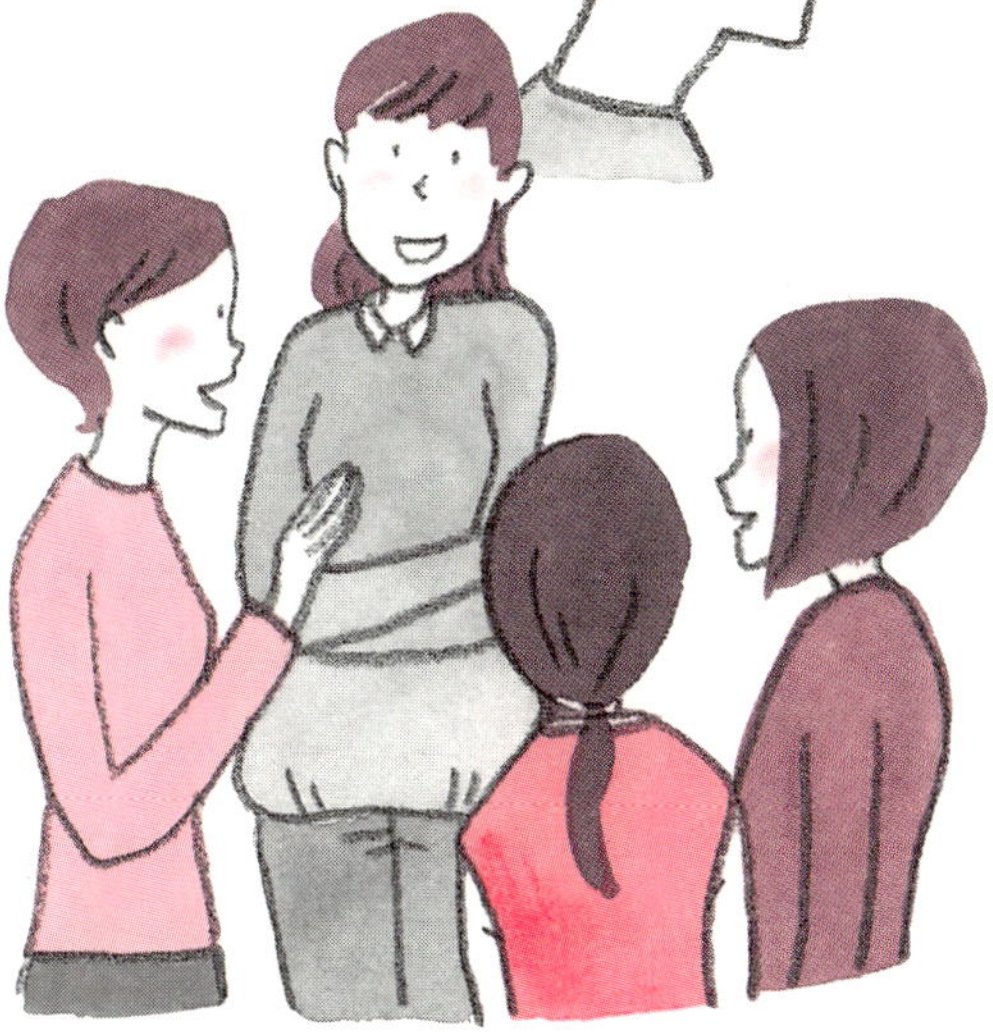

5 ほかのお母さんたちの話も聞いてみたい。アスペルガー症候群に悩む親たちは、進路の問題とどう向きあっているんでしょうか。私たちだけではくじけそうです。

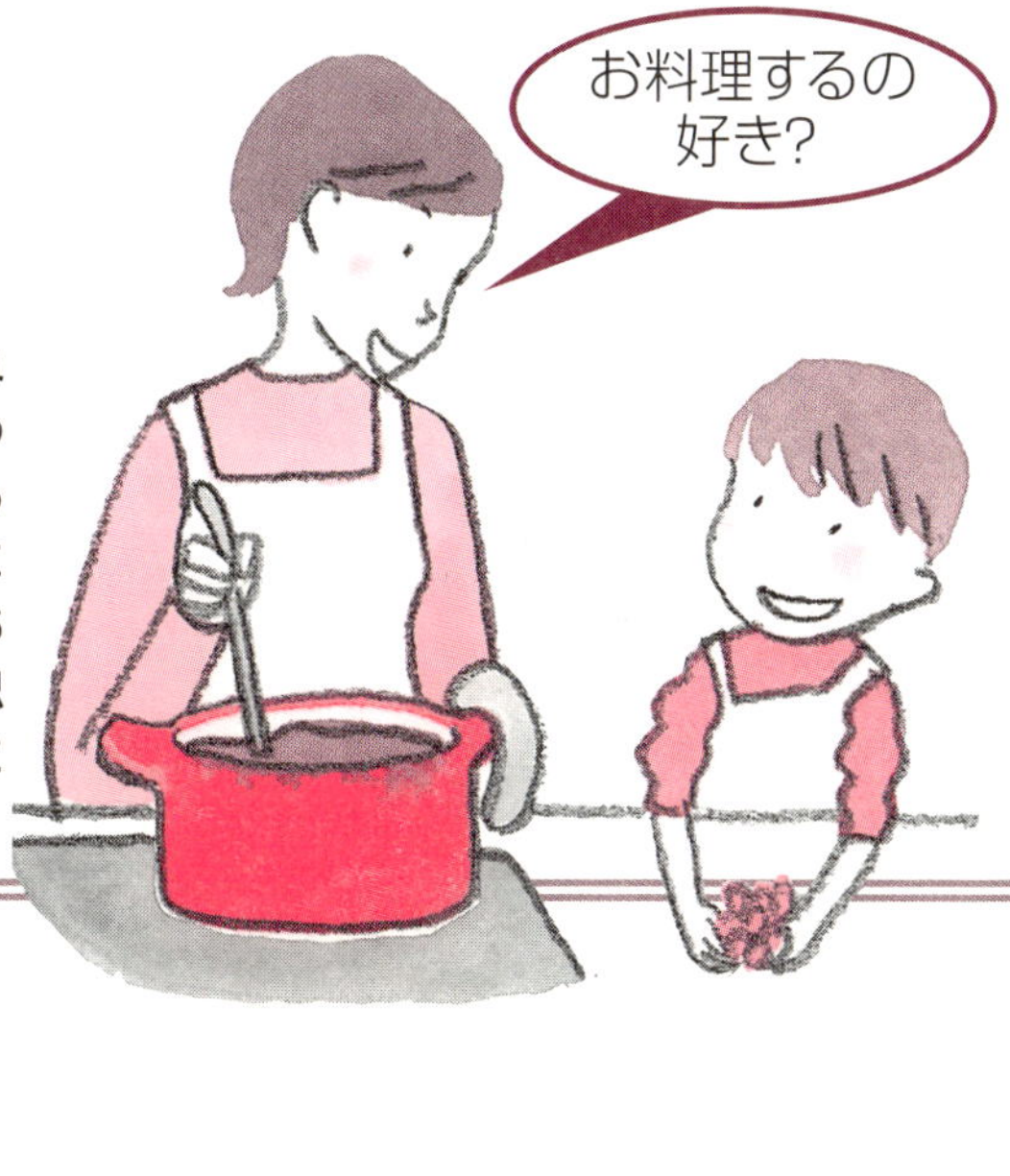
お料理するの
好き？

子どもの成長は、あっという間。将来をみすえて、なにか準備をはじめたいと思っています。どんな勉強、どんな仕事ができるでしょうか。

6 私たちのおかれた状況と、まわりの人の意見、もちろん本人の意志も大切にして、じっくり話しあって決めていこうと思います。この子はなにをしたいのかな。

保育園・幼稚園

先生から相談、指摘があった場合は

保育園や幼稚園の先生から、子どもの発達について相談があったときは、さけたり拒否したりするのではなく、しっかり話を聞きましょう。

協力を求め、情報を交換する

発達の問題は、家庭と保育・教育機関のどちらかだけで対応できることではありません。

家庭では問題のない子が園では緊張してしまったり、その反対に、家庭ではなんでも保護者まかせにする子が、外ではきちんと行動できたりと、場所によって子どもの様子には違いが出ます。

保育園や幼稚園の先生から相談や指摘があったら、さけたり反論をする前に、まず話を聞いてみましょう。子どもの様子をよくみてもらい、家庭生活との違いや問題点など、情報を交換します。家庭と園で協力して、適切な対応を考えていくのが、理想の関係です。

保護者が理解したいこと

子どもの発達の問題について、原因や責任の所在を求めるのは、あまり意味のないことです。それよりも、先生やほかの園児の協力を求めて、子どもがすごしやすい保育環境をととのえることに力を入れましょう。

家庭と園での行動の違いを話しあうと、子どもをより深く理解できる

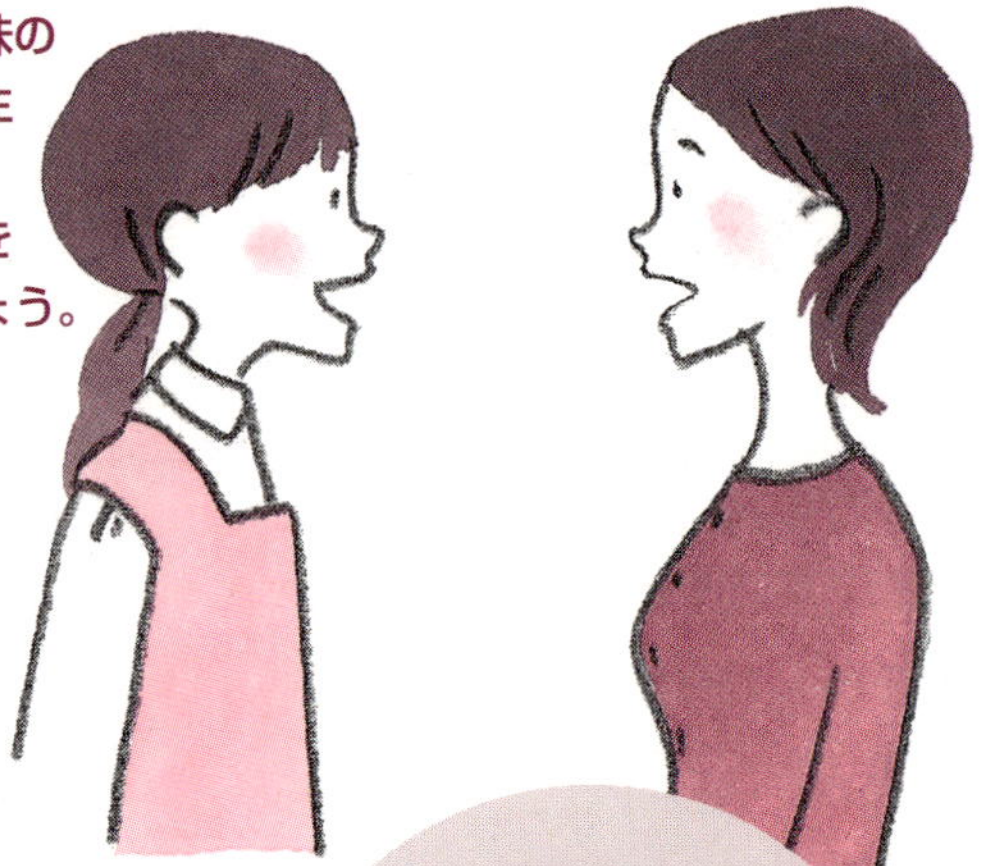

園に問題があるわけではない

先生から相談されたとき、園と衝突すると子どものためにならない。問題を確かめることが大事

幼児期に教えたいことがある

身のまわりの習慣は、小さいころから教えないと、なかなか身につかない。そのためにも、保育環境をととのえる

原因はしつけではない

自分のせいだと思いこまない。原因は脳機能にあり、だれのせいでもない。原因探しよりも対応を重視する

先生にお願いしたいこと

発達の遅れがあっても、子どもをあまり特別扱いしないようお願いします。幼児期に体を動かしたり、人とふれあうのは大切なことなのです。ただし、無理は絶対に禁物です。できる範囲でほかの子といっしょに学べるようにしてもらいましょう。

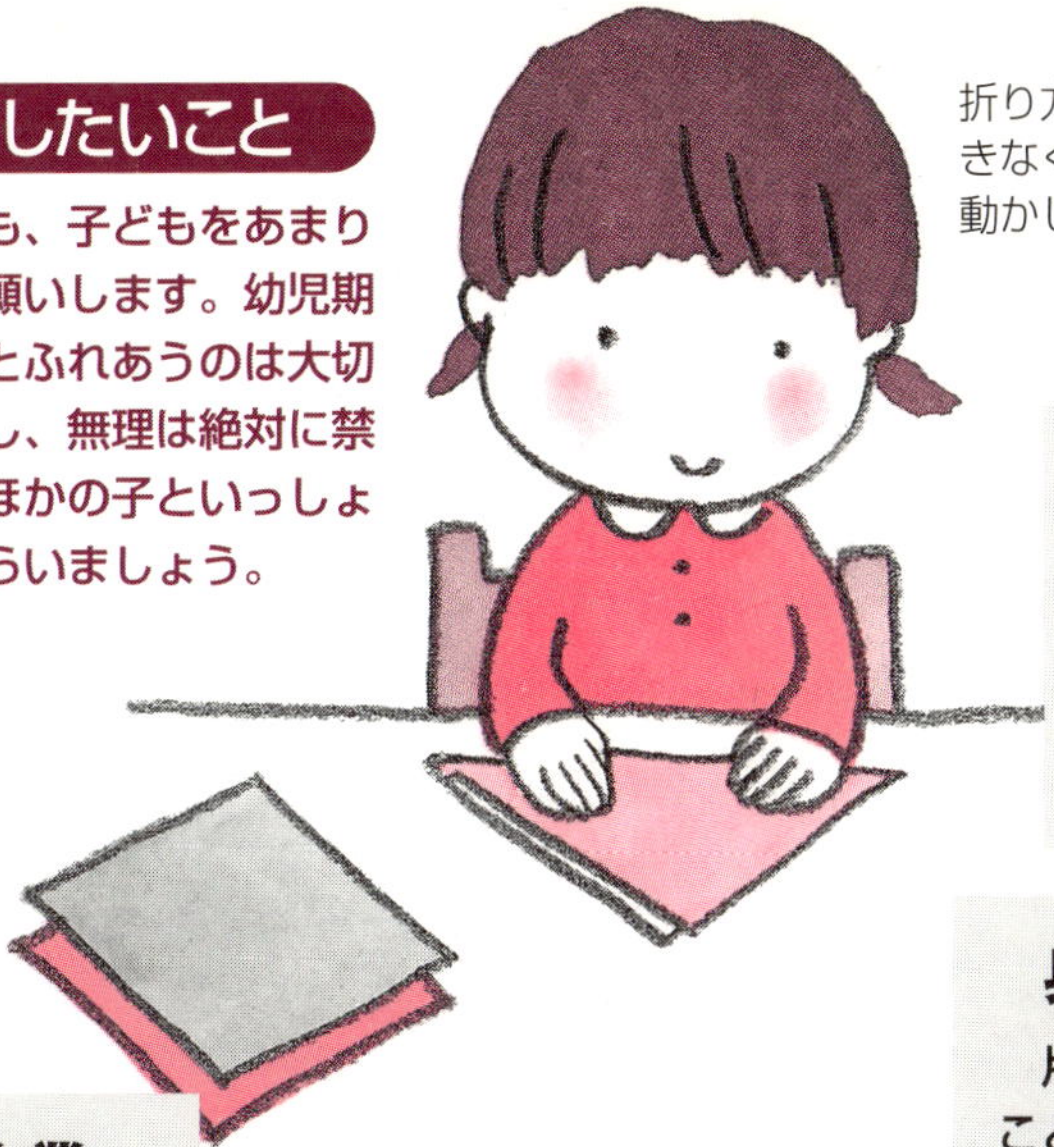

折り方を間違ったり、うまくできなくてもかまわない。手先を動かし、楽しむことが大事

体をよく動かす

運動が苦手なことを周囲から指摘されても萎縮しないよう、フォローする。体を動かすと表現が豊かになる

身のまわりのこと

片づけ、着替えなど自分のことは自分でするという意識をもたせる。時間を区切って役割を与えるとよい

道具を使う作業

折り紙や絵を描くこと、工作など、手先を使う作業を体験させる。うまくできなくても、発達につながる

まねっこ遊び

人のまねをすることで、さまざまな習慣を学べる。自分からやりたがらない子には、まねをうながす教え方を

人の話を聞く習慣

アスペルガー症候群の子どもにとって、もっとも難しいことのひとつ。あせらずゆっくりと教えていく

グループ活動は慎重に

多人数での活動を強要しない。先生と一対一で学び、次に仲のよい友達、そしてグループ活動へと、段階をふむ

幼児期

学童期

正しい言葉づかい

話し方のこまかい問題は、幼児期はあまり気にしなくてもかまわない。まず話す意欲を引き出すことを優先する

科目の学習

国語、算数などの勉強も、学童期になってからで十分に間にあう。早期教育がストレスにならないよう注意

幼児期は暮らし方を学ぶことを優先し、言葉の教育や科目の勉強は、学童期に入ってからと考える

小学校

特別支援教育で学校が変わりつつある

これまで教育機関では発達障害児への支援が少なかったのですが、平成一九年度からは新制度がはじまり、身近な学校でも支援が受けられるようになりました。

特別支援教育とは

平成19年度からスタートした新しい教育制度。従来の障害児教育では特別な支援を受けられなかった発達障害児が、支援の対象となる。自閉症、AD/HD、LDの子どもが通常学級に通いながら、必要に応じて通級教室、特別支援学級などでサポートを受けられる

●地域の小学校に設置されていた特殊学級が「特別支援学級」に変わり、発達障害児も支援を受けられる

●これまでの盲学校、ろう学校、養護学校が「特別支援学校」に統一され、地域の小学校との連携を深める

※特別支援教育の記述は平成19年6月現在の情報です。今後、内容の追加、変更の可能性があります。

すべての小学校が「特別支援」をスタート

特別支援教育は、全国すべての小学校に適用されます。地域によって整備状況はまちまちですが、原則としてどの学校でも支援を受けられます。

どこが悪いかと考えるのではなく、どんな支えが必要かを考え、実践していく

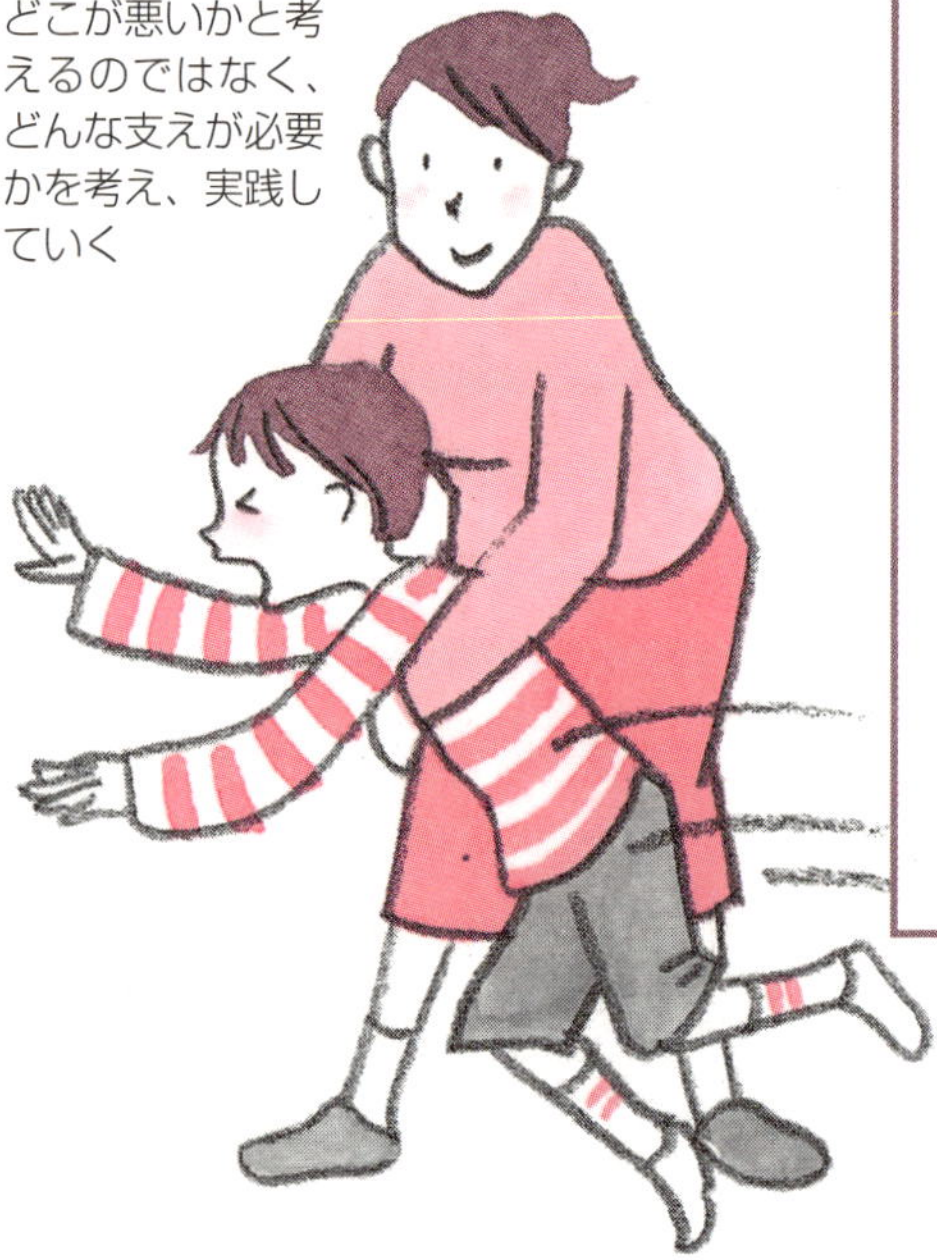

障害児を特殊学級で育てる

↓

支えの必要な子に特別な支援をする

制度はまだ整備中

特別支援教育は、はじまったばかりの教育制度です。長い準備期間をへて環境がととのえられつつありますが、現状では問題点も指摘されています。制度を実践しながら、問題を確かめ、よりよいシステムをめざして変更、調整がおこなわれるでしょう。

平成一九年度から新しい教育がはじまった

文部科学省は学校教育法を一部改定し、平成一九年四月から全国の学校で「特別支援教育」制度をはじめました。

これまで学校では、目や耳が不自由な子どもへの支援はおこなわれてきましたが、発達障害児への支援は、制度として定められていませんでした。それを改定したのが、特別支援教育です。

身近な小学校で支援を受けられる

特別支援教育は、小学校でアスペルガー症候群やAD／HDなど発達障害の支援を受けられるように定めた制度です。

これまでは専門の療育機関や支援センターなどでの対応が基本でしたが、これからは全国の小学校でも支援を受けられます。現在は地域によって支援内容が異なりますが、全国規模のサポート実現が期待されています。

子どもの特性にあわせて教室を選ぶ

特別支援教育によって、学び方の選択肢が広がりました。これまでは障害の程度に応じて通学先を選んでいましたが、今後は支援の必要性にあわせて、各教室の利用法を個々に考えることができます。

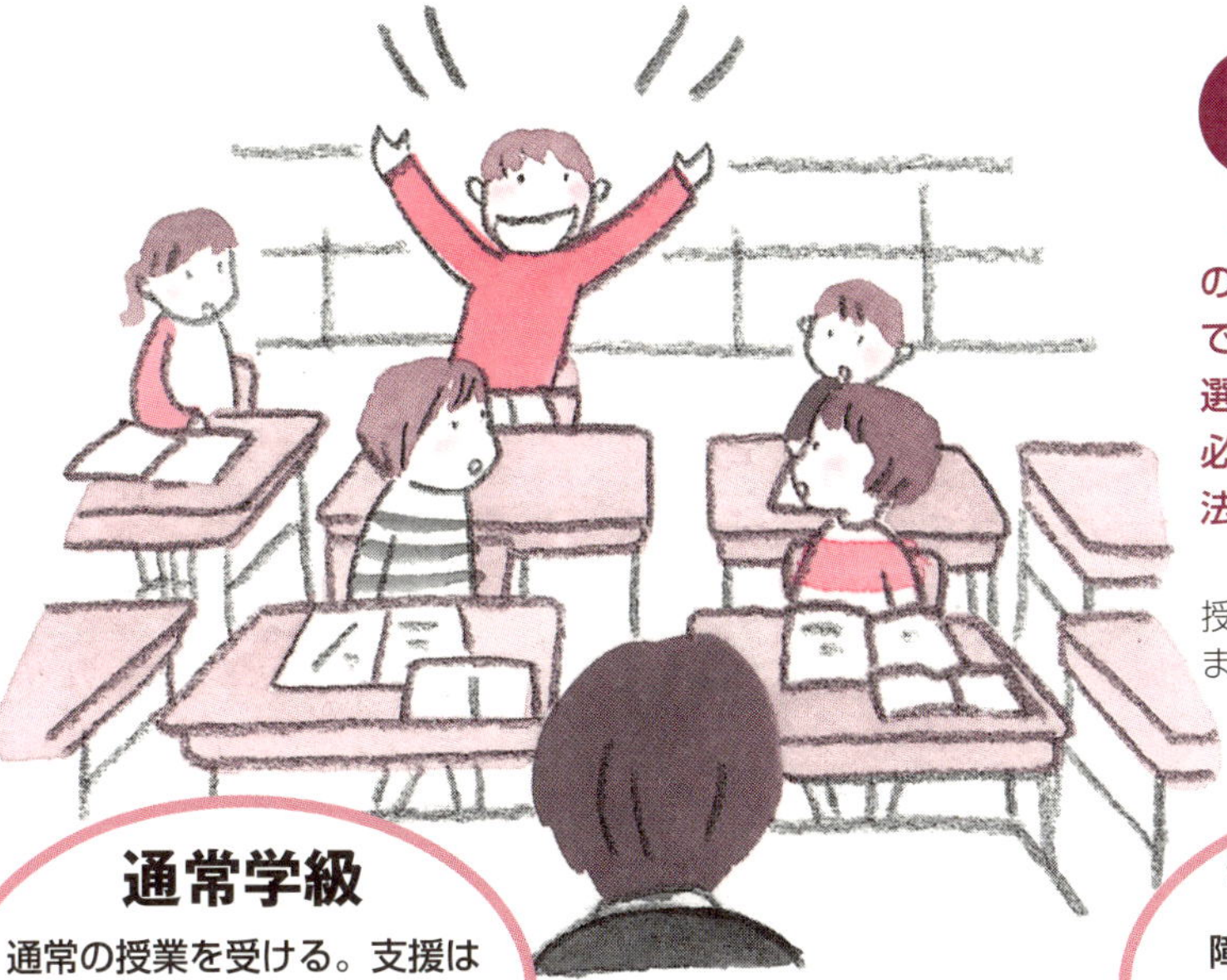

授業中に立ち上がってはしゃいでしまう子には、より丁寧な対応が必要

通常学級

通常の授業を受ける。支援は最低限のものとなるため、できる範囲で通うことになる

特別支援学級

障害によって通常授業を受けることが困難な場合に選択肢となる。専門的な対応を受けられる

通級教室

言葉やコミュニケーション、各科目について、発達度に応じた教育を受けられる

通常学級と通級教室は、いききすることができる。支援が必要な分野だけ通級を利用する

※このほかに、専門的な療育を受けられる特別支援学校がある。地域の小学校とは別に、一部地域に設置されている。小学校での学習が負担になる場合は、選択肢のひとつとして考える

特別支援教育についてくわしく知りたい方は、健康ライブラリー　スペシャル『発達障害に気づいて・育てる完全ガイド』（黒澤礼子著）をご覧ください

小学校

学校には、事情を伝えたほうがよい

発達障害があることを周囲に伝えるかどうかは、ときに難しい問題ですが、学校に対しては、できるだけくわしく説明したほうがよいでしょう。

伝えることが支援になる

発達障害を学校やほかの保護者に伝えると、誤解をまねく場合があります。しかし、根気よく説明すれば、理解をえられるはず。適切な支援を実現するためには、周囲の協力が必要不可欠です。

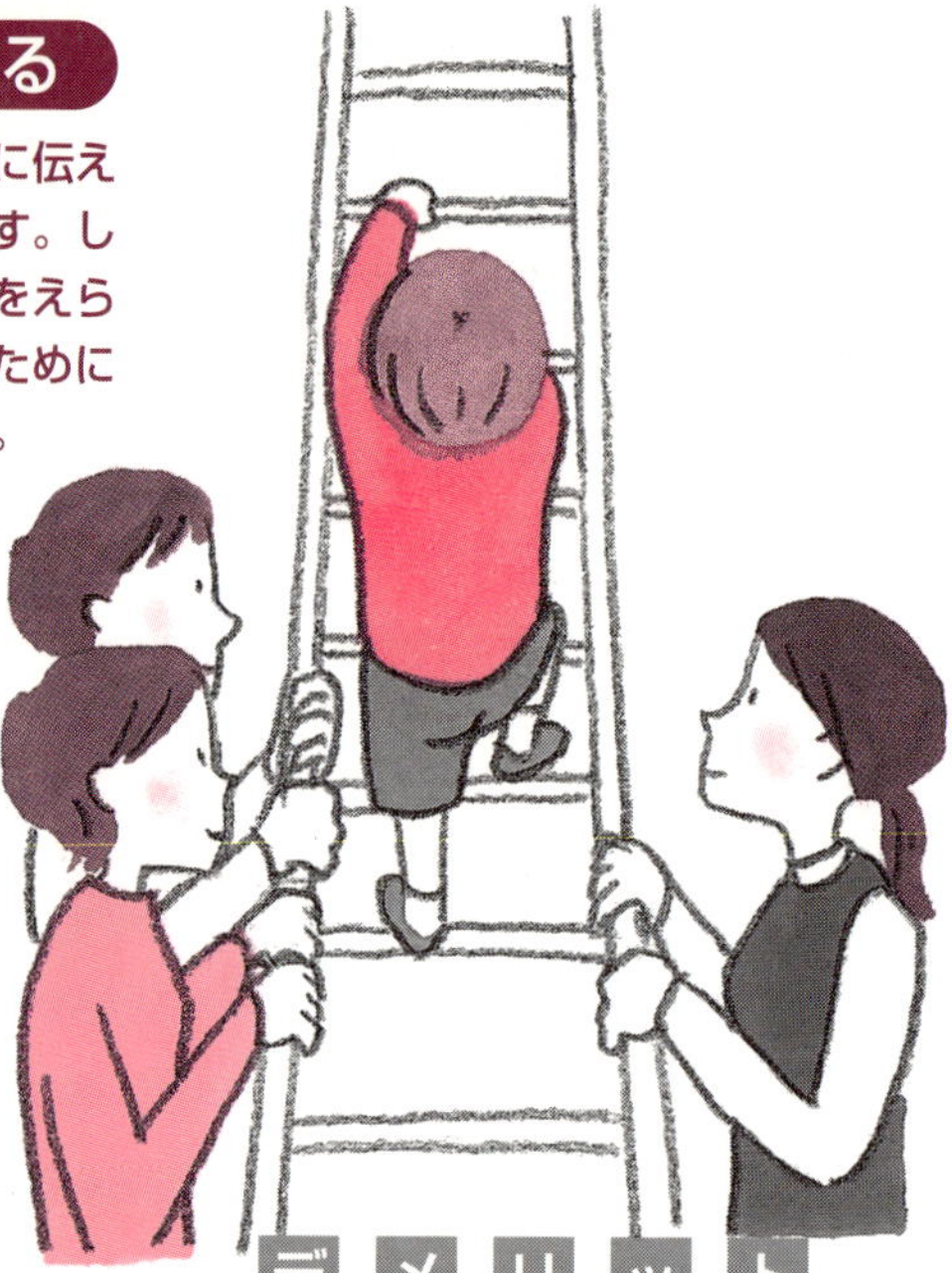

保護者と教師がいっしょになって支えてくれたら、子どもは心強く感じるはず

メリット

適切な支援を受けられる

家庭と学校で一貫した教育ができる

周囲に協力を求めやすい

デメリット

誤解をまねくこともある

本人が傷つく場合がある

家族の負担が増える

デメリットは話しあうことで解決できる。それよりも「適切な環境」というメリットを重視しよう

場合にもよるが、基本的には伝える

特別支援教育スタートの影響もあり、学校関係者の発達障害への理解度は、以前にくらべて高くなっています。なかには、くわしく説明しなくても理解してくれる先生もいます。

発達障害について学校に相談すると誤解をまねく場合もありますが、それは一部です。基本的には、子どものために事情を正しく説明したほうがよいでしょう。

教師がアスペルガー症候群の特性を認識しているかどうかで、子どもへの教育は大きく変わってきます。適切な教育、生活指導を受けられるように、学校との密な連絡を心がけましょう。

先生にお願いしたいこと

小学校の先生には、授業の進め方についていくつかお願いしたいことがあります。アスペルガー症候群の子どもには、ゆっくりとしたペースではっきりと、簡潔な伝え方をするよう、心がけてもらいましょう。

変更は早めに告げる

理科で実験室、音楽で体育館を使うなど、通常と違う場所で授業をおこなう場合は朝のうちにそれを伝える

ゆっくり話す

話はできるだけゆっくり。話をする時間とノートをとる時間をわける。話の途中でいきなり質問しない

指示ははっきり

指示を出す子どもの名前と、指示の内容をはっきりという。だれに伝えたかわかるようにする

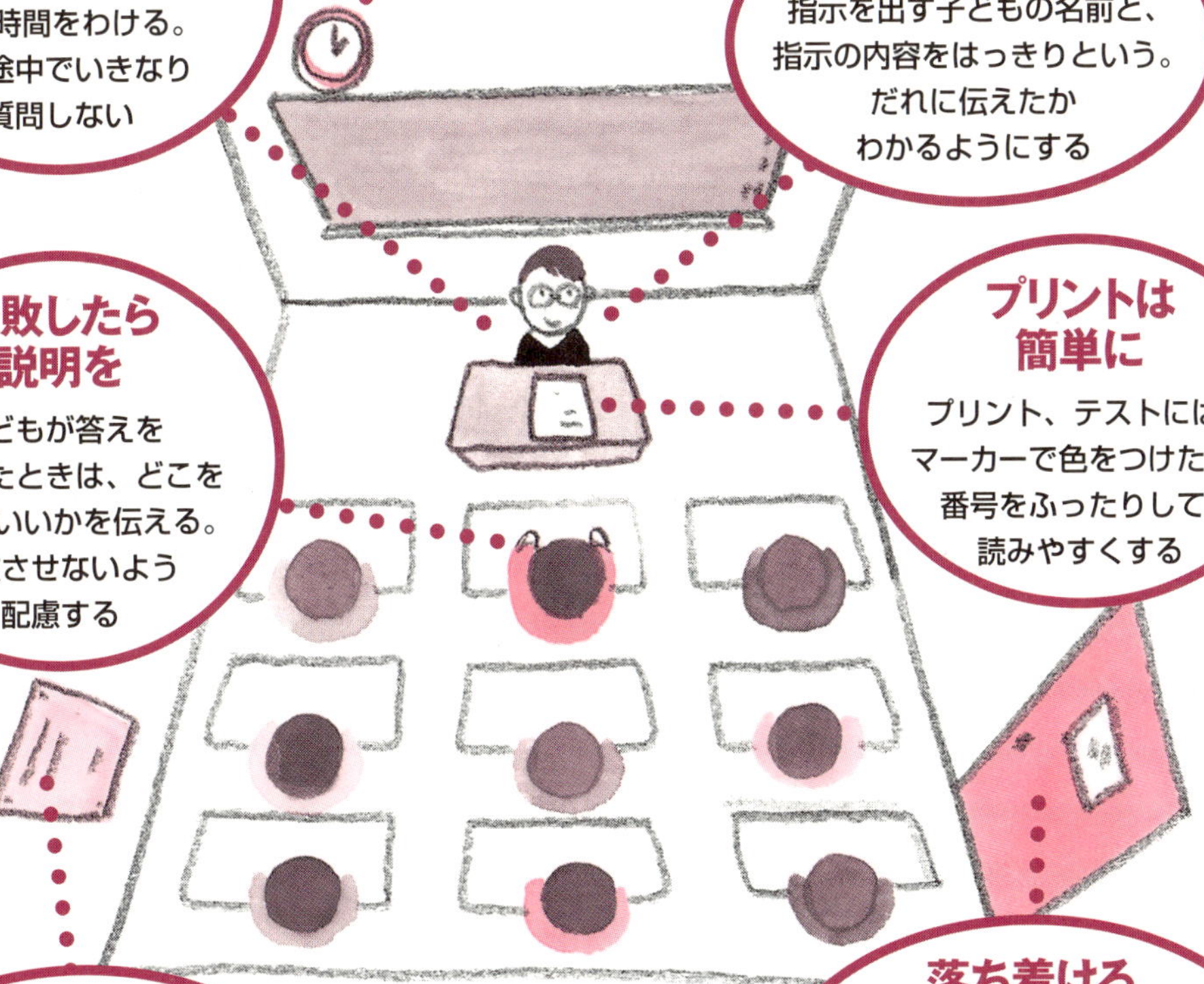

失敗したら説明を

子どもが答えを間違えたときは、どこを直せばいいかを伝える。失敗させないよう配慮する

プリントは簡単に

プリント、テストには、マーカーで色をつけたり、番号をふったりして、読みやすくする

刺激は少なく

壁や黒板などにポスター、プリントなどをはっておくと、子どもの気が散る。掲示物を少なくまとめる

落ち着ける場所を用意

教室でストレスを感じてつらくなったときのために、休憩する場所を準備しておく。図書室や保健室など

作業や時間の流れがわかりやすい環境をつくり、失敗をとがめない姿勢で子どもたちと接していく

中学以降

受験勉強は本人の意志と特性にあわせて

勉強への意識は、人それぞれ違います。本人が嫌がらなければ、特性を克服して受験することはおおいに可能です。

高校、大学も十分にめざせる

アスペルガー症候群の子どもは、学び方に偏りがありますが、けっして勉強ができないわけではありません。記憶力、集中力など長所をいかして学んでいけば、高校、大学への進学も十分に可能です。

小学校

発達障害の特性に対して本人、家族ともに十分な理解ができず、学習面で困惑することが多い。支援をえて、特性を受け入れていく

進路相談

中学生のころには家族、本人ともに特性に気づき、対応をはじめている場合が多い。教師だけでなく、医師や保健師など専門家とも相談して、進学への意志と適応性を確認する

中学校

本人の自覚をうながし、将来を考えはじめる時期。特性と向きあわずに塾通いや受験勉強を続けると、二次障害をまねく可能性も

高校

本人の意欲や学習能力にあわせた高校を選ぶことが大前提。目標をもつことで力がのびる人も少なくない

高校、大学以外にも、専門学校や職業訓練など選択肢は多い

大学

興味にあった分野を選ぶことができるため、進学の選択肢がより広くなる。将来をみすえて専門学校に進む人もいる

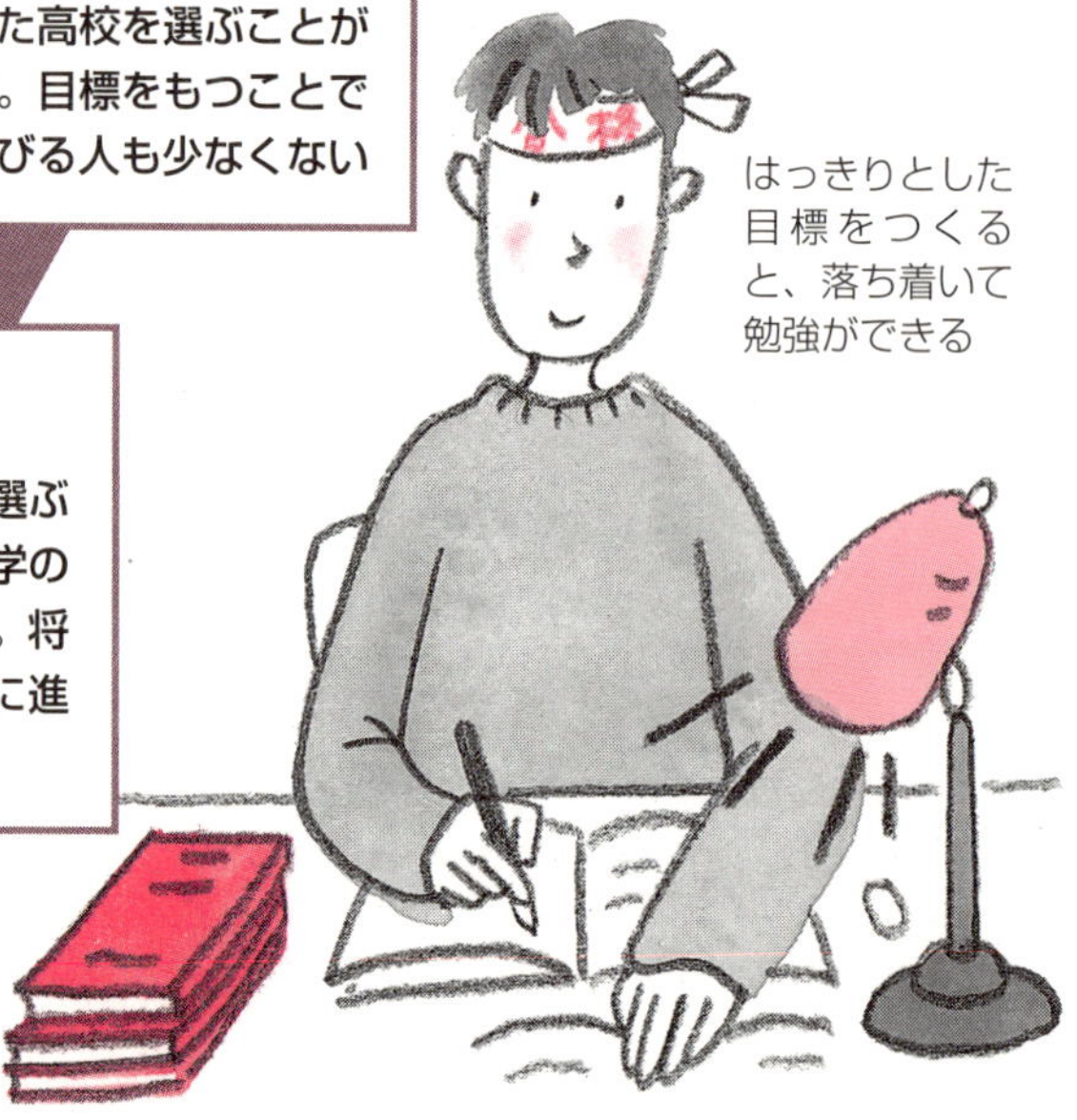

はっきりとした目標をつくると、落ち着いて勉強ができる

ストレスをためないよう、こまめに相談する

アスペルガー症候群の子の進学問題は、すべて本人しだいといえます。アスペルガーには想像力や社会性の障害がありますが、それは多くの場合、受験のさまたげにはなりません。本人さえその気になれば、記憶力や集中力をいかして、受験に挑戦できます。

ただし、度をこした勉強はストレスのもと。がんばりすぎないよう、周囲が気を配りましょう。

目標ができて生き生きする子も多い

受験勉強をすると、はっきりとした目標ができます。ゴールがみえるため、アスペルガーの子にとっては、集中しやすい状況です。

人によっては、目標をもつことで勉強に集中でき、自信をもてるようになる場合もあります。「受験なんて無理」と決めつけず、本人の意志を確認し、適性を間違えないようにしましょう。

アスペルガー症候群には完璧主義の人が多い。失敗を受け入れることも教えていかなければならない

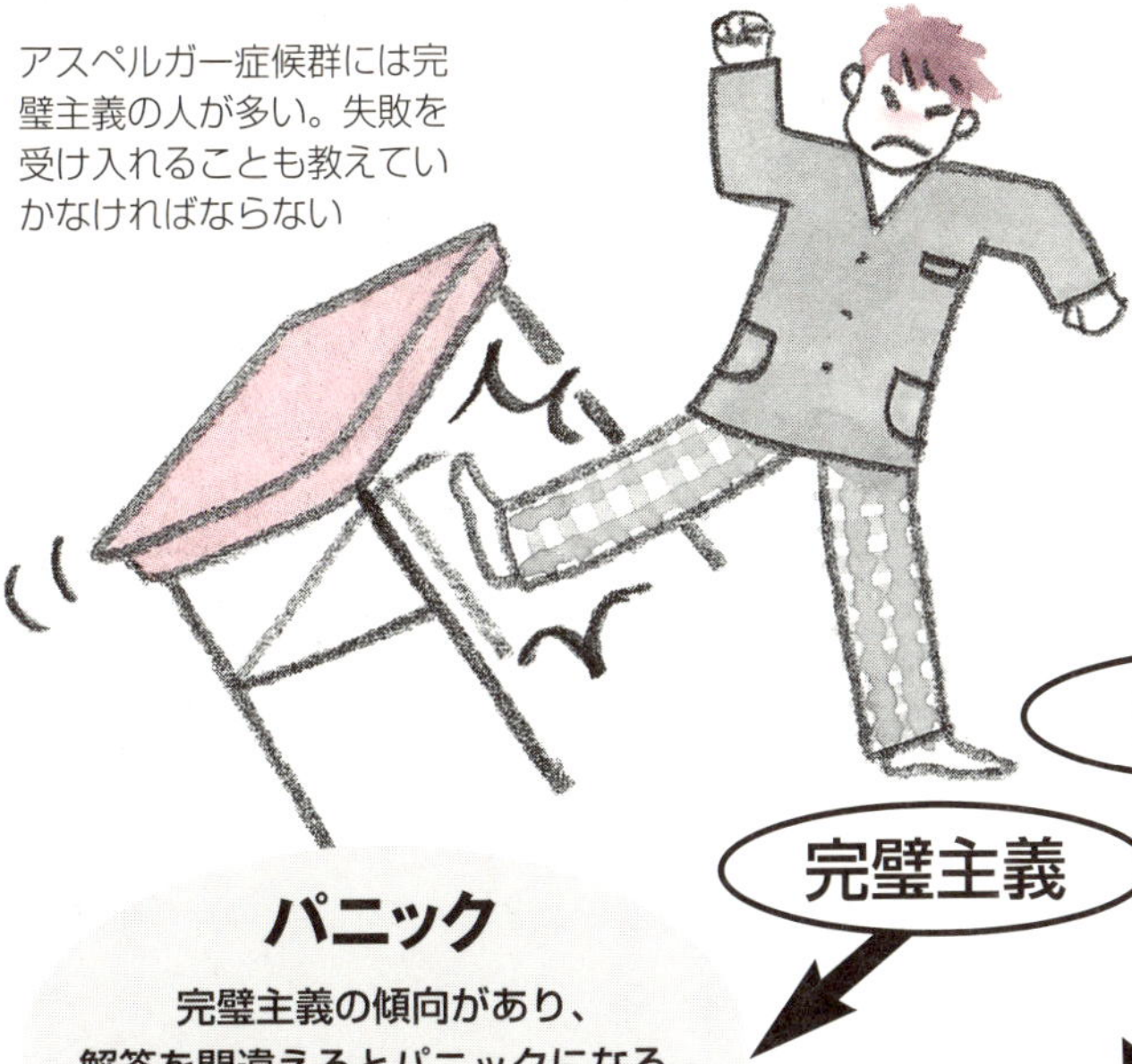

受験による二次障害に注意

進学が本人の生きがいにつながると、人生全体への好影響になりますが、反対に適性をあやまると受験へのストレスから二次障害になる場合もあります。保護者や周囲の希望を優先させないよう、注意してください。

緊張感 → **心身症**

学校のテストや塾での講習に緊張感をいだき、ストレス性の心身症になる。目標を見直し、本人にあった計画に

劣等感 → **不登校**

点数や学習能力を周囲とくらべて、落ちこんでしまう。本人の力のよい点を強調して自信をもたせたい

完璧主義 → **パニック**

完璧主義の傾向があり、解答を間違えるとパニックになる。できること、できないことを認めさせる必要がある

集中しすぎて体調をくずしたり、ひとつの問題につまずいて先に進めなくなるなど、特性が勉強のさまたげになることは、ほかにもある。受験には家族、教師らの支援が必要

中学以降

性に関する悩みを、家庭で話しあう

青年期に大きな問題となるのが、性についての意識です。思春期のデリケートな話題に、本人はうまく気をつかうことができないのです。

小学校高学年くらいから起きてくる問題

一〇歳前後になると、男女をとわず、異性に対する意識がめばえはじめます。また、更衣室がわかれたり、男女でつきあう人が現れたりして、日常生活のなかに性の話題が増えてきます。

性に対して正しい知識をもち、人前で失礼のないようにふるまうことが、非常に大切になります。小学校高学年をめどに、性の問題を考えはじめましょう。

みすごしているといつまでも解決しない

アスペルガー症候群の子どもは、人の気持ちを察することが苦手です。そのため、思春期で友達がさけている話題でも、はっきりと口にしてしまいます。

性の話題をみすごしていると、人前で裸になったり、人が嫌がる性的な発言をするなど、問題が起きやすくなります。時機がきたら、知識を伝えることが必要なのです。

子どもがひとりで悩まないように

性の問題は親にとっても子にとってもいい出しにくいことです。しかし、その話題をさけていると、子どもは知識がないためにひとりで悩み、不安や恐怖を抱えてしまいます。大人の協力が必要なのです。

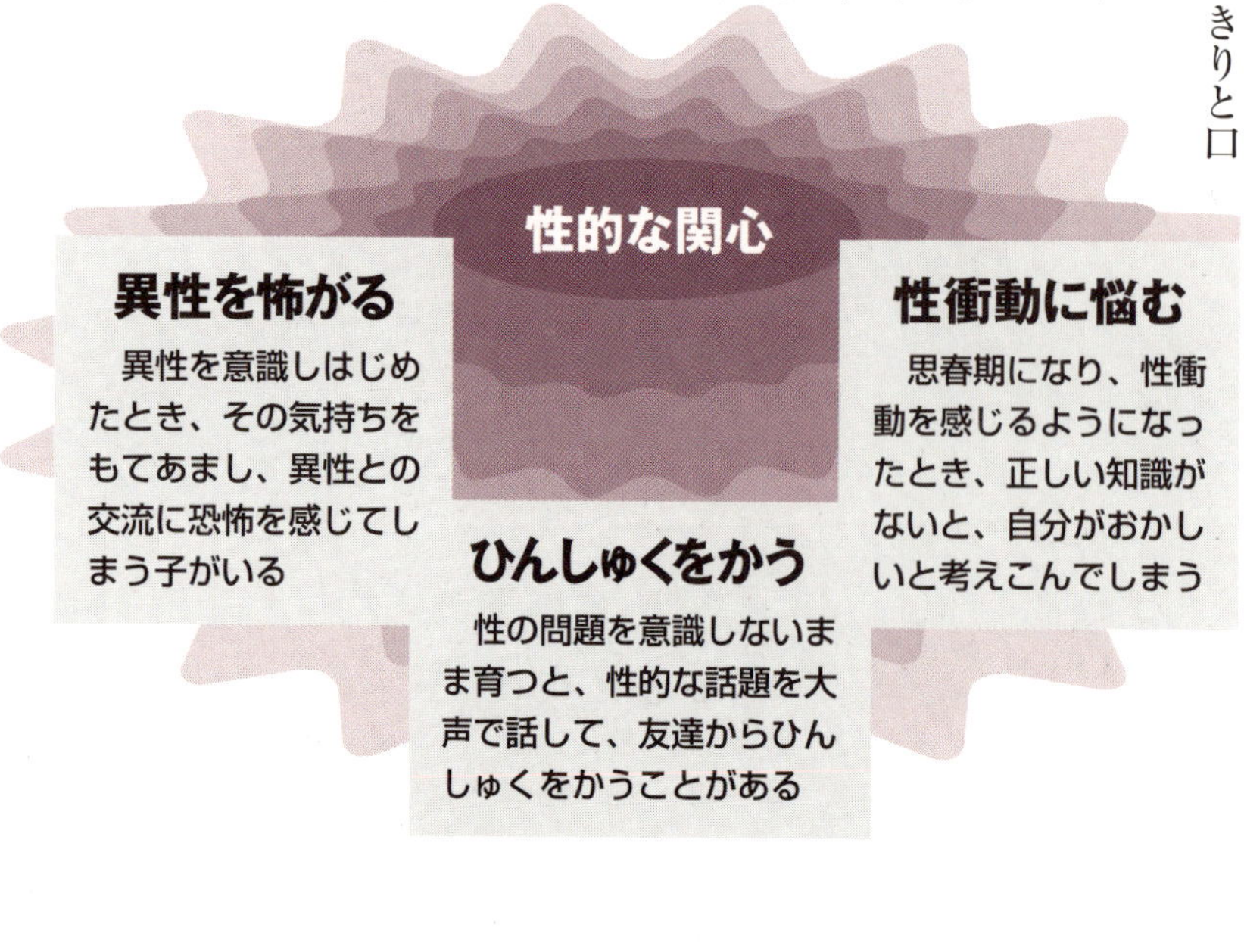

性的な関心
異性を怖がる
異性を意識しはじめたとき、その気持ちをもてあまし、異性との交流に恐怖を感じてしまう子がいる
性衝動に悩む
思春期になり、性衝動を感じるようになったとき、正しい知識がないと、自分がおかしいと考えこんでしまう
ひんしゅくをかう
性の問題を意識しないまま育つと、性的な話題を大声で話して、友達からひんしゅくをかうことがある

正しい知識を教える

大人が隠し事をすると、子どもは性の問題を誤解したり、悪いことだと考えたりします。なにもかもを伝える必要はありませんが、社会生活に支障をきたさないよう、必要な知識は教えましょう。

父と母で協力

男性から話したほうが抵抗のない話題と、女性のほうがよい話題がある。役割を分担するとよい

悪いことではないとさとす

性の意識は悪いことではないことを説明する。男女がともに暮らすことの大切さを聞かせる

中学生になると、さけられない話題になってくる

性の知識を教える

性衝動や性行動について、正しい知識を伝える。学校の性教育だけに頼らず、家族でも話すことが必要

男女の違いを教える

思春期以降、男女の違いが出てくることを伝える。身体的な違いや、更衣室がわかれることなど

人前ではしてはいけないことを伝える

性に関する行動を人前でしないよう指示する。公の場で性器にふれてはいけないなど、具体的に教える

将来について話す

恋愛、結婚など将来のことを話しあう。本人が希望をもって暮らせるよう、悲観的な話はしない

家庭での話しあいに抵抗を示す場合は？

性の話題が恥ずかしいことだとわかっていて、家族でそれを話しあうことに抵抗する子がいます。無理に話そうとすると、性への苦手意識を強めてしまいます。

その場合は、きょうだいや年上の友達から説明してもらうことも考えましょう。それで抵抗が少なくなれば、家族での話しあいもできるようになります。また、保健室の先生に協力してもらうのもひとつの方法です。

青年期

就労は十分に可能だが、支援がほしい

時間や決まりを守れること、反復作業を嫌がらないことなど、仕事に役立つ特性があります。周囲の理解と支援があれば、就労は十分に可能です。

就労への流れ

仕事をもつまでにはさまざまな経緯がありますが、もっとも多いのは、専門的な訓練や研修を受けて必要なスキルを身につけ、就労する流れです。高校、大学などをへて就職試験を受ける人もたくさんいます。

学習

学校や社会生活で一般常識を学び、社会性を向上させる。自立心をやしなうことも大切

作業の訓練

仕事に必要な作業を練習して、スキルを身につけていく。専門学校や専門の施設などで学べる

学校を出たあと、仕事につくまでにはさまざまな選択肢がある。個々の特性に応じて学ぶ場を選ぶ

就労

仕事につき、通勤して作業をこなす。就職がゴールではなく、継続することをめざす

研修

就労を前提として研修を受ける。実際に作業をこなせるかどうか、人前で試す

研修の例

- ●調理場で食器を洗ったり、食材の準備など調理の手伝いをする
- ●自動車やバイクの部品整理、組みたて、塗装など
- ●農業の手伝い。栽培から収穫、出荷までの実作業を練習する

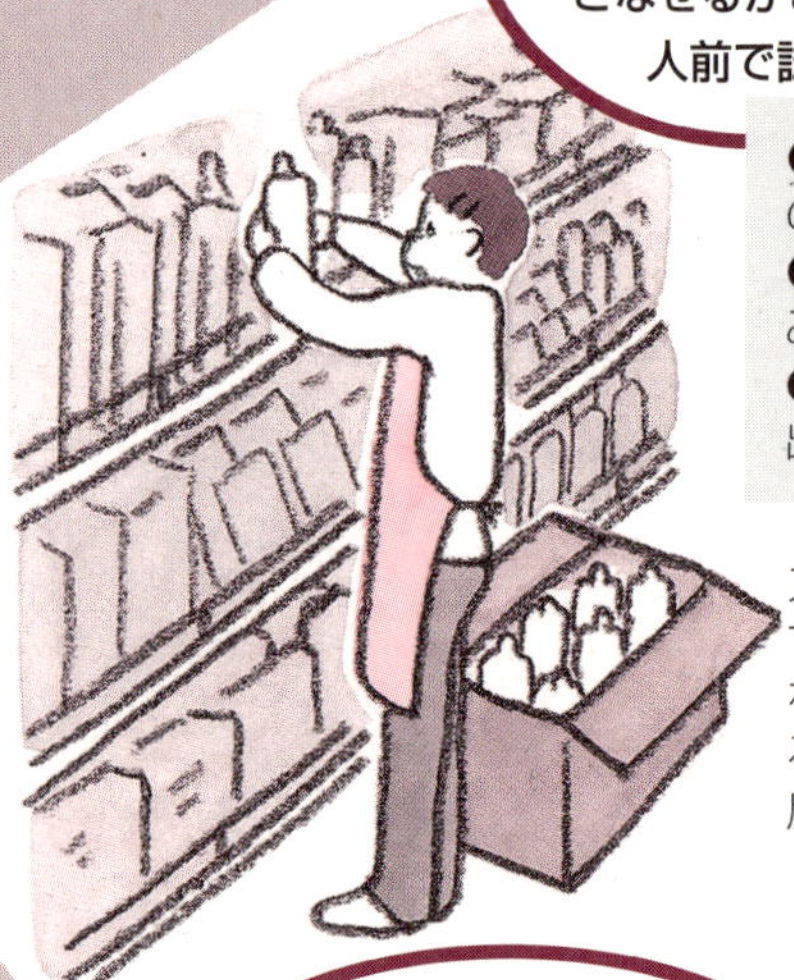

スーパーマーケットで、商品の注文や陳列を担当する仕事もある。整列させることや反復作業は得意分野

離職

同僚とのコミュニケーションや、作業への評価に悩み、仕事を離れてしまう人が多い

離職は必ずしも失敗ではない。ほかのことを学び直し、再出発できる

支援の有無で安心感が大きく異なる

大人になると、自分の特性にあわせた生活ができ、大きな問題は起きにくくなります。仕事につくことは十分に可能です。作業内容によって得意・不得意はありますが、職種は適性にあわせて選べます。高度に専門的な仕事ができる人もいます。

ただし、場面に応じた判断や複雑な作業は苦手です。ひとりでなんでもこなすのではなく、コーチや監督についてもらって、支援を受けながら働くこともよいでしょう。

環境がととのえばだれよりがんばる努力家に

ある程度の支援を受けられれば、問題なく働けます。反復作業が得意で、時間をきちんと守るため、仕事をなまけることがありません。休憩をとらずに働くくらいの努力家になる人もいます。

環境をととのえることと、長所をいかすことが大事です。

職場にお願いしたいこと

仕事先の上司や同僚には、仕事に慣れるまで様子をみまもってほしいと伝えましょう。予想外の状況になると、作業を中断してしまう可能性があります。定期的に監督してもらうのもよい方法です。

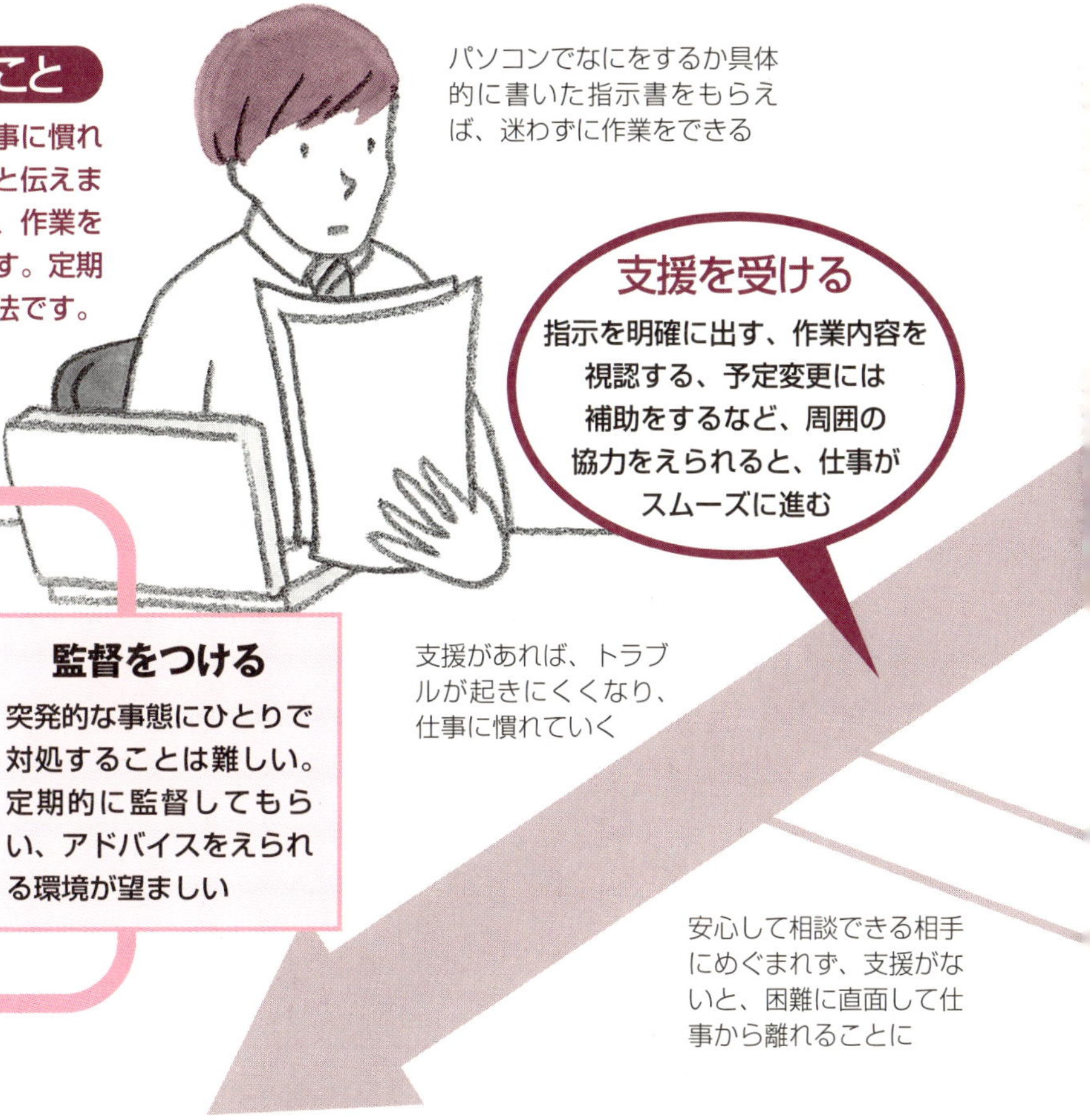
パソコンでなにをするか具体的に書いた指示書をもらえば、迷わずに作業をできる
支援を受ける
指示を明確に出す、作業内容を視認する、予定変更には補助をするなど、周囲の協力をえられると、仕事がスムーズに進む
支援があれば、トラブルが起きにくくなり、仕事に慣れていく
安心して相談できる相手にめぐまれず、支援がないと、困難に直面して仕事から離れることに

支援

特性の理解
柔軟な対応をすることが苦手だと理解してもらう。そのかわり、決まりを守れるという長所をいかす

的確な指示
作業内容を明確に指示してもらう。また、作業のできについて確認を求め、間違いがないよう進めていく

監督をつける
突発的な事態にひとりで対処することは難しい。定期的に監督してもらい、アドバイスをえられる環境が望ましい

青年期

独り立ち、結婚など新しい生活への注意点

学校を出て、仕事につくなど、生活が安定してくれば、独り立ちをすることもできます。本人の意志を尊重することが大切です。

ひとりでできることを少しずつ増やす

アスペルガー症候群の人のなかには、親元を離れて独り立ちしている人がたくさんいます。

生活習慣を身につけ、コミュニケーションに慣れれば、ひとりで暮らすことはけっして不可能ではないのです。仕事をこなし、余暇を楽しくすごすなど、充実した暮らしを送ることができます。

独り立ちをするためには、多くのことをひとりでこなさなくてはなりません。家族と暮らしながら、できることを少しずつ増やして準備をするとよいでしょう。

ひとりで暮らしてからも、ときおり家族の支援を受ければ、さらに安定した生活を送れます。

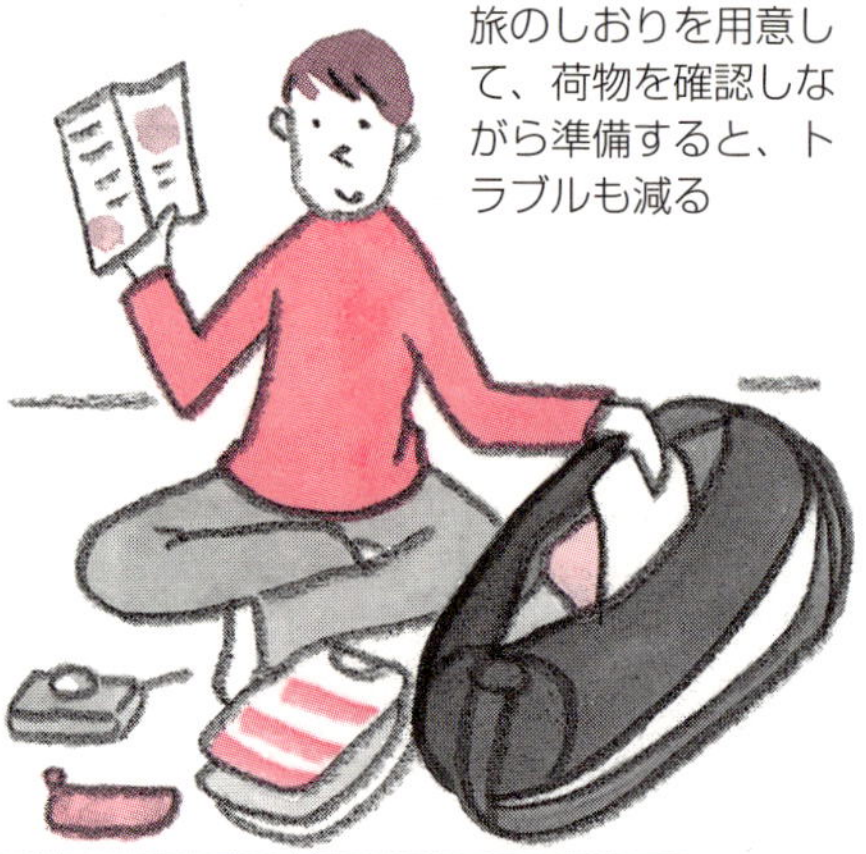

旅のしおりを用意して、荷物を確認しながら準備すると、トラブルも減る

余暇を楽しむことで生活が豊かに

アスペルガー症候群の人は自由時間が苦手ですが、趣味をもちたくないというわけではありません。先の見通しが立たないことが不安なのです。その点が解決すれば、余暇を楽しむことができます。

スポーツ

運動はけっして得意ではないが、仲間の協力があれば楽しめる。ゴルフやボーリングなど、瞬時の判断を必要としない競技がよい

旅行

出発から帰宅までの予定がはっきりとしていれば、楽しく旅ができる。写真やビデオで予習をしておくと、より安心していける

ボランティア

余暇を使ってボランティア活動をする人も多い。公園の清掃や地域イベントの手伝いなどをして、充実した時間をすごす

音楽

音楽は、適度な音量で聞けば問題なく楽しめる。時間を決めてひとりでゆっくりとでき、リラックスになる

「理想の幸せ」にこだわらない

独り立ちをするときに大切なのは、一般的なゴールをめざさないことです。結婚して子どもをもち、家を買って車を買って、という理想像にあわせることは、簡単ではありません。それよりも、個性をそのままいかして、本人が主役となるシナリオを生きていくことが理想です。

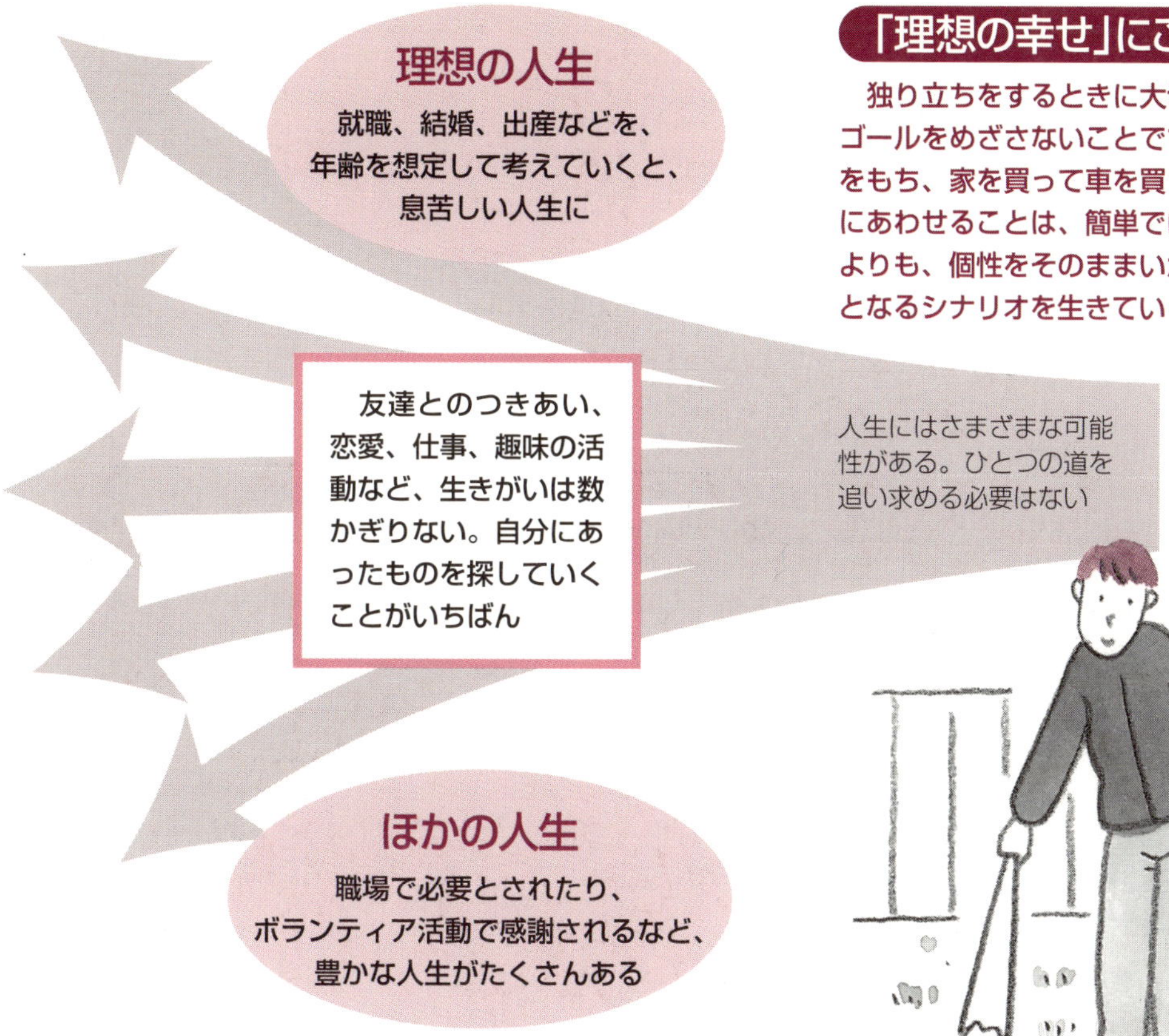
理想の人生
就職、結婚、出産などを、
年齢を想定して考えていくと、
息苦しい人生に
友達とのつきあい、恋愛、仕事、趣味の活動など、生きがいは数かぎりない。自分にあったものを探していくことがいちばん
人生にはさまざまな可能性がある。ひとつの道を追い求める必要はない
ほかの人生
職場で必要とされたり、
ボランティア活動で感謝されるなど、
豊かな人生がたくさんある

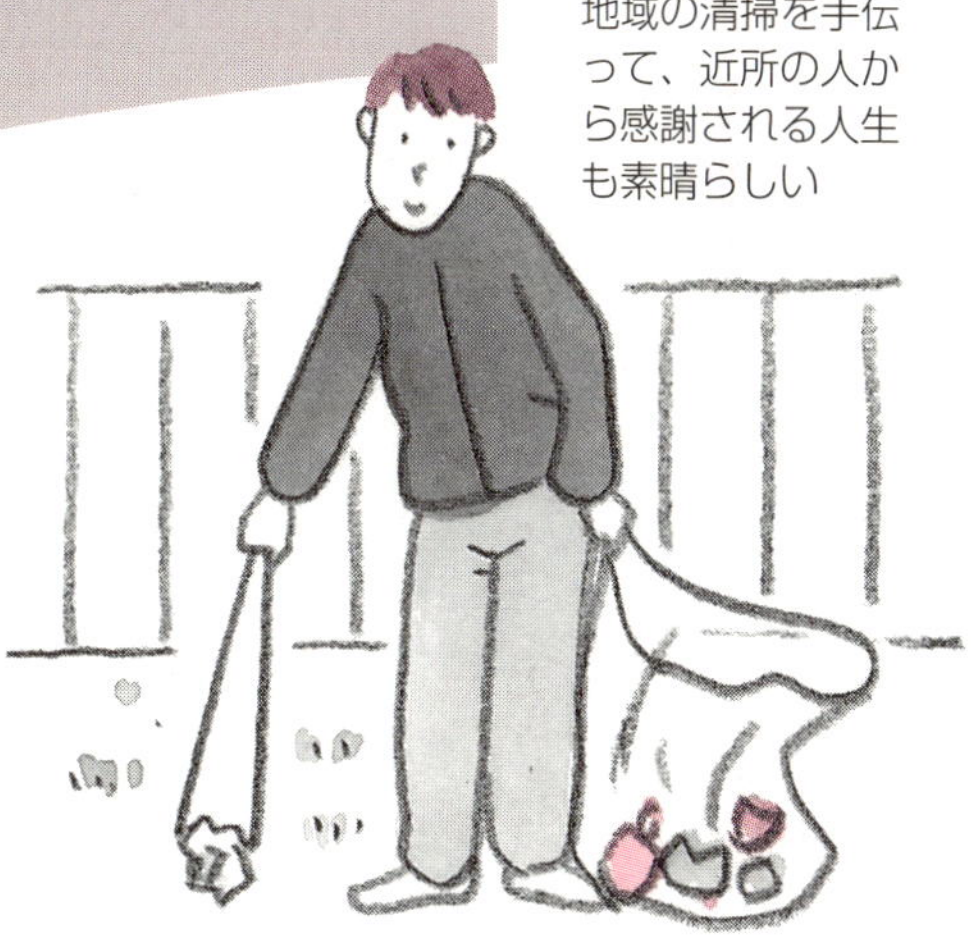

地域の清掃を手伝って、近所の人から感謝される人生も素晴らしい

大人になってから気づく人もいる？

大人になるまで自分がアスペルガー症候群だと気づかない人がいます。そのくらい気づかれにくい場合もあるのです。

会話が苦手、複雑な作業はできないなどの特徴に悩みながら、自分なりの方法で乗り越えていける人が、なかにはいます。周囲の人は、ちょっと変わっていると思いつつ、それにあわせてつきあってくれています。

本人が努力して、周囲があたたかく受け入れさえすれば、アスペルガーは問題ではなくなるということの証明といえます。

- 話をまとめるのが苦手
- 融通《ゆうずう》がきかない
- 複数の作業を並行できない
- 混乱することが多い

ストーリー

気持ちが通じあえば、希望をもてる！

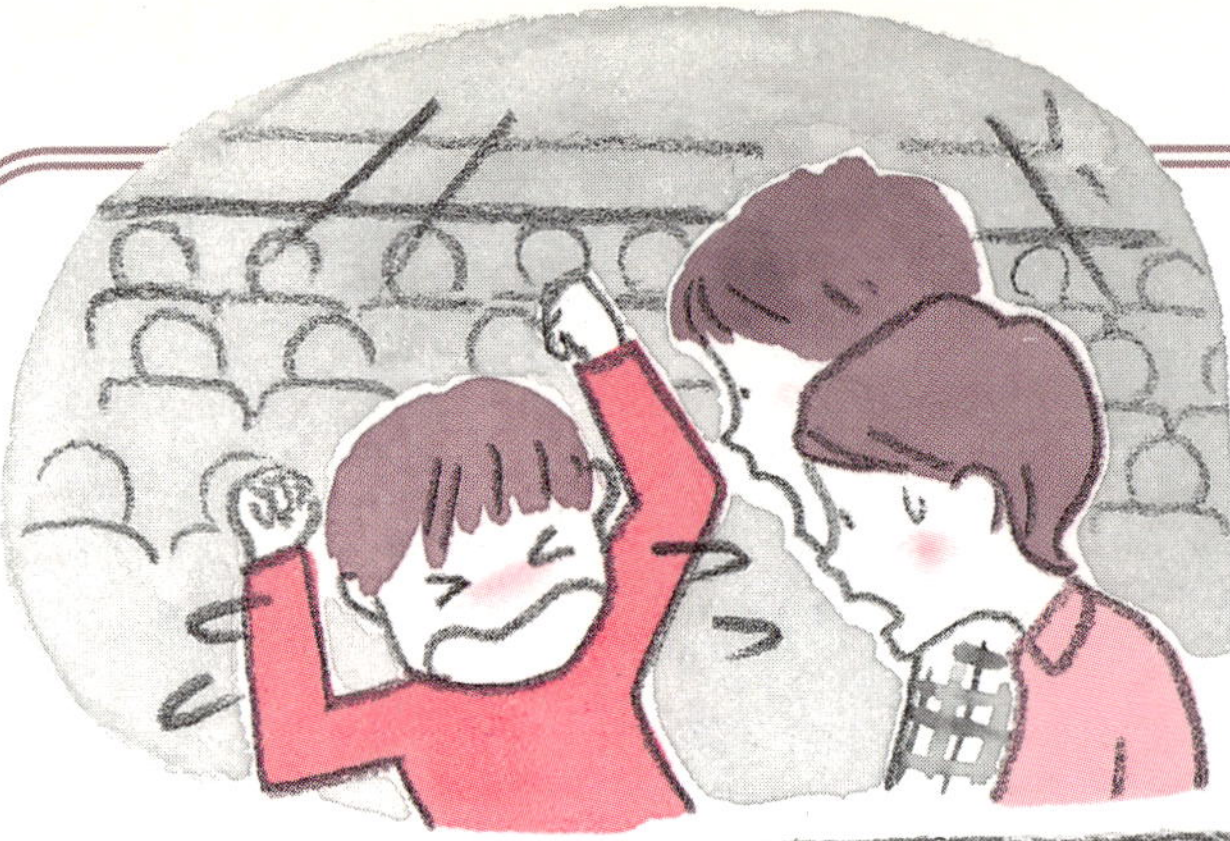

1 これまでは、子どもは悩み苦しみ、私たち夫婦はただ心配をし続ける毎日でした。なにもわからないまま、泣きじゃくる子どもと話すのは、つらい体験でした。

2 アスペルガー症候群に向かいあい、子どもの気持ちを理解することで、不安が減りました。暮らしやすい環境をつくり、喜びをわかちあうことができています。

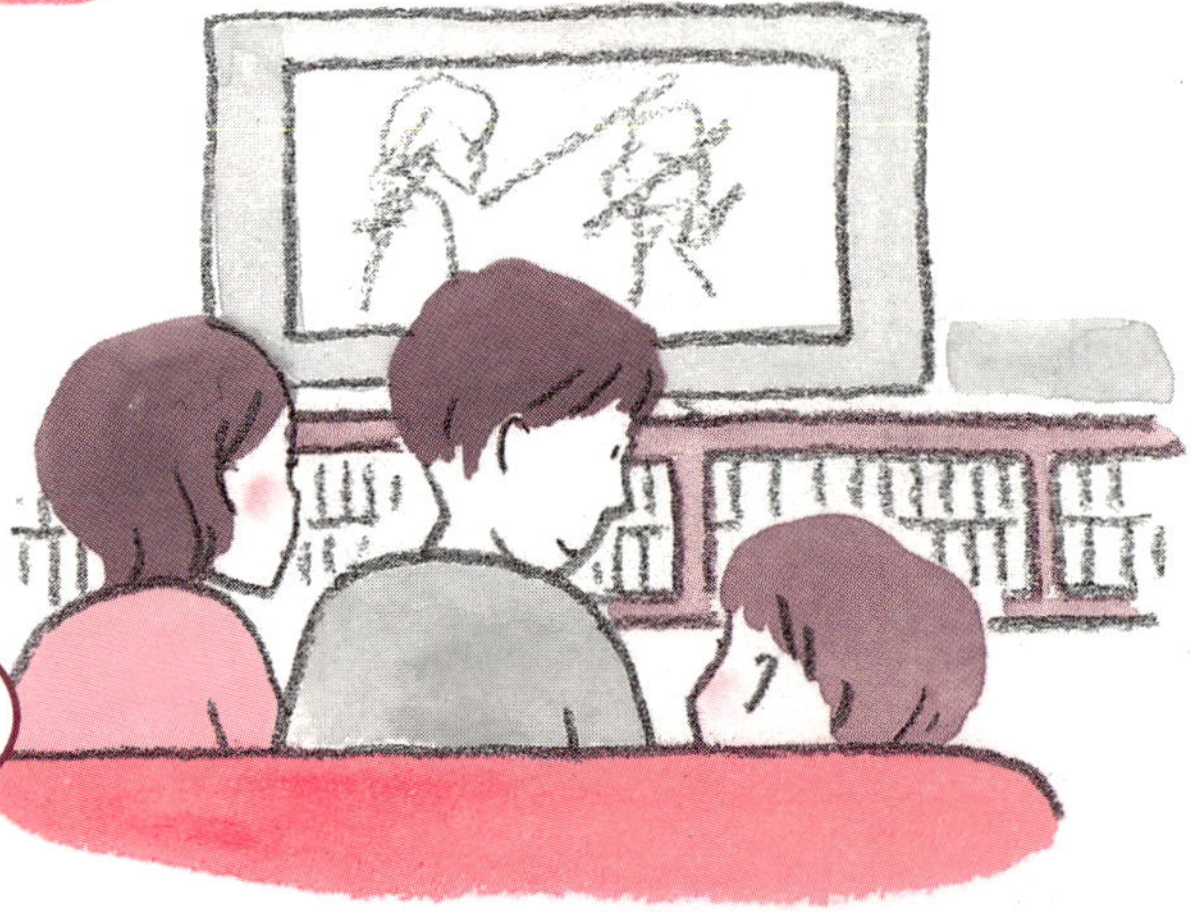

3 きちんとした対応で一歩一歩進んでいけば、それが将来の希望につながっていくのだと信じています。子どもが自信をもって生きていけるよう、サポートを続けます。

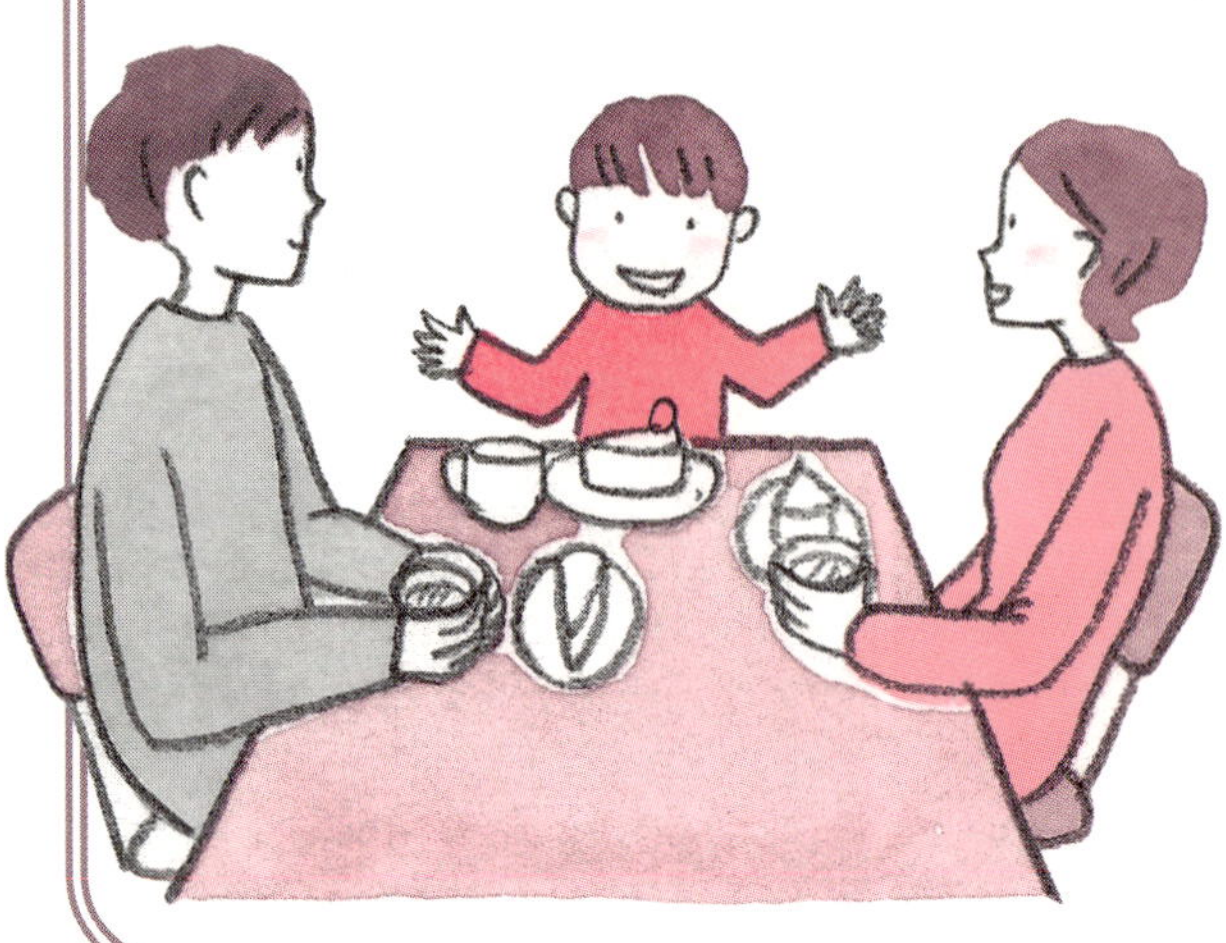

子どもの特性を直そうとするのではなく、受け入れられるようになりました。わが子の成長が、私たちの喜びです。

■監修者プロフィール

佐々木 正美（ささき・まさみ）

1935年、群馬県生まれ。川崎医療福祉大学特任教授、ノースカロライナ大学医学部精神科非常勤教授。新潟大学医学部を卒業後、東京大学、ブリティッシュ・コロンビア大学、小児療育相談センターなどをへて、現職。

専門は児童青年精神医学、ライフサイクル精神保健、自閉症治療教育プログラム「TEACCH」研究。糸賀一雄記念賞、保健文化賞、朝日社会福祉賞などを受賞。

著書に『健康ライブラリー　イラスト版　自閉症のすべてがわかる本』（講談社）、『講座　自閉症療育ハンドブック』（学習研究社）など。

●編集協力
オフィス201

●カバーデザイン
松本　桂

●カバーイラスト
長谷川貴子

●本文デザイン
勝木雄二

●本文イラスト
奈和浩子
丸山裕子

健康ライブラリー　イラスト版

アスペルガー症候群《しょうこうぐん》（高機能自閉症《こうきのうじへいしょう》）のすべてがわかる本《ほん》

2007年3月10日　第1刷発行
2009年4月20日　第8刷発行

監　修　佐々木正美（ささき・まさみ）
発行者　鈴木　哲
発行所　株式会社講談社
東京都文京区音羽二丁目12-21
郵便番号　112-8001
電話番号　出版部　03-5395-3560
販売部　03-5395-3625
業務部　03-5395-3615
印刷所　凸版印刷株式会社
製本所　株式会社若林製本工場
N.D.C 493　98p　21cm

ISBN978-4-06-259412-7

■参考文献

佐々木正美著『アスペルガー症候群　高機能自閉症』（子育て協会）

佐々木正美著『佐々木ノート　高機能自閉症』（子育て協会）

佐々木正美著『講座　自閉症療育ハンドブック』（学習研究社）

佐々木正美監修・指導・文／宮原一郎画『TEACCHビジュアル図鑑　自閉症児のための絵で見る構造化』『同パート2』（学習研究社）

佐々木正美編『自閉症のTEACCH実践』『同2』（岩崎学術出版社）

G.メジボフ・M.ハウリー著、佐々木正美監訳『自閉症とインクルージョン教育の実践――学校現場のTEACCHプログラム』（岩崎学術出版社）

ジュード・ウェルトン著、長倉いのり・門眞一郎訳『ねえ、ぼくのアスペルガー症候群の話、聞いてくれる？――友だちや家族のためのガイドブック』（明石書店）

内山登紀夫・水野薫・吉田友子編『高機能自閉症・アスペルガー症候群入門　正しい理解と対応のために』（中央法規出版）

高橋三郎・大野裕・染矢俊幸訳『DSM-Ⅳ-TR　精神疾患の診断・統計マニュアル』（医学書院）